Arzneimittelversuche an Heimkindern zwischen 1949 und 1975

AF238491

Sylvia Wagner, geb. 1964, hat Pharmazie an der Universität Münster studiert und im Fach Geschichte der Pharmazie promoviert. Sie arbeitet freiberuflich als Pharmaziehistorikerin.

Sylvia Wagner

Arzneimittelversuche an Heimkindern zwischen 1949 und 1975

Mabuse-Verlag
Frankfurt am Main

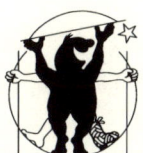

Bibliografische Information der Deutschen Nationalbibliothek

Die Deutsche Nationalbibliothek verzeichnet diese Publikation in der Deutschen Nationalbibliografie; detaillierte bibliografische Angaben sind im Internet unter http://dnb.d-nb.de abrufbar.

Informationen zu unserem gesamten Programm, unseren AutorInnen und zum Verlag finden Sie unter: www.mabuse-verlag.de.

Wenn Sie unseren Newsletter zu aktuellen Neuerscheinungen und anderen Neuigkeiten abonnieren möchten, schicken Sie einfach eine E-Mail mit dem Vermerk „Newsletter" an: online@mabuse-verlag.de.

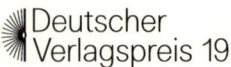

Die vorliegende Arbeit wurde vom Institut für Geschichte, Theorie und Ethik der Medizin der Heinrich-Heine-Universität Düsseldorf als Dissertation unter dem Titel „Arzneimittelprüfungen an Heimkindern von 1949 bis 1975 in der Bundesrepublik Deutschland unter besonderer Berücksichtigung der Neuroleptika sowie am Beispiel der Rotenburger Anstalten der Inneren Mission" angenommen.

© 2020 Mabuse-Verlag GmbH
Kasseler Str. 1 a
60486 Frankfurt am Main
Tel.: 069 – 70 79 96-13
Fax: 069 – 70 41 52
verlag@mabuse-verlag.de
www.mabuse-verlag.de
www.facebook.com/mabuseverlag

Satz und Gestaltung: Björn Bordon/MetaLexis, Niedernhausen

Druck: Conte, St. Ingbert
ISBN: 978-3-86321-532-3
Printed in Germany
Alle Rechte vorbehalten

für Wolfgang
und alle ...

Inhalt

Abkürzungsverzeichnis

Abschn.	Abschnitt
AFET	Allgemeiner Fürsorgeerziehungstag
ALVR	Archiv des Landschaftsverbandes Rheinland
ARW	Archiv Rotenburger Werke
BGH	Bundesgerichtshof
BRD	Bundesrepublik Deutschland
DDR	Deutsche Demokratische Republik
DMW	Deutsche Medizinische Wochenschrift
Ebd.	Ebenda
EEG	Elektroenzephalografie
FE	Fürsorgeerziehung
FEH	Freiwillige Erziehungshilfe
ICD	International Classification of Diseases
IQ	Intelligenzquotient
JWG	Jugendwohlfahrtsgesetz
LKH	Landeskrankenhaus
LVR	Landschaftsverband Rheinland
MA	Merck Archiv Darmstadt
NDR	Norddeutscher Rundfunk
NJW	Neue Juristische Wochenschrift
NS	Nationalsozialismus
NSDAP	Nationalsozialistische Deutsche Arbeiterpartei
o. D.	ohne Datum
RJWG	Reichsjugendwohlfahrtsgesetz
RTH	Runder Tisch Heimerziehung
SchA	Schering Archiv/Bayer AG
StGB	Strafgesetzbuch
Tr.	Tropfen
Vgl.	Vergleiche
ZNS	Zentralnervensystem

Danksagung

Für die vertrauensvolle Unterstützung und Betreuung dieser Arbeit danke ich Prof. Heiner Fangerau. Gleichermaßen gilt mein Dank meinem Co-Betreuer Prof. Frank Leimkugel. Den Rotenburger Werken, hier vor allem den GeschäftsführerInnen Jutta Wendland-Park und Thorsten Tillner, danke ich für ihr Vertrauen und ihre uneingeschränkte Offenheit. Rüdiger Wollschläger war stets bereit, meine Fragen zu beantworten, und unterstützte meine Recherchen in den Rotenburger Werken in jeder Weise. Die Zusammenarbeit mit Prof. Hans-Walter Schmuhl, Dr. Karsten Wilke und Dr. Ulrike Winkler an dem Projekt der Rotenburger Werke bedeutete für mich nicht nur eine wertvolle wissenschaftliche Unterstützung. Die Zusammenarbeit hat einfach viel Freude gemacht.

Besonders zu Dank verpflichtet bin ich Frau Dr. Sabine Bernschneider-Reif, die als Leiterin des Unternehmensarchivs der Merck KGaA die Aufarbeitung von Beginn an durch die Gewährung des Zugangs zu dem äußerst umfangreichen Unternehmensarchiv unterstützt hat. Ebenso möchte ich mich bei Thore Grimm vom Schering Archiv und Hans-Hermann Pogarell vom Bayer-Unternehmensarchiv für ihre Unterstützung bedanken.

Prof. Hanfried Helmchen hat als Zeitzeuge wichtige Einblicke in das ärztliche Verständnis der damaligen Zeit gegeben.

Journalisten des NDR Schleswig-Holstein, v. a. Eike Lüthje, Julia Schumacher und Stefan Eilts, sind durch eigene Recherchen auf einige Untersuchungen zu Arzneimitteln in Schleswig-Hesterberg gestoßen und haben mir ihr Material freundlicherweise zur Verfügung gestellt.

Für die sehr gute Kooperation in Bezug auf das Franz Sales Haus danke ich Uwe Kaminsky, Katharina Klöcker und Julia van der Linde.

Besonderer Dank gilt Burkhard Wiebel, ohne den ich diese Arbeit niemals angefangen hätte. Seine Motivationskünste sind mir bis heute ein Rätsel, aber es hilft!

Schließlich gebührt mein Dank den ehemaligen Heimkindern. Sie haben mich durch ihre Berichte auf das Thema aufmerksam gemacht. Nur durch ihre Hartnäckigkeit, das Thema nicht in Vergessenheit geraten zu lassen, konnte eine Aufarbeitung beginnen. Frau W. und viele andere Betroffenen stellten mir ihre Dokumente aus der Heimzeit zur Verfügung. Ich hoffe, dass ich ihrem Vertrauensbeweis mit dieser Arbeit entsprochen habe.

Zusammenfassung

Diese Arbeit untersucht, ob es außer einer bis dahin bekannten Prüfung eines Neuroleptikums in dem untersuchten Zeitraum (1949–1975) weitere Prüfungen von Arzneimitteln dieser Substanzklasse an Heimkindern gegeben hat. Eine wichtige Methode war dabei die systematische Untersuchung medizinischer Fachzeitschriften nach Publikationen über derartige Prüfungen. Darüber hinaus sollten am Beispiel der Rotenburger Anstalten der Inneren Mission, einer Einrichtung für Menschen mit Behinderung, die institutionellen Bedingungen etwaiger Arzneimittelprüfungen analysiert werden.

Die Ergebnisse dieser Arbeit bestätigen, dass in Heimen der damaligen Zeit an Heranwachsenden weitere Neuroleptika geprüft wurden. In Rotenburg ergaben die Nachforschungen, dass dort zudem Präparate gegen Bettnässen, zur Gewichtsreduktion, Triebdämpfung und ein Präparat, das den Hirnstoffwechsel aktivieren sollte, getestet wurden. Hinweise darauf finden sich zum Teil direkt in den Akten der betroffenen Bewohner, aber auch in der Publikation einer Prüfung sowie in Dokumenten aus dem Archiv des Unternehmens Merck KGaA. Anhand von Fallbeispielen werden die Umstände der medikamentösen Sedierung der Heimbewohner und der Prüfung von Präparaten an ihnen aufgezeigt.

Arzneimittelprüfungen fanden sowohl in staatlichen als auch in konfessionellen (katholischen und diakonischen) Einrichtungen statt.

Die Prüfungen wurden in den zeithistorischen, ethischen, rechtlichen und soziologischen Kontext eingeordnet. Auf der einen Seite sind wirtschaftliche Interessen der Unternehmen an den Untersuchungen zu berücksichtigen, auf der anderen Seite diente der Einsatz sedierender Präparate der Aufrechterhaltung der Strukturen der Einrichtungen, die als Totale Institutionen im Sinne des Soziologen Erving Goffman gesehen werden können. Ein derart motivierter Einsatz der Präparate ohne eine medizinische Indikation wird als „soziale Medikation" definiert.

Eine nachgewiesene sedierende Wirkung der Neuroleptika ist in Bezug auf eine medizinisch-pädagogische Gesamtwirkung, die „Verbreiterung der pädagogischen Angriffsfläche und Schaffung der Voraussetzung für eine gezielte Psychotherapie", generalisiert worden. So lieferten die Prüfungen eine wissenschaftliche Grundlage zur Verabreichung der Präparate und übten damit eine „Türöffnerfunktion" zum vermehrten Einsatz in den Einrichtungen aus.

Unter anderem widersprechen die Versuche aufgrund offensichtlich feh-
lender Einwilligungen von gesetzlichen Vertretern oder Sorgeberechtigten der
Kinder und Jugendlichen ethischen und rechtlichen Standards der damaligen
Zeit. Auch scheint es keine Nutzen-Risiko-Bewertungen gegeben zu haben.
Absehbare, akute Nebenwirkungen sind aufgetreten. Neben den zunächst
bekannt gewordenen psychischen, physischen und sexuellen Gewaltformen in
der Heimerziehung tritt hier mit der medikamentösen „Ruhigstellung" und der
Nutzung der Heimbewohner als Versuchsobjekte eine weitere Gewaltform in
Erscheinung: die medikamentöse bzw. medizinische Gewalt. Möglich waren die
Prüfungen aufgrund eines gesellschaftlichen Diskurses zur Verwahrlosung von
Kindern und Jugendlichen, vor dem Hintergrund eines virulenten eugenischen
Verständnisses.

1 Einleitung

Ende 2016 waren in den 1950er bis 1970er Jahren in der Bundesrepublik Deutschland (BRD) durchgeführte Arzneimittelprüfungen[1] an Heimkindern in den Medien omnipräsent. Die „Tabletten-Kinder"[2], „Hat laut geschrien"[3], „Skandal um Menschenversuche"[4] und ähnlich lauteten die Überschriften der Zeitungs- und Zeitschriftenartikel. Auslöser war eine Veröffentlichung der Autorin der vorliegenden Dissertation mit einer Übersicht über etwa fünfzig solcher Arzneimittelprüfungen.[5] Aufgrund des großen Interesses der Medien und der Öffentlichkeit entstand eine emotional geführte Diskussion.

Schon zuvor war das Schicksal der ehemaligen Heimkinder durch die Selbstorganisation der Betroffenen, den Film „Die unbarmherzigen Schwestern"[6] (2003) und durch Publikationen wie „Schläge im Namen des Herrn"[7] von Peter Wensierski (2006) öffentlich gemacht worden.[8] Zwischen 1949–1975 lebten ca. 700.000–800.000 Kinder und Jugendliche in den Erziehungsheimen der BRD.[9] Viele dieser ehemaligen Heimkinder gaben an, in den Einrichtungen traumatisierenden Lebens- und Erziehungsverhältnissen durch körperliche, seelische und sexuelle Gewalt ausgesetzt gewesen zu sein. Außerdem berichteten sie von „Zwangsarbeit" und einem medizinisch nicht indizierten Einsatz von Medika-

---

1 In Anlehnung an das Arzneimittelgesetz von 1961 (s. Abschn. 2.4), in dem für die Anmeldung einer Arzneispezialität, die „Stoffe bisher nicht allgemein bekannter Wirksamkeit enthält", ein Bericht über die pharmakologische und ärztliche „Prüfung der Arzneispezialität" einzureichen sind (s. Arzneimittelgesetz 1961, §21, Abs. 1) wird in dieser Arbeit für derartige Untersuchungen der Begriff „Arzneimittelprüfungen" verwendet.

2 Burger 2016, S. 3.

3 Wensierski 2016, S. 80 f.

4 Passon 2016.

5 Wagner 2016.

6 Mullan 2002. Der Film „The Magdalene Sisters" erschien 2002 unter dem Titel „Die unbarmherzigen Schwestern"in der BRD.

7 Wensierski 2007.

8 Durch die Heimkampagne der Außerparlamentarischen Opposition (APO) waren die Bedingungen der Fürsorgeerziehung bereits Ende der 1960er und Anfang der 1970er Jahre Thema einer öffentlichen Diskussion, woraufhin es zu Reformen in der Fürsorgeerziehung kam.

9 Vgl. RTH: Abschlussbericht 2010, S. 4.

menten.[10] Daraufhin richtete die Bundesregierung den Runden Tisch „Heimerziehung in den 50er und 60er Jahren" (RTH) ein, der 2009 seine Arbeit aufnahm und eine Aufarbeitung u. a. der Rechtsfragen und Erziehungsvorstellungen in der Heimerziehung für diesen Zeitraum veranlasste. Landschafts- und Landeswohlfahrtsverbände als Aufsichtsbehörden oder Träger von Einrichtungen, kirchliche Träger sowie noch bestehende Einrichtungen beauftragten unabhängige HistorikerInnen mit der Aufarbeitung der Missstände in ihren Institutionen in der genannten Zeitspanne.[11] Die Arbeiten bestätigten die von den ehemaligen Heimkindern geschilderten Gewalterfahrungen.[12]

Der RTH berücksichtigte nicht ehemalige Heimkinder, die in stationären Einrichtungen der Behindertenhilfe oder psychiatrischen Einrichtungen untergebracht waren. Diese ehemaligen Heimkinder sollen durch die seit 2017 bestehende „Stiftung Anerkennung und Hilfe" Unterstützung erfahren. In der vorliegenden Arbeit werden die Einrichtungen zusammenfassend betrachtet. Das heißt, es werden Einrichtungen der Fürsorgeerziehung, Kinder- und Jugendheime sowie heilpädagogische und kinder-/jugendpsychiatrische Einrichtungen untersucht. In diesem „Heimkosmos" entschied oftmals der Zufall, ob ein Kind als „schwer erziehbar", „psychopathisch", „schwachsinnig" oder „moralisch schwachsinnig" eingestuft und einer entsprechenden Einrichtung zugeführt wurde (s. Abschn. 5.1.9).[13] Die Benennung der Einrichtungen erfolgt in dieser Arbeit zusammenfassend als Erziehungsheime oder -einrichtungen, unabhängig davon, ob es sich um Einrichtungen der Behindertenhilfe, Kinder- und Jugendpsychiatrie oder Fürsorgeerziehung handelte.

Zum Einsatz oder zur Prüfung von Medikamenten an Heimkindern in der BRD findet sich bislang erst ansatzweise wissenschaftliche Literatur.[14] Hans-Walter Schmuhl und Ulrike Winkler beschreiben die regelmäßige, medizinisch

---

10 Vgl. ebd.

11 Ca. 65 % der Heime waren in kirchlicher Trägerschaft, 25% in öffentlicher Trägerschaft und ungefähr 10 % wurde von anderen freien Trägern und Privatpersonen betrieben (RTH: Abschlussbericht 2010, S. 4).

12 Siehe z. B. RTH: Abschlussbericht 2010.

13 Vgl. Schmuhl 2013, S. 128.

14 Es ist jedoch bekannt, dass bereits Ende des 18. Jahrhunderts der englische Arzt Edward Jenner (1749–1823) für die Entwicklung einer neuen Methode der Pockenschutzimpfung, der sog. „Vaccination", Waisenkinder als Versuchspersonen benutzte (Finzen 1969, S. 131).

nicht indizierte Gabe von Psychopharmaka zum Zwecke der Ruhigstellung im Wittekindshof, einer diakonischen Einrichtung für Menschen mit geistiger Behinderung.[15] Bernhard Frings schildert, dass es im Essener Franz Sales Haus, einer katholischen Einrichtung für Menschen mit Behinderung, neben der Verordnung von Medikamenten zur Ruhigstellung auch zu einer Verabreichung sogenannter „Kotz-" und „Betonspritzen" durch den Heimarzt Dr. Waldemar Strehl, die zu Erbrechen bzw. vorübergehender Bewegungsunfähigkeit führten und der Bestrafung dienten, gekommen sei.[16]

Ein frühes Beispiel für die bislang kaum beachteten Arzneimittelprüfungen ist die Arbeit des Mediziners Asmus Finzen aus dem Jahr 1969. Im Zusammenhang mit Menschenversuchen unter dem Aspekt der Doppelrolle „Arzt – Wissenschaftler" beschrieb er sieben „Versuchsreihen an Heimkindern und an hospitalisierten Kindern",[17] für die es keine Einwilligung der Eltern gegeben haben soll. Castell et al. dokumentierten 2003 Glutaminsäure-Versuche, die in den 1950er Jahren in verschiedenen Einrichtungen stattfanden.[18] Uwe Kaminsky beschrieb 2011 eine 1966 durchgeführte Prüfung mit dem Neuroleptikum Chlorprothixen im Heim Neu-Düsselthal[19] und deren Folgen.[20] Dieser Versuch sei nach seiner Einschätzung „im Bereich der rheinischen öffentlichen Erziehung offenbar einmalig"[21] geblieben. Auch im Abschlussbericht des RTH wurde diese Versuchsreihe als bundesweite Ausnahme bezeichnet.[22] Die Autorin der vorliegenden Dissertation wies 2016 auf weitere Versuchsreihen hin (s. S. 15). Diese umfassten hauptsächlich Untersuchungen zu Impfstoffen, Psychopharmaka und triebdämpfenden Präparaten.[23]

Aber nicht nur in der BRD, sondern auch in der DDR wurden in dieser Zeit vergleichbare Versuchsreihen durchgeführt. In einer Expertise zur „Aufarbeitung der Heimerziehung in der DDR" von Laudien und Sachse finden sich erste

15 Schmuhl & Winkler 2011, S. 17 f.
16 Frings 2012, S. 92–96.
17 Finzen 1969, S. 130–132.
18 Castell et al. 2003, S. 111 und 331.
19 Grünewald et al. 1968.
20 Kaminsky 2011.
21 Ebd., S. 494.
22 RTH: Abschlussbericht 2010, S. 20.
23 Vgl. Wagner 2016.

Hinweise über Arzneimittelprüfungen in Kinderheimen der DDR.[24] In einer Arbeit von Laura Hottenrott wird ein Studienprojekt erwähnt, das an Heimkindern durchgeführt werden sollte.[25] In dem erwähnten Aufsatz der Autorin der vorliegenden Dissertation wird die Prüfung eines Impfstoffes gegen Poliomyelitis an Heimkindern im Jahr 1960 angeführt.[26]

International bemüht sich aktuell z. B. die Schweiz, Hinweisen auf Arzneimittelprüfungen in Heimen nachzugehen. In einem Forschungsprojekt werden Arzneimittelprüfungen, die in den 1960er und 1970er Jahren unter der Leitung des Psychiaters Roland Kuhn, dem Beschreiber des ersten Antidepressivums, u. a. an Heimkindern durchgeführt wurden, historisch aufgearbeitet.[27] Für Österreich sind Versuche an Heimkindern, wie die der Psychiaterin Maria Nowak-Vogl mit dem Hormonpräparat Epiphysan gegen „Hypersexualität" und Masturbation nachgewiesen.[28] Weiter sind entsprechende Prüfungen aus den USA bekannt. Beispielsweise wurden in New York zwischen 1956 und 1971 Versuche mit Hepatitis-Viren an behinderten Kindern durchgeführt.[29] 2004 erschien eine Reportage über Human-Immunodeficiency-Virus-(HIV)-positive Kinder in New Yorker Heimen, an denen bis dahin unerprobte Medikamente ohne Wissen und Zustimmung der Eltern bzw. Betreuer getestet worden seien.[30] In Australien hat sich die Universität von Melbourne dafür entschuldigt, dass Wissenschaftler der Universität nach dem Zweiten Weltkrieg Impfstoffversuche an Kindern in Waisenhäusern durchgeführt haben.[31]

Eine in einer psychiatrischen Kinderklinik in Schweden durchgeführte Untersuchung mit dem Neuroleptikum Dixyrazin (Esucos®)[32] deutet an, dass die Prüfung von Neuroleptika in Erziehungseinrichtungen damals auch in anderen Ländern nicht unüblich war.

---

24 Laudien & Sachse 2012, S. 248–251.
25 Hottenrott 2013, S. 24.
26 Wagner 2016, S. 76.
27 Rau 2015.
28 Berger 2013.
29 Hess et al. 2016, S. 36.
30 N. N. 2004. Vgl. hierzu Groß 2010, S. 427.
31 Smith 2009.
32 Bensch & Rundberg 1965.

Für die BRD fehlt, bis auf die genannten Einzelstudien, eine systematische Untersuchung von Versuchsreihen mit Arzneimitteln in Erziehungsheimen in den Jahren 1949–1975.[33] In der vorliegenden Arbeit soll dies nun erstmals exemplarisch erfolgen. Dabei konzentriert sich die Arbeit auf die Fragestellung, ob es neben der Prüfung mit Chlorprothixen im Heim Neu-Düsselthal weitere Untersuchungen mit Neuroleptika in Einrichtungen im gesamten Bundesgebiet gegeben hat. Zudem sollen am Beispiel der Rotenburger Werke der Inneren Mission (bis 1996: Rotenburger Anstalten), einer diakonischen Einrichtung für Menschen mit Behinderung in der Nähe von Bremen, die institutionellen Bedingungen etwaiger Arzneimittelprüfungen analysiert werden.

Auch unabhängig von der Heimkinderproblematik ist das Thema von Arzneimittelprüfungen an Heranwachsenden aktuell. Forschung an diesen ist notwendig, denn ein Großteil der gegenwärtig zugelassenen Medikamente wurde nur an Erwachsenen erprobt, wird aber auch bei Kindern eingesetzt (off label use). Dabei sind die Ergebnisse der Prüfung an Erwachsenen nicht unbedingt auf Kinder und Jugendliche übertragbar, da sie sich in ihrer Physiologie und Pathophysiologie von den Erwachsenen wesentlich unterscheiden. Daraus entsteht ein Dilemma, da den Kindern entweder die medikamentöse Behandlung verwehrt bleibt oder sie durch für ihre Altersgruppe nicht erprobte Präparate gefährdet werden.[34] Für eine vertiefte Diskussion sind detaillierte Kenntnisse aus der Geschichte der Pharmazie und Medizin notwendig und hilfreich. Auch der aktuelle Einsatz von Neuroleptika bei Kindern und Jugendlichen sollte vor dem Hintergrund der Geschichte hinterfragt werden. In diesem Bereich sind die Verordnungszahlen in den letzten Jahren deutlich gestiegen, obgleich eine Zunahme psychischer Störungen bei Heranwachsenden nicht belegt werden kann.[35]

---

33 Wenige Tage vor Einreichen dieser Dissertation ist der Abschlussbericht „Medikamentenversuche an Kindern und Jugendlichen im Rahmen der Heimerziehung in Niedersachsen zwischen 1945 und 1978" veröffentlicht worden (Hähner-Rombach & Hartig 2019). Dabei handelte es sich um ein Forschungsprojekt im Auftrag des Niedersächsischen Ministeriums für Soziales, Gesundheit und Gleichstellung. In der vorliegenden Dissertation wird jedoch nur an einzelnen Stellen auf den niedersächsischen Abschlussbericht eingegangen.
34 Vgl. Magnus 2014, S. 386.
35 Vgl. Bachmann et al. 2014.

Eine weitere, aktuelle Problematik ist die zunehmende „Globalisierung der klinischen Forschung"[36]. Vor allem in „Schwellenländern wie Brasilien, Südafrika, Indien, Russland und China"[37] nehme die Zahl der klinischen Studien zu. Oft profitiert die einheimische Bevölkerung jedoch nicht von der Forschung. Zum Teil ist die Teilnahme an Studien für die Versuchspersonen die einzige Möglichkeit, überhaupt Zugang zu einer medizinischen Versorgung zu erhalten. Für die Verantwortlichen bedeutet die Forschung in Schwellenländern geringere Entwicklungskosten und eine größere Zahl von Menschen, die sich zur Teilnahme an medizinischen Studien bereit erklären.[38] Kritiker sprechen von einem „ethischen Imperialismus"[39].

Die Prüfung eines Impfstoffes gegen Vogelgrippe an obdachlosen Menschen in Polen ohne deren Informierung oder Einwilligung im Jahr 2007 zeigt, dass das Thema der Arzneimittelprüfungen an vulnerablen Menschengruppen ebenfalls in Europa aktuell ist.[40]

Auch für die Diskussion zu dieser Problematik ist eine vertiefte Kenntnis der Arzneimittelprüfungen an Heimkindern unerlässlich.

---

36 Ehni & Wiesing 2014, S. 129.
37 Ebd.
38 Vgl. Petryna 2009.
39 Ehni & Wiesing 2014, S. 131.
40 Vgl. hierzu Mäurer 2017.

2 Forschungsstand

2.1 Rechtliche Rahmenbedingungen der Heimunterbringung

Um die rechtlichen Rahmenbedingungen der Heimunterbringung in der frühen BRD nachzuvollziehen, ist ein Blick auf die Entstehungsgeschichte der Jugendhilfe Anfang des 20. Jahrhunderts notwendig. Einen guten Überblick bietet hier Carola Kuhlmann. In ihrem Werk mit dem Titel „So erzieht man keinen Menschen"[41], gibt die Autorin zunächst eine historische Einordnung der Heimerziehung der 1950er und 60er Jahre. Exemplarisch für Westfalen findet sich eine ähnliche Übersicht in Matthias Frölich (Hrsg.) „Quellen zur Geschichte der Heimerziehung in Westfalen 1945–1980"[42].

Nach Kuhlmann hatte die öffentliche Erziehung Anfang des 20. Jahrhunderts und auch noch in den 1950er und 60er Jahren im Wesentlichen zwei Aufgabenbereiche: die Betreuung und Versorgung von Waisenkindern und verlassenen/sozial verwaisten Kindern („Minderjährigenfürsorge", diese oblag den Kommunen) und die „Verwahrung" und Disziplinierung von „verwahrlosten" Kindern und Jugendlichen in der „Fürsorgeerziehung" (diese oblag den Landesbehörden, den späteren Landesjugendämtern).

Als Zeichen der Verwahrlosung von Kindern und Jugendlichen galten laut Abschlussbericht des RTH, der die Heimerziehung der 1950er und 60er Jahre untersuchte, Unordnung, Ungehorsam, Schule schwänzen, Frechheit, Bockigkeit, Jähzorn, Unehrlichkeit, Kriminalität, Vagabondage, Genussleben, Prostitution, Herumtreiben oder sonstiges von der Norm abweichendes Verhalten. Bei Mädchen war außerdem eine „sexuelle Verwahrlosung" ein Grund für die Einweisung in ein Heim.[43] Als Anzeichen sexueller Verwahrlosung konnte schon das Tragen eines kurzen Rockes oder das Hören lauter Musik ausreichen.[44]

Alleinerziehende Mütter und Mütter unehelicher Kinder hätten laut Abschlussbericht RTH generell unter dem Verdacht gestanden, „sittlich und

---

41 Kuhlmann 2008.
42 Frölich 2011.
43 Vgl. RTH: Abschlussbericht 2010, S. 9.
44 Vgl. Wensierski 2007, S. 16 und 19.

moralisch nicht gefestigt"[45] gewesen zu sein. Das allein konnte schon die Annahme einer „drohenden Verwahrlosung" oder „Gefährdung" und konsekutiv eine Heimeinweisung der Kinder bedeuten. Selbst Säuglinge und Kleinkinder wurden potenziell als „verwahrlost" oder von „Verwahrlosung bedroht" betrachtet.[46] Die Begriffe waren und sind jedoch nicht klar definiert. Sie hingen von der subjektiven Einschätzung von Richtern und anderen Entscheidungsträgern ab.[47] Bürgerliche Vorurteile, autoritäre Erziehungsvorstellungen und rigide Einstellungen zu abweichendem Verhalten vermischten sich mit den Begriffen.

Die Historie der maßgeblichen rechtlichen Grundlagen der öffentlichen Erziehung wird zur besseren Orientierung zunächst in der folgenden Tabelle 1 dargestellt:

Tabelle 1: Übersicht über die Entwicklung der rechtlichen Bestimmungen der Heimunterbringung

Jahr	Gesetz	Inhalt/Änderung
1876	Preußisches Zwangserziehungsgesetz	– Abgrenzung zur „Minderjährigenfürsorge" – Kriminell gewordene Kinder und Jugendliche können zur Disziplinierung in eine „Erziehungsanstalt" eingewiesen werden
1900	Fürsorgeerziehungsgesetz	„Verwahrlosung" oder „drohende Verwahrlosung" reicht für Fürsorgeerziehung (FE) aus
1922	Reichsjugendwohlfahrtsgesetz (RJWG)	Jugend- und Landesjugendämter übernehmen Aufgabengebiet der Minderjährigenfürsorge und FE
1961	Umbenennung des RJWG in Jugendwohlfahrtsgesetz (JWG)	Keine wesentlichen inhaltlichen Änderungen
1961	Freiwillige Erziehungshilfe (FEH) wird bundesweit vereinheitlicht	FEH erfolgt mit Zustimmung der Erziehungsberechtigen
1991	Kinder- und Jugendhilfegesetz	Ende des Begriffs „Verwahrlosung" und der FE

---

45 RTH: Abschlussbericht 2010, S. 9.
46 Vgl. ebd.
47 Vgl. Kuhlmann 2008, S. 12.

Die 1900 eingeführte Fürsorgeerziehung (FE) hatte ihre Wurzeln im preußischen Zwangserziehungsgesetz von 1876, wonach kriminell gewordene Kinder und Jugendliche zur Disziplinierung in eine „Erziehungsanstalt" statt in ein Gefängnis eingewiesen werden konnten. Das Vorliegen einer Straftat war keine Voraussetzung für die FE, eine „Verwahrlosung" oder „drohende Verwahrlosung" reichte aus. Trotzdem behielten die Erziehungsanstalten auch den Strafcharakter bei, indem die Erziehungsmaßnahmen von den Heranwachsenden „durchaus als Strafe"[48] hätten empfunden werden sollen. In dem Verhalten der Kinder und Jugendlichen sahen die Verantwortlichen der Fürsorgeerziehung eine Rechtfertigung für die strafende Behandlung.[49]

Das Reichsjugendwohlfahrtsgesetz (RJWG) von 1922 schuf sowohl für die Minderjährigenfürsorge (Kinderheime) als auch für die FE (Erziehungsheime) eine neue rechtliche Grundlage.[50] Das Aufgabengebiet wurde den neu etablierten Jugend- bzw. Landesjugendämtern übertragen, die als Anwälte das „Wohl des Kindes"[51] vertraten. Als Amtsvormund sollte das Jugendamt die Rechte der unehelichen Kinder und Waisen schützen und diejenigen Kinder beaufsichtigen, deren Eltern das Recht auf Erziehung ihrer Kinder entzogen war (§ 1666 BGB).[52] Mit der Gründung der BRD 1949 wurde das RJWG in der Fassung von 1932 übernommen[53] und auch die Trennung der beiden Fürsorgesysteme blieb erhalten[54]. Diese Fassung hatte u. a. das bis dahin festgesetzte Ende der FE von der Vollendung des 21. auf die Vollendung des 19. Lebensjahres herabgesetzt. Die FE durfte darüber hinaus nun nicht mehr angeordnet werden, wenn sie keine Aussicht auf Erfolg bot und die Fürsorgeerziehungsbehörde musste jetzt ausdrücklich der FE zustimmen, statt bis dahin nur angehört werden.[55] In den Jahren 1953 und 1961 wurde das RJWG geringfügig überarbeitet und 1961 in Jugendwohlfahrtsgesetz (JWG) umbenannt.

---

48 Ebd., S. 11.
49 Vgl. ebd.
50 Vgl. ebd., S. 12.
51 Ebd., S. 14. Offenbar handelte es sich um einen zeitgenössischen Begriff.
52 Vgl. ebd.
53 Vgl. Pfordten, v. d. 2010, S. 12.
54 Vgl. Kuhlmann 2008, S. 12.
55 Vgl. Steinacker 2007, S. 278.

In den 1950er und 60er Jahren konnte die FE durch Beschluss des Vormundschaftsgerichtes angeordnet werden. Einen Antrag dazu konnten das Jugendamt, das Landesjugendamt oder Personensorgeberechtigte stellen. Die Anwendung der Rechtsbegriffe der „Verwahrlosung" und „drohenden Verwahrlosung" waren das wichtigste juristische Instrument bei den Entscheidungen der Jugendämter und Vormundschaftsgerichte über Heimeinweisungen von Kindern und Jugendlichen.[56]

Den Organen der öffentlichen Jugendhilfe (Jugend- und Landesjugendämter) oblag auch die Aufsichtsbefugnis. Rechtlich war die FE unabhängig vom Willen des Erziehungsberechtigten und des Minderjährigen und ersetzte die Erziehung durch die privatrechtlich Erziehungsberechtigten.[57]

Neben der bundeseinheitlich geregelten FE gab es in der BRD die Freiwillige Erziehungshilfe (FEH), deren Rechtsgrundlage in den Bundesländern bis 1961 uneinheitlich war.[58] In Westfalen beispielsweise gab es die FEH seit 1943.[59] Der wesentliche Unterschied der FEH im Vergleich zur FE bestand darin, dass sie mit Zustimmung der Erziehungsberechtigten erfolgte, wobei jedoch faktisch bei Nichteinwilligung die FE drohte. Auch im Alltag unterschieden sich FE und FEH für die Minderjährigen nicht wesentlich.[60] Die FEH war an das Landesjugendamt gebunden.

In der Fürsorgeerziehung habe nach dem Soziologen Manfred Kappeler die Vorstellung vom „Tatbestand der Schwererziehbarkeit und Verwahrlosung"[61] vorgeherrscht. Der Begriff „Tatbestand" stammt aus dem Strafrecht und konnotiert so die ohnehin belasteten Begriffe der Schwererziehbarkeit und Verwahrlosung mit einem Vergehen.[62]

Zum Begriff der Verwahrlosung soll hier noch einmal erläutert werden, dass er im Sinne der Diskurs-Definition nach Michel Foucault einen sprachlich produzierten Sinnzusammenhang repräsentiert. Ein solcher Sinnzusammenhang besteht aus einer bestimmten Vorstellung, der wiederum bestimmte

---

56 Vgl. Kappeler 2014.
57 Vgl. Muthesius 1950; vgl. auch Schepker & Kölch 2017, S. 419.
58 Vgl. Pfordten, v. d. 2010, S. 22–28.
59 Vgl. Frölich 2011, S. 7.
60 Vgl. ebd., S. 7 f.
61 Kappeler 2008, S. 72.
62 Vgl. Roelcke 2017a, S. 451.

Machtstrukturen und Interessen repräsentiert. Diskurs erzeugt Realität. Diskurse seien Praktiken, „die systematisch die Gegenstände bilden, von denen sie sprechen"[63].

Der für Heimkinder in den 1950–1970er Jahren in der Bevölkerung weit verbreitete Begriff „Verwahrloste" erzeugte Realität, indem er eine drohende Gefahr durch vermeintlich asoziale und kriminelle Kinder und Jugendliche implizierte. Mit dem Begriff „Verwahrlosung" wurden die Betroffenen als pathologisch charakterisiert, was Handeln im Sinne einer Verhinderung der Ausbreitung und Therapie erforderte.[64] In diesem Kontext ist sicherlich der aus dem Konzept der „psychopathischen Minderwertigkeiten"[65] hervorgegangene eugenisch konnotierte „Minderwertigkeitsgedanke" von Bedeutung.[66] Solcherart orientierte Psychiater hatten bereits in der ersten Hälfte des 20. Jahrhunderts die Fürsorgeerziehung mit ihren Anschauungen dominiert.[67] Verwahrloste gehörten folglich ins Heim, an einen „anderen Ort"[68]. Niemand wollte mit Verwahrlosten zu tun haben bzw. selbst zu diesen gehören. Die weite Verbreitung dieses Vorurteils in der Bevölkerung war das Rückgrat des Systems Heimerziehung. Ohne diesen allgemein anerkannten, sprachlich produzierten Sinnzusammenhang hätte das System Heimerziehung nicht funktionieren können.

1991 wurde das Jugendwohlfahrtsgesetz durch das Kinder- und Jugendhilfegesetz abgelöst, mit dem auch der Begriff der „Verwahrlosung" und die FE ihr Ende fanden.[69]

---

63 Foucault 1988, S. 74.
64 Vgl. Canguilhem 1974 und Eckart & Jütte 2014, S. 149.
65 Fuchs & Rose 2017, S. 193.
66 Vgl. Holtkamp 2002.
67 Vgl. Kappeler & Hering 2017, S. 8. Nachdem 1906 die „AFET" (Allgemeiner Fürsorgeerziehungstag) als Fachorganisation für den Bereich der gesamten Anstaltserziehung gegründet worden war, setzten sich auf den von der Organisation veranstalteten Tagungen eugenisch orientierte Psychiater mit ihren Auffassungen durch (Kappeler & Hering 2017, S. 8).
68 Foucault 1993; vgl. hierzu auch Winkler 2018, S. 155–162.
69 Vgl. Kuhlmann 2008, S. 29.

2.2 Das Heimsystem der BRD als „Totale Institution"

Einer der zentralen Kulminationspunkte der Kritik der Achtundsechziger-Bewegung an den sozialen Verhältnissen in der BRD war die Heimerziehung.[70] Die Heimkampagne der Studentenbewegung führte Ende der 1960er Jahre zur „Heimrevolte", bei der viele Jugendliche aus den Einrichtungen flohen. Das Buch „Asyle – über die soziale Situation psychiatrischer Patienten und anderer Insassen" des kanadischen Soziologen Erving Goffman (1922–1982)[71], in der er das Konzept der „Totalen Institution" entwickelte, war ein Schlüsseltext für diese Heimkritik.[72] Verschiedene Wissenschaftler wandten das Konzept der „Totalen Institution" auf das deutsche Heimsystem der BRD der 1950–1970er Jahre an. In einem Aufsatz über die „Heimerziehung in der Bundesrepublik Deutschland (1950–1980) und der Deutschen Demokratischen Republik"[73] zeigte Kappeler 2008 beispielsweise die Prinzipien der Totalen Institution in den Heimen beider Länder auf. Laut Hans-Walter Schmuhl und Ulrike Winkler hätten „nicht wenige Heime im Bereich der Diakonie und der Caritas bis weit in die 1960er Jahre hinein Züge einer ‚totalen Institution'"[74] getragen. Sie beschreiben dies beispielsweise für den Wittekindshof in der Nähe von Bad Oeynhausen.[75] Der Psychologe Jürgen Eilert wandte das Konzept der Totalen Institution in Verbindung mit der Systemtheorie sozialer Systeme von Niklas Luhmann[76] auf das Heimsystem der BRD der 1950–1970er Jahre an und analysierte es so als ein autopoietisches, das heißt sich selbst erschaffendes und reproduzierendes System.[77] Aus dieser Perspektive konnten Eigenschaften des Heimsystems genauer herausgearbeitet werden, z. B. die Reduzierung der Person des Heimkindes auf

---

70 Vgl. Kappeler 2008, S. 68.

71 Goffman 2016. Das Buch wurde 1961 in den USA unter dem Titel „Asylum" publiziert und 1972 ins Deutsche übersetzt.

72 Vgl. Kappeler 2008.

73 Ebd.

74 Schmuhl & Winkler 2011, S. 38.

75 Vgl. Schmuhl & Winkler 2011.

76 Luhmann 1984. Das Luhmannsche System ist ein soziologisches theoretisches Konstrukt. In ihm kommen handelnde Personen nicht vor, lediglich die auf sie zurückzuführenden aufeinander bezogenen Kommunikationen (vgl. Luhmann 1995, S. 265–274).

77 Vgl. Eilert 2012.

lediglich eine kommunikative Adresse oder das Zufügen von Leiden als system-immanent wünschenswerte Handlung.[78]

Goffman beschreibt eine Totale Institution als einen „anderen Ort". Er definiert die Institutionen als „Wohn- und Arbeitsstätte einer Vielzahl ähnlich gestellter Individuen, die für längere Zeit von der übrigen Gesellschaft abgeschnitten sind und miteinander ein abgeschlossenes, formal reglementiertes Leben führen."[79] Dies zeigt sich oftmals schon äußerlich durch hohe Mauern und Stacheldraht, aber auch durch die räumliche Abgeschiedenheit der Einrichtungen (z. B. Lage in Wäldern oder Mooren). Der soziale Kontakt mit der Außenwelt ist für die „Insassen" z. B. durch ein Vorenthalten oder die Zensur der Post und der Freizügigkeit beschränkt. Der Aufenthalt in einer Totalen Institution führt zu einer Diskulturation, das heißt in der Gesellschaft notwendige Verhaltensweisen gehen verloren oder werden nicht erworben. Dies wiederum hat den „bürgerlichen Tod"[80] der Insassen zur Folge.[81]

In diesen „Treibhäusern" geht es der Gesellschaft darum, den Charakter von Menschen zu verändern.[82] Dabei werde der Tagesablauf dieser Menschen „auf beschränktem Raum und mit geringem Aufwand an Mitteln"[83] überwacht und ihre elementaren Lebensfunktionen gesichert. In der Regel geschieht das gegen den Willen der „Insassen", wie Goffman die Bewohner nennt. Beispiele für Totale Institutionen sind Gefängnisse, psychiatrische Kliniken, Kasernen, Arbeitslager, Klöster, Altenheime und Waisenhäuser.[84] Offiziell verfolgen Totale Institutionen gesellschaftlich gebilligte Ziele wie Erziehung, Ausbildung, medizinische oder psychiatrische Behandlung oder religiöse Reinigung.[85] Der eigentliche, versteckte Zweck solcher Institutionen ist jedoch, wie erwähnt, die Überwachung einer großen Zahl von Menschen.[86] Dabei werden sowohl die „Insassen" als auch die Strukturen den organisatorischen Bedürfnissen der Institution ange-

---

78 Vgl. ebd. S. 180.
79 Goffman 2016, S. 11.
80 Goffman 2016, S. 26.
81 Vgl. ebd., S. 76.
82 Vgl. ebd., S. 23.
83 Ebd., S. 53; vgl. hierzu auch Schmuhl & Winkler 2011, S. 32.
84 Vgl. Goffman 2016, S. 16.
85 Vgl. ebd., S. 86.
86 Vgl. ebd., S. 52 f.

passt.[87] Die Anpassung der „Insassen" könne nach Goffman durch psychische Gewalt, wie „Erniedrigung, Degradierung, Demütigung und Entwürdigung seines Ichs"[88], sowie durch körperliche und sexuelle Gewalt geschehen. Diese Maßnahmen führen zu Aggressionen bei den „Insassen". Zur Aufrechterhaltung des Systems ist es notwendig, diese Aggressionen permanent unter Kontrolle zu halten, was häufig durch Androhung oder Ausübung weiterer physischer oder psychischer Gewalt erfolgt.[89] Die Praktiken der Gewalt werden in ein Konzept integriert, „das den offiziellen Organisationszielen entspricht".[90] So müsse etwa zunächst eine „‚Brechung' des Willens"[91] stattfinden, „ehe man pädagogisch, therapeutisch oder rehabilitativ tätig werden kann"[92]. Auf diese Weise könne das Personal Gewalt ohne Schuldgefühle, sondern mit gutem Gewissen ausüben und sich gar als Opfer sehen, da es diese Gewalt anwenden müsse.[93]

Goffman betrachtet auch die „physische Verunreinigung"[94], der die „Insassen" ausgesetzt werden, als Form der Gewalt. Dazu gehöre beispielsweise die „verunreinigende Entblößung" bei der Aufnahme der „Insassen"[95]. Ebenso ist das Fehlen von Toiletteneimern in Gefängniszellen eine physische Verunreinigung. Aus Heimen in der BRD gibt es Berichte, dass Kinder ihr Erbrochenes aufessen mussten oder es ihnen gewaltsam eingeflößt wurde.[96] Für Mädchen gab es oftmals nicht genug Hygienematerial für die Zeit der Menstruation.[97] In einigen Einrichtungen, wie z. B. dem St. Johannes-Stift in Marsberg, gab es für die Heranwachsenden bestimmte Toilettenzeiten. Mussten sie außerhalb dieser Zeiten, blieb ihnen nichts anderes übrig, als in die Hose zu machen, wofür sie dann bestraft wurden. Nässten sie nachts ein, wurden sie mit dem Kopf in die Matratze gedrückt.[98]

---

87 Vgl. ebd., S. 27; vgl. hierzu auch Schmuhl & Winkler 2011, S. 32.
88 Goffman 2016, S. 25.
89 Vgl. Schmuhl & Winkler 2011, S. 35.
90 Ebd., S. 37.
91 Goffman 2016, S. 27.
92 Schmuhl & Winkler 2011, S. 37.
93 Vgl. ebd.
94 Goffman 2016, S. 33–42.
95 Vgl. ebd., S. 33.
96 Vgl. z. B. Winkler 2011, S. 4.
97 Vgl. z. B. Swiderek 2011, S. 482.
98 Vgl. Kersting & Schmuhl 2018, S. 304.

Bei der Aufnahme in eine Totale Institution gibt es demütigende Prozeduren wie Leibesvisitationen, Erfassung der persönlichen Habseligkeiten zur Einlagerung, Entkleiden, Baden, Desinfizieren, Haare schneiden, Ausgabe von Anstaltskleidung, Einweisung in die Hausordnung, Isolierung oder die Zuweisung von Schlafplätzen. Laut Goffman solle diese „Programmierung"[99] den Willen des Neuankömmlings brechen, ihn zu einem Objekt formen, „das in die Verwaltungsmaschinerie der Anstalt eingefüttert und reibungslos durch Routinemaßnahmen gehandhabt werden kann"[100].

In diesem Sinne erläutert auch Eilert, wie die Heranwachsenden in den Heimen der 1950er und 1960er Jahre zu Teilen des Systems werden mussten. Bei der Aufnahme in das Heim und in der unmittelbaren Zeit danach dominierten „destruktive" Strategien. Über Initiationsrituale[101] und besondere Maßnahmen sollten Bezüge zum bisherigen Leben und in der bisherigen Sozialisation erworbene Eigenschaften gelöscht werden, da sie als Merkmale der Verwahrlosung und damit Gemeingefährlichkeit galten. Eilert beschreibt demütigende Methoden wie initiale Isolation, Vergabe von Nummern als Personenkennzeichen, Bekleidungsvorschriften, Gewaltanwendung und Gehorsamkeitsübungen. Mit zunehmender Aufenthaltsdauer gewinnen „konstruktive" Strategien an Bedeutung, mit dem Ziel, den Heiminsassen zu einem Teil des Totalen Systems Heimerziehung zu machen.[102] Die Kinder und Jugendlichen wurden für ein Leben in dieser Umgebung optimal angepasst. Dies schloss den Erwerb von Kompetenzen für ein Leben in der Gesellschaft aus. Ehemalige Heimkinder, die bis zur Erlangung der Volljährigkeit unter diesen Bedingungen leben mussten, berichten unisono, dass sie am Tag ihrer Entlassung in keiner Weise auf das wirkliche Leben in der Gesellschaft vorbereitet waren.[103]

In Totalen Institutionen herrscht eine grundlegende Trennung zwischen einer großen gemanagten Gruppe, den „Insassen", und dem weniger zahlreichen Aufsichtspersonal.[104] Beide Gruppen durchdringen sich kaum und würden

---

99 Goffman 2016, S. 27.
100 Ebd.
101 Vgl. Eilert 2012, S. 120.
102 Vgl. ebd., S. 82 f.
103 Vgl. ebd., S. 128 f.
104 Vgl. Goffman 2016, S. 18.

nach Goffman die jeweils andere Gruppe „durch die Brille enger, feindseliger Stereotypien"[105] sehen. Die Welt des Personals, des „Stabes"[106], ist hierarchisch strukturiert. Das Personal, das unmittelbar mit den „Insassen" zu tun hat, steht auf der untersten Stufe. Heimintern bilden die Heimleiter die oberste Stufe; sie delegieren die Arbeit nach unten. Letztlich delegiert aber die Gesellschaft das „Problem" der „Insassen" an die Einrichtungen.[107]

Das Personal erbringt keine Dienstleistungen an Klienten, sondern „bearbeitet" Menschen.[108] Die „Insassen" werden zum Objekt, zum Arbeitsgegenstand. In einer Totalen Institution werden die Aktivitäten eines Menschen bis ins Kleinste vom Personal reguliert und beurteilt. Mit dem Verlust der Autonomie verliere der „Insasse" die Kontrolle über „seine Welt"[109].

Um mit diesen Bedingungen fertig zu werden, gibt es nach Goffman verschiedene Möglichkeiten.[110] Eine Strategie sei der „Rückzug aus der Situation"[111], d. h. nach innen. Dabei zeige der „Insasse" nur noch Interesse für „Dinge, die ihn unmittelbar körperlich umgeben".[112] Eine weitere Möglichkeit ist, die Zusammenarbeit mit dem Personal zu verweigern und zu rebellieren. Dieser Widerstand sei normalerweise jedoch „eine temporäre, anfängliche Reaktionsphase"[113] und wird in den meisten Fällen bald gebrochen. Eine dritte Strategie bezeichnet Goffman als „Kolonisierung"[114]. Durch die Anpassung an die Welt der Totalen Institution gelänge es den „Insassen", sich eine „stabile, relativ zufriedene Existenz"[115] aufzubauen. Bei der „Konversion" mache sich der Insasse „das amtliche Urteil über seine Person zu eigen und versucht die Rolle des perfekten Insassen zu spielen"[116]. Laut Goffman würden die Insassen in den meisten Fällen

---

105 Ebd., S. 18 f.
106 Ebd., S. 19.
107 Vgl. Schmuhl & Winkler 2011, S. 37.
108 Vgl. Goffman 2016, S. 78.
109 Vgl. ebd., S. 49 f.
110 Vgl. ebd., S. 65–69.
111 Vgl. ebd., S. 65.
112 Ebd.
113 Ebd., S. 66.
114 Ebd.
115 Ebd.
116 Ebd., S. 67.

eine Strategie des „ruhig Blut Bewahrens" befolgen, d. h. „eine mehr oder minder opportunistische Kombination"[117] von Anpassung, Konversion und Kolonisierung. Eine solche Differenzierung, wie er sie für die „Insassen" gibt, findet man bei ihm für das Personal nicht. Wie bereits erwähnt, durchdringen sich nach Goffman die Welt des Personals und die Welt der „Insassen" kaum. Sie sähen die jeweils andere Gruppe „durch die Brille enger, feindseliger Stereotypien"[118]. Immer wieder berichten jedoch ehemalige Heimkinder davon, dass es auch sehr empathische Betreuer oder Betreuerinnen gab. Einige nahmen Kinder oder Jugendliche an Wochenenden oder in den Ferien mit zu sich nach Hause. Goffman schreibt zu dieser Thematik: Egal wie sehr das Personal sich von dem menschlichen „Arbeitsmaterial" zu distanzieren suche, „es kann dennoch Gegenstand kameradschaftlicher Gefühle, ja sogar von Liebe werden"[119].

Goffman bezeichnet „die Tatsache, dass die Insassen Objekte von Mitleid und Fürsorge des Personals werden können", als eine „Erscheinung, die man als ‚Engagement-Zyklus' bezeichnen könnte"[120]. Das Engagement bringe die MitarbeiterInnen „in eine Lage, in der er [sie] durch das, was die Insassen tun und was sie erleiden, verletzt wird, und in der er [sie] auch die soziale Distanz verletzt, die seine Kollegen [und Kolleginnen] vom Personal den Insassen gegenüber einhalten"[121]. Eventuell bekomme der/die MitarbeiterIn das Gefühl, er/sie habe sich „die Finger verbrannt" und würde sich möglichst aus dem „Gefahrenbereich des unmittelbaren Kontaktes mit den Insassen"[122] entfernen. Schließlich würde er/sie nach Goffman aber wieder den Kontakt zu den Insassen suchen und es würde ein Zyklus aus Kontakt und Rückzug entstehen.[123]

Totale Institution und Soziale Medikation

Die Situation in den Heimen der 1950er und 1960er Jahre sei dadurch gekennzeichnet gewesen, dass „übergroße Gruppen von schwierigen, verhaltensauf-

---

117 Ebd., S. 68.
118 Ebd., S. 18 f.
119 Ebd., S. 85.
120 Ebd.
121 Ebd.
122 Ebd.
123 Vgl. ebd.

fälligen oder behinderten Kindern und Jugendlichen [...] von fachlich zumeist gar nicht oder nur unzureichend qualifizierten Mitarbeiterinnen und Mitarbeitern betreut"[124] worden seien. Um dies zu bewerkstelligen, war der Tagesablauf der „Insassen" dem Management einer Totalen Institution unterworfen. Dabei war Gewalt ein wichtiges Instrument zur Aufrechterhaltung des Systems. Neben der psychischen und physischen Gewalt war aber, wie Goffman es bereits beschrieben hatte, die medikamentöse Sedierung eine gebräuchliche Form des Umgangs.[125]

Er schildert, wie in einigen Totalen Institutionen der „Insasse" gezwungen werde, „Medikamente oral oder intravenös einzunehmen, ob er dies will oder nicht"[126]. Laut dem Autor werde eine nächtliche Sedierung der Patienten zur Sicherung der nächtlichen Ruhe auf den Stationen und zur Einsparung von Personal als „medikamentöse oder sedative *Therapie*"[127] bezeichnet.

Ähnliches berichtet das deutsche Soziologen-Ehepaar Christa und Thomas Fengler in ihrem Buch „Alltag in der Anstalt" von 1984, in dem sie sich Mitte der 1970er Jahre mit dem Innenleben einer psychiatrischen Einrichtung (LKH Wunstorf) auseinandersetzen.[128] Bei einer Sedierung von Patienten zur Gewährleistung der Ruhe auf der Station lag der Fokus nicht auf den einzelnen Patienten, sondern auf der Station als institutioneller Ordnungseinheit. Wenn die Ordnung durch das Verhalten einzelner Patienten gestört wurde, konnte sie mit Hilfe von Medikamenten wiederhergestellt werden.[129] Demnach erklärt die Aufgabe, einen geordneten Ablauf des Stationsbetriebs zu gewährleisten und Störungen und Risiken durch vorbeugendes und eingreifendes Handeln unter Kontrolle zu bringen, das praktische Interesse des Pflegepersonals an der Möglichkeit der Medikamentengabe, insbesondere von beruhigend wirkenden Psychopharmaka.[130] Die Ursache der Störung, ob beispielsweise pathologisch oder soziologisch, war für das pflegende Personal relativ uninteressant.[131] Pflegende

---

124 Schmuhl 2013, S. 129.
125 Vgl. Goffman 2016, S. 37.
126 Ebd.
127 Ebd., S. 362. Hervorhebung durch die Autorin dieser Dissertation.
128 Vgl. Fengler & Fengler 1984.
129 Vgl. ebd., S. 162.
130 Vgl. ebd., S. 70 f.
131 Vgl. ebd., S. 155.

erwarteten von den Ärzten in diesen Fällen die Anordnung oder direkte Umsetzung einer medikamentösen Sedierung. Das Ehepaar schildert den Verlauf einer Konferenz, in der das Personal der psychiatrischen Einrichtung über „Disziplinierungsmaßnahmen bei dissozialen Jugendlichen"[132] diskutiert habe. Dabei war ein Arzt der Ansicht, störende Verhaltensweisen von dissozialen Jugendlichen mit sedierenden Medikamenten zu begegnen, sei als Strafe und nicht als Therapie zu bewerten.[133] Laut einem Psychologen konnten bei den sedierten Patienten nur in den seltensten Fällen organische Ursachen festgestellt werden, weshalb eine ärztliche Indikation für die Anordnung sedierender Medikamente nicht gegeben gewesen sei.[134]

Schmuhl berichtet, dass in Heimen der BRD, auch der Kinder- und Jugendhilfe, nach 1945 offensichtlich in großem Umfang Psychopharmaka zur Sedierung ohne ärztliche Verordnung oder medizinische Indikation von MitarbeiterInnen an Kindern und Jugendlichen verabreicht worden seien.[135] Im Wittekindshof habe beispielsweise noch 1965 im Speisesaal eine Flasche Truxal® bereit gestanden, „um bei Tisch störenden Mädchen umgehend einen Löffel verabreichen und sie damit ruhigstellen zu können"[136]. Winkler berichtet, dass mit „derart gedämpften, desinteressierten, apathischen und eingeschüchterten Kindern"[137] der Heimalltag reibungsloser und leichter zu bewältigen gewesen sei. In der medikamentösen Sedierung sieht sie eine Art der „physischen Verunreinigung" im Sinne Goffmans (s. S. 28) und zugleich ein „Erziehungsmittel"[138]. Schmuhl betrachtet den Einsatz der Psychopharmaka im Rahmen der Heimerziehung als einen Beitrag der Mediziner, „das System der ‚totalen Institution' zu perpetuieren"[139].

Ein solcher, medizinisch nicht indizierter Einsatz von Arzneimitteln zur Stabilisierung des Heimsystems, kann als „Soziale Medikation" definiert werden.

---

132 Ebd., S. 149.
133 Vgl. ebd., S. 156.
134 Vgl. ebd., S. 151.
135 Vgl. Schmuhl 2013, S. 135.
136 Winkler 2011, S. 5.
137 Ebd.
138 Ebd., S. 4.
139 Schmuhl 2013, S. 135.

Medikamentöse Sedierung und Gewalt

Gewalt ist ein essenzielles Merkmal Totaler Institutionen.[140] Einen Zusammenhang zwischen Gewalt und dem Einsatz sedierend wirkender Psychopharmaka an Heimkindern dokumentiert beispielsweise Kaminsky in seiner Arbeit „Die Verbreiterung der ‚pädagogischen Angriffsfläche‘"[141] über das diakonische Heim Neu-Düsselthal. In dem Heim hätten laut einem Besichtigungsbericht des Landesjugendamtes aus dem Jahr 1965 die schwierigen räumlichen Bedingungen und die Unterbesetzung der Stationen mit ErzieherInnen zu „permanenten Überforderungssituationen"[142] geführt. „Hier wussten sich einzelne Erziehende in Konfliktsituationen nicht anders als mit körperlicher Gewalt zu helfen."[143] Ähnliches wird aus dem Jahr 1969 berichtet.[144] Schließlich wurden in der Einrichtung sedierende Medikamente als willkommenes Mittel zur Erleichterung der Erziehungsarbeit betrachtet[145], sodass physische Gewalt seltener wurde. Winkler berichtet, wie in diakonischen Einrichtungen den Betreuern von den Hausleitungen subtil nahegelegt worden sei, „die staatlichen Richtlinien zur körperlichen Züchtigung zu übertreten, Kollegen brachten ihnen bei, wie man Insassen züchtigte, ohne dabei verräterische Spuren zu hinterlassen"[146]. In diesem Sinne hatte die medikamentöse Sedierung der „Zöglinge" einen positiven „Nebeneffekt", denn auch die Medikamente hinterließen keine „verräterischen Spuren".

Die Gewalt in den Einrichtungen ging nicht unbedingt vorsätzlich von bestimmten „Tätern" aus. Eilert beschrieb für Heime „ein realitätskonstruktives Gewaltsystem, welches durch psychologische, soziale, kulturelle und historische Prozesse erzeugt und stabilisiert wurde"[147].

Schmuhl prägte eine soziologische Begriffsbestimmung von Gewalt. Danach sei Gewalt ein „soziales Handeln, das bewusst darauf abzielt, die persönliche Integrität (das ‚Selbst‘) des Gegenübers zu verletzen und auf diese Weise Macht

---

140 Vgl. Schmuhl & Winkler 2011, S. 35.
141 Kaminsky 2011.
142 Frings & Kaminsky 2012, S. 270.
143 Ebd.
144 Vgl. ebd., S. 264.
145 Vgl. ebd., S. 269.
146 Winkler 2011, S. 12.
147 Eilert 2012, S. 174.

über ihn zu gewinnen"[148]. In diesem Sinne sei nach Schmuhl auch die zwangsweise Verabreichung von Medikamenten Gewalt, da dadurch die „Verfügungsgewalt über den eigenen Körper weitgehend entzogen [und das] Recht auf körperliche Unversehrtheit zumindest teilweise außer Kraft gesetzt"[149] werde. Eine medikamentöse Ruhigstellung degradiere die Insassen einer Totalen Institution „symbolisch zu einem unbelebten Ding"[150]. Im Gegensatz zu einer sichtbaren Fixierung mit Schnallen, Zwangsjacke oder Isolierung in einer Zelle handelt es sich bei einer medizinisch nicht indizierten Sedierung um eine unsichtbare Fixierung. Nach Schmuhl könne eine medikamentöse Sedierung erregter „Insassen" medizinisch betrachtet als *„therapeutische* Maßnahme"[151] gesehen werden. „In der Logik der totalen Institution und aus der Sicht des Personals bedeutet sie [aber] eine *pädagogische* Maßnahme zur Disziplinierung und die Beseitigung einer Störung im Betriebsablauf."[152] Damit könnten auch medizinische Handlungen als „Elemente eines umfassenderen Gewaltverhältnisses"[153] aufgefasst werden.

Eingesetzte Präparategruppen zur Sedierung

Nach 1945 standen zur Sedierung der „Zöglinge" Barbiturate zur Verfügung. Frings beschreibt in seinem Buch über die „Heimerziehung im Essener Franz Sales Haus 1945–1970" beispielsweise den Einsatz von Luminal® und Prominal®.[154] Luminal® (Phenobarbital, seit 1912 auf dem Markt) ist ein Barbiturat, das noch heute zur Epilepsiebehandlung eingesetzt wird.[155] Phenobarbital führt zu Nebenwirkungen wie Müdigkeit, Schwindelgefühl, Kopfschmerz, Ataxie (Störung der Bewegungskoordination und Haltungsinnervation) und Verwirrtheit. Bei Überdosierung kommt es zu Atemdepression, Koma, kardiovaskulärer

---

148 Schmuhl 2018, S. 256.
149 Ebd.
150 Ebd., S. 256 f.
151 Ebd., S. 259, Hervorhebung im Original.
152 Ebd., Hervorhebung im Original.
153 Ebd.
154 Vgl. Frings 2012, S. 92.
155 Vgl. Fachinfo-Service der Roten Liste. Luminal®/Luminaletten®.

Depression, Schock mit dilatierten Pupillen und Nierenversagen. Ein abruptes Absetzen nach Langzeitbehandlung kann zum Entzugssyndrom führen.[156]

Auch Brompräparate wurden in Erziehungseinrichtungen zur Sedierung eingesetzt.[157] Kaliumbromid wurde bereits seit Mitte des 19. Jahrhunderts als Beruhigungsmittel und zur Behandlung von Krampfanfällen genutzt. Es ist das älteste moderne Antiepileptikum. Bei längerer Einnahme besteht jedoch die Gefahr einer Abhängigkeit und einer Bromidvergiftung (Bromismus). „Eine Bromidvergiftung äußert sich in Verwirrtheitszuständen, Ataxie, Apathie, depressiver Verstimmung, Konjunktivitis, Schnupfen, Bromakne und manchmal auch Purpura"[158] (Hautblutungen).

Ab den späten 1950er Jahren dienten auch Neuroleptika der Sedierung. Die Einführung und Etablierung der Neuroleptika in der BRD erläutert die Psychologin Viola Balz umfassend.[159] Am Beispiel des ersten Vertreters dieser neuen Stoffgruppe, dem Chlorpromazin (Megaphen®), das 1953 international auf den Markt kam, analysiert sie mit Hilfe von Krankenakten der psychiatrischen Universitätsklinik Heidelberg, wie anhand von kasuistischen Erfahrungswerten der antipsychotische Wirksamkeitsbegriff der Neuroleptika in den 50er Jahren konstruiert und stabilisiert wurde. Die Wirksamkeit auf Symptome von Halluzination und Wahn wurde dabei ausgeweitet auf ein kuratives Konzept der Behandlung von Krankheitsbildern, wie z. B. solche aus dem schizophrenen Formenkreis. Überdies sei laut Balz eine Tendenz festzustellen gewesen, „psychiatrische Diagnosen vor allem als dasjenige zu fassen, worauf die Substanzen einwirken"[160].

Neben der antipsychotischen Wirkung weisen die „typischen", in den 1950er und 1960er Jahren entwickelten Neuroleptika, auch eine beruhigende Komponente auf. Warum gerade die Neuroleptika in den Einrichtungen eine so breite Verwendung fanden, ist bisher noch nicht untersucht. Eventuell versprach man sich, die Kinder ohne die schwerwiegenden Nebenwirkungen der Barbiturate

---

156 Vgl. ebd.
157 Heinze 1969 und 1978 (der Autor Hans Heinze ist nicht zu verwechseln mit dem namensgleichen Vater (1895–1983), der während der NS-Zeit u. a. an den „Euthanasie"-Aktionen beteiligt war).
158 Mutschler 1991, S. 156.
159 Balz 2010.
160 Ebd., S. 286.

oder Brompräparate und ohne die Gefahr der Entwicklung einer Abhängigkeit beruhigen zu können.

Mit der Entwicklung der Benzodiazepine in den 1960er Jahren wurden auch Chlordiazepoxid (Librium®, 1960) und Diazepam (Valium®, 1963) zur Sedierung von Kindern und Jugendlichen verwendet.[161] Wie die Barbiturate und Brompräparate war aber auch ihr Einsatz in den Einrichtungen nicht so umfangreich wie der der Neuroleptika.[162] Ob dies mit der bereits 1961 bekannten Gefahr einer Abhängigkeitsentwicklung der Benzodiazepine[163] zusammen hängt, kann nicht gesagt werden.

2.3 Arzneimittelprüfungen an Heimkindern bis 1945

Bereits 1969 erwähnte Finzen medikamentöse Versuchsreihen an Heimkindern (s. Abschn. 1).[164] In dem Zusammenhang äußerte er die Ansicht, „daß Pflichtverletzungen bei Experimenten am Menschen auch im deutschen Sprachraum so häufig vorkommen, daß man hinter der Nachlässigkeit des einzelnen Verantwortlichen soziologische Ursachen suchen"[165] müsse. Ein Zusammenhang zwischen möglicherweise durchgeführten Arzneimittelprüfungen in Kinderheimen im Sinne dieser Arbeit und der Totalen Institution wird zu untersuchen sein. Eine Einordnung solcher eventuell erfolgter Prüfungen in die medizinethische Debatte ihrer Zeit soll ebenfalls erfolgen.

Anfang des 19. Jahrhunderts begannen Wissenschaftler damit, Arzneimittel methodisch auf ihre Wirksamkeit zu testen, einhergehend mit einer zuneh-

---

161 Vgl. z. B. ALVR 41271. Dr. med. Herbert Blumberg (Lintorf) an Landesrätin Beurmann (LVR) 13.1.1967, s. auch Kaminsky 2011, S. 489 (Fußnote 17).

162 Für das Heim Neu-Düsselthal zeigt das z. B. eine Liste aus dem Jahr 1967: ALVR 41271. Dr. med. Herbert Blumberg (Lintorf) an Landesrätin Beurmann (LVR) 13.1.1967; vgl. dazu auch Kaminsky 2011, S. 489 (Fußnote 17). Auch in den Akten der Rotenburger Anstalten finden sich in den 1960er Jahren deutlich weniger Einträge über die Verabreichung von Benzodiazepinen als über Neuroleptika.

163 Vgl. hierzu Holzbach 2010, S. 425.

164 Finzen 1969, S. 130–132.

165 Ebd., S. 132.

menden Zahl von Menschenversuchen.[166] Dies führte gegen Ende des 19. Jahrhunderts zu ersten Konflikten zwischen Forschern und Probanden[167] bzw. Patienten.[168] In ihrer Arbeit „Der moralische Diskurs über das medizinische Menschenexperiment im 19. Jahrhundert" legt die Medizinhistorikerin Barbara Elkeles diesen Konflikt umfassend dar.[169]

Eine Konsequenz der öffentlichen Debatten war der preußische Erlass über Menschenversuche von 1900.[170] Darin schloss das Kultusministerium rein wissenschaftliche Versuche an Minderjährigen oder nicht vollkommen geschäftsfähigen Personen aus.[171] An erwachsenen Patienten durften wissenschaftliche Versuche nur nach sachgemäßer Belehrung und Einwilligung vorgenommen werden.[172] Diese Richtlinien waren damals weltweit einzigartig.[173] Allerdings fand dieser für die medizinische Forschung grundlegende Erlass bei den Ärzten kaum Beachtung.[174] Sie befürchteten die Einschränkung ihrer Forschungsfreiheit. Da der Erlass keine Strafen vorsah, sei er, so Andreas Reuland, „von Anfang an zum schnellen Vergessen verurteilt"[175] gewesen.

So kam es auch weiterhin zu fragwürdigen Experimenten. Die ethischen Richtlinien, Patientenrechte und ärztliches Verhalten bei der Arzneimittelerprobung in der Zeit von 1892–1931 stellt Lutz Sauerteig in einem Aufsatz

---

166 Vgl. Reuland 2004, S. 5.
167 Da sich die Bezeichnung „Proband" auf die Angaben in zeitgenössischen Texten und Publikationen bezieht, wird auch hier die nicht geschlechtergerechte Sprache übernommen. Bei den „Probanden" handelte es sich jedoch in der Regel um Angehörige „beider" Geschlechter. Das gleiche gilt für „Patienten". Ähnlich verhält es sich mit den „Ärzten", wobei Ärztinnen zahlenmäßig eine deutlich geringere Rolle spielten.
168 Vgl. Fangerau 2014, S. 170.
169 Elkeles 1996.
170 Anweisung an die Vorsteher der Kliniken, Polikliniken und sonstigen Krankenanstalten, 1901, S. 188 f., Anlage 1. Vgl. hierzu Maio 2001, S. 374.
171 Vgl. Sauerteig 2000, S. 309.
172 Vgl. ebd.
173 Vgl. Reuland 2004, S. 15. Zuvor hatte es nur für das von Robert Koch entwickelte Tuberkulin vom preußischen Innenminister 1891 eine Anweisung gegeben, dass Strafgefangene nicht gegen ihren Willen mit diesem Präparat behandelt werden durften; vgl. Sauerteig 2000, S. 311.
174 Vgl. Reuland 2004, S. 16 f.
175 Ebd., S. 23.

dar.[176] Über Menschenversuche während der Weimarer Zeit berichtet ausführlich Reuland in seiner Promotionsarbeit.[177]

1912 deckte die Berliner Zeitung „Vorwärts" einen Versuch an Heimkindern auf. Danach habe ein Tuberkulose-Forscher „ein Impfserum aus Schildkröten-Tuberkelbazillen entwickelt und damit 53 Kinder einer Berliner Waisenanstalt impfen lassen, ohne vorher die Einwilligung der Angehörigen oder die Zustimmung der vorgesetzten Behörden eingeholt zu haben"[178]. Der Leiter und Chefarzt der Anstalt habe sich von dem Forscher zu der Impfung überreden lassen.[179] Auch aus dem Ausland waren solche Prüfungen bekannt. In Stockholm verwendete Carl Janson um 1900 Waisenkinder für seine Impfversuche mit der Begründung, dass Versuchstiere sehr teuer gewesen wären.[180]

Ein Beispiel für einen Versuch an Heimkindern in der Weimarer Republik ist die Prüfung einer Diphtherie-Schutzimpfung mit Behrings TA I und II im Dezember 1924 und Januar 1925 im städtischen Kinderheim von Braunschweig.[181]

Anlass zu heftigen Diskussionen gab ein von Hermann Vollmer, Oberarzt am Kaiserin-Auguste-Viktoria-Haus in Berlin, 1927 in der *Deutschen Medizinischen Wochenschrift* veröffentlichter Beitrag zur Behandlung der Rachitis, in dem er schrieb: „[...] war es notwendig, auch das für weitere Kreise bestimmte, fabrikmäßig hergestellte Präparat ‚Vigantol' auf Wirksamkeit, Applikations- und Dosierungsoptimum zu prüfen. Wir unternahmen dies an einem Material von etwa 100 Ratten und 20 Kindern [...]. Wir haben unsere Versuchskinder unter ungünstigen Diät- und Lichtbedingungen gehalten [...]."[182] Die „ungünstigen Bedingungen" schienen dem Autor wohl notwendig, um die Heilung auf die Vigantol-Therapie zurückführen zu können und nicht auf das Sonnenlicht oder auf eine Vitamin D reiche Ernährung.

Die Auseinandersetzungen um derartige Versuche führten 1931 zu den vom Reichsministerium des Inneren verabschiedeten „Richtlinien für neuartige Heilbehandlung und für die Vornahme wissenschaftlicher Versuche am

---

176 Sauerteig 2000.
177 Reuland 2004.
178 Ebd., S. 35 f.
179 Vgl. Friedmann 1912, S. 2217; vgl. hierzu auch Reuland 2004, S. 36.
180 Janson 1891, S. 40–45; vgl. hierzu auch Elkeles 1996, S. 184.
181 Koelzer 1928.
182 Vollmer 1927.

Menschen"[183]. Diese bezogen sich, anders als die preußische Anordnung von 1900 und wie aus dem Titel schon hervorgeht, nicht nur auf wissenschaftliche Experimente, sondern auch auf neuartige Heilbehandlungen. In Abgrenzung zu einer neuartigen Heilbehandlung waren wissenschaftliche Experimente als Versuche zu Forschungszwecken definiert, „ohne der Heilbehandlung im einzelnen Falle zu dienen"[184].

Für beide Arten schrieben die Richtlinien von 1931 vor Versuchsbeginn durchgeführte Tierexperimente, eine Risiko-Nutzen-Abwägung, die Einhaltung der Grundsätze der ärztlichen Ethik, eine schriftliche Dokumentationspflicht sowie eine Aufklärung und Einwilligung der Versuchspersonen vor. Die Ausnutzung sozialer Notlagen von Versuchsteilnehmern wurde abgelehnt. Außerdem sollte die Anwendung einer neuartigen Heilbehandlung bei Kindern und jugendlichen Personen unter 18 Jahren mit ganz besonderer Sorgfalt geprüft werden. Wissenschaftliche Versuche wurden bei der geringsten Gefährdung der Kinder oder Jugendlichen als unstatthaft bewertet.[185]

Trotz der inhaltlichen Fortschritte war der Effekt dieser Richtlinien ähnlich wie bei der Preußischen Anordnung von 1900 eher unbedeutend. Hierfür sind mehrere Ursachen verantwortlich. Zum einen war das Arzt-Patienten-Verhältnis bis weit ins 20. Jahrhundert hinein paternalistisch geprägt.[186] Die Mehrheit der Ärzte sah sich durch die aufgezwungenen Richtlinien in ihrer Forschungsfreiheit beschränkt.[187] Zudem waren viele Forscher und Politiker der Auffassung, dass das Allgemeinwohl höher zu bewerten sei als das individuelle Recht auf Selbstbestimmung.[188] Dies äußerte sich beispielsweise im 1927 verabschiedeten Gesetz zur Bekämpfung der Geschlechtskrankheiten, das auch die zwangsweise Behandlung geschlechtskranker Personen einräumte. Schließlich trug das Fehlen von Strafbestimmungen, genauso wie bei der Anordnung von 1900, zur Nichtbeachtung der Richtlinien von 1931 bei.[189]

---

183 Richtlinien für neuartige Heilbehandlung und für die Vornahme wissenschaftlicher Versuche am Menschen 1931.
184 Ebd.
185 Vgl. ebd.
186 Vgl. Sauerteig 2000, S. 321 f. und 331.
187 Vgl. ebd., S. 330.
188 Vgl. ebd., S. 324–327 und 334.
189 Vgl. Reuland 2004, S. 194 f.

Die Versuche während der Weimarer Zeit fanden offensichtlich vermehrt an sozial schwachen Patienten statt.[190] Einer der schärfsten Kritiker der Versuche, der sozialdemokratische Reichstagsabgeordnete Julius Moses, vermutete, „dass Forscher arme Patienten für Versuche bevorzugten, da sie bei diesen weniger Gegenwehr erwarteten"[191]. Reuland sah rückblickend bei Psychiatriepatienten ideale Versuchsbedingungen für die Forscher „durch die langen Klinikaufenthalte der Patienten, durch geschlossene Stationen mit eingeschränkten Besuchszeiten, durch fehlende Gegenwehr seitens der Patienten und durch das repressive entmündigende Anstaltsmilieu"[192]. Ähnlich „günstige" Bedingungen dürften bei Kindern in Heimen bestanden haben. Bei Waisenkindern war kein Besuch von Eltern zu erwarten, die gegen Versuche hätten protestieren können. Säuglinge konnten sich weder mitteilen, noch konnten sie sich erinnern.

Forschung an Kindern und „Kinder-Euthanasie" während der Zeit des Nationalsozialismus

Wie schon in der Weimarer Zeit, so wurden auch während der Zeit des Nationalsozialismus Versuche an Heimkindern durchgeführt. Beispielsweise wird in einer Publikation von 1941 in der Zeitschrift *Klinische Wochenschrift* die Prüfung eines „arteigenen" Serums gegen Diphtherie in drei verschiedenen Kinderheimen beschrieben.[193] Die Autoren versprachen sich von dem Menschenserum im Vergleich zu dem aus Pferden gewonnenen Diphtherie-Heilserum, das aufgrund des schnellen Abbaus im Körper nur einen Schutz von zwei bis vier Wochen biete, einen auf zwölf Monate verlängerten Schutz. Das als „50–100-fach"[194] bezeichnete menschliche Serum wurde durch eine Hyperimmunisierung von 20- bis 40-jährigen Probanden gewonnen und den 1½- bis 2½-jährigen Heimkindern injiziert. Gedankt wird in der Publikation den Behring-Werken für die zur Verfügung gestellten Impfstoffe.[195]

---

190 Vgl. ebd., S. 238 f.
191 Ebd., S. 241.
192 Ebd., S. 248.
193 v. Bormann et al. 1941.
194 Ebd., S. 1213.
195 Vgl. v. Bormann et al. 1941.

Es ist nicht unwahrscheinlich, dass in der Zeit noch weitere Versuche in Kinderheimen durchgeführt wurden. Es findet sich bisher jedoch keine Literatur dazu.

Bekannt ist hingegen, dass behinderte und verhaltensauffällige Kinder und Jugendliche während der Zeit des Nationalsozialismus entweder aus Heimen oder direkt aus dem Elternhaus in sogenannte „Kinderfachabteilungen" überwiesen wurden.[196] Die Kinderfachabteilungen, es gab ca. dreißig,[197] waren die Stätten der „Kinder-Euthanasie", in denen die Kinder vor ihrer Ermordung zum Teil noch für medizinische Versuche benutzt wurden.[198] Über die Einweisung in eine Kinderfachabteilung entschieden Gutachter des „Reichsausschuss[es] zur wissenschaftlichen Erfassung erb- und anlagebedingter schwerer Leiden". Ab August 1939 mussten Kinder mit körperlichen oder geistigen Behinderungen bis zur Vollendung des dritten Lebensjahres diesem Ausschuss gemeldet werden. Aufgrund der Begutachtung durch die Institution bezeichnete man diese erfassten Kinder als „Reichsausschusskinder"[199]. Nach Aktenlage entschieden die Gutachter, über Leben oder Tod der Betroffenen. Hauptgutachter im Fall der Kindereuthanasie waren die Mediziner Hans Heinze (sen.; 1895–1983), Werner Catel (1894–1981) und Ernst Wentzler (1891–1973).[200]

Die erste Phase der Euthanasie, die sog. „T4-Aktion", bezeichnet die „Euthanasie"-Morde von 1939–1941. Die Abkürzung „T4" steht für „Tiergartenstraße 4", die Adresse der zentralen Dienststelle der „Aktion" in Berlin. 1941 wurde die T4-Aktion u. a. aufgrund öffentlicher Proteste abgebrochen, jedoch hörte damit das Morden nicht auf. Die Tötungen wurden nun aber nicht mehr von der Berliner Zentrale aus gesteuert, sondern hauptsächlich von lokalen Behörden und Parteiorganisationen. Der „Vorteil" war, dass die „Euthanasie" nun unauffälliger durchgeführt werden konnte. Auch die Art des Mordens änderte sich. Während im Rahmen der T4-Aktion die Menschen v. a. durch die Vergasung mit Kohlenmonoxid getötet wurden, geschah es nun häufig durch Verabreichung des Bar-

---

196 Dokumentiert ist dies beispielsweise für die Kinderfachabteilung Wiesengrund in Berlin-Wittenau (vgl. hierzu Beddies & Schmiedebach 2004).

197 Beyer 2018, S. 4.

198 Vgl. Dahl 2002, S. 60 f.

199 Diese Bezeichnung kann durchaus im doppelten Sinne, auch als „Ausschuss", verstanden werden.

200 Vgl. Castell et al. 2003, S. 359.

biturats Phenobarbital (Luminal®), evtl. einhergehend mit bewusster Mangel-ernährung. Hier hatte der Psychiater Hermann Paul Nitsche (1876–1948) mit der Entwicklung des „Luminal®-Schemas"[201] einen großen Anteil. Er entwickelte dieses Schema 1940 in der Heilanstalt Leipzig-Dösen, wobei die Opfer durch wiederholte Gaben des Präparates eines scheinbar natürlichen Todes starben. Die offizielle Todesursache lautete häufig „Lungenentzündung".

Forschungsergebnisse zur T4-Aktion haben u. a. Maike Rotzoll et al. mit ihrer Arbeit „Die nationalsozialistische ‚Euthanasie'-Aktion ‚T4' und ihre Opfer" vorgelegt.[202]

Außer in Kinderfachabteilungen fanden Versuche an Kindern in Konzentrationslagern statt. Erwähnt seien hier nur die Versuche des „KZ-Arztes" Josef Mengele in Auschwitz. Paul Weindling dokumentiert die Menschenversuche in Konzentrationslagern und untersucht den Nürnberger Ärzteprozess.[203]

Über Versuche an Kindern in Konzentrationslagern und Kinderfachabteilungen berichtet Dorothea Magnus in ihrer Arbeit „Medizinische Forschung an Kindern: Rechtliche, ethische und rechtsvergleichende Aspekte der Arzneimittelforschung an Kindern".[204] Dabei erwähnt sie unter anderem Infizierungen mit Tuberkelbazillen als Impfstoffversuch im Konzentrationslager Neuengamme sowie Versuche zur Erforschung eines Präparates gegen „Gelbsucht" im Konzentrationslager Sachsenhausen.[205]

Auch in der Kinderfachabteilung Wiesengrund in Berlin-Wittenau fanden Tuberkulose-Impfexperimente an Kindern statt.[206] Einige der Kinder wurden zur Kontrolle des Impferfolges mit lebenden Tuberkulose-Erregern infiziert.[207] Ebenso kam es in der Kinderfachabteilung der Heil- und Pflegeanstalt Kaufbeuren-Irsee in den Jahren 1942–1944 zu Tuberkulose-Impfexperimenten.[208] Die

---

201 Vgl. ebd., S. 525 f. Wegen seiner Beteiligung an der nationalsozialistischen „Euthanasie" wurde Nitsche wegen Verbrechen gegen die Menschlichkeit 1947 zum Tode verurteilt (vgl. ebd.) und 1948 hingerichtet (Klee 2007, S. 437).
202 Rotzoll et al. 2010.
203 Weindling 2004.
204 Magnus 2006.
205 Vgl. ebd., S. 88.
206 Vgl. Krüger 1989. Vgl. hierzu auch Beddies & Schmiedebach 2004.
207 Vgl. Beddies & Schmiedebach 2004.
208 Vgl. Dahl 2002 und Steger 2004.

Impfstoffe wurden vom Behring-Institut in Marburg hergestellt.[209] In der Kinderfachabteilung Brandenburg-Görden führte Heinze sen. Versuche zur Wirksamkeit eines Scharlachimpfstoffes durch.[210]

Neben diesen medizinisch-pharmazeutischen Versuchen gab es auch rein medizinische Versuche. So wurden in der Kinderfachabteilung Brandenburg-Görden[211] und an der Psychiatrisch-neurologischen Klinik in Heidelberg die Gehirne von im Rahmen der „T4-Aktion" getöteten Kindern untersucht.[212]

Als Konsequenz der Versuche während der Zeit des Nationalsozialismus waren 1946/47 im Rahmen des NS-Ärzteprozesses 23 Personen angeklagt, von denen sieben zum Tode verurteilt wurden.[213] In der Urteilsverkündung wurde der Nürnberger Ärztekodex formuliert, eine ethische Richtlinie, die eine freiwillige und informierte Einwilligung der an Versuchen beteiligten Menschen nach bestmöglicher Aufklärung vorsieht (siehe hierzu auch Abschn. 6.1).

Trotzdem konnten einige der maßgeblich an der Kindereuthanasie beteiligten Mediziner, wie z. B. Hans Heinze (sen.)[214] und Werner Catel[215] (s. Abschn. 6.1), auch in der jungen Bundesrepublik wieder leitende Positionen in pädiatrischen Einrichtungen übernehmen und zum Teil Forschung an Kindern betreiben. Ebenso gab es im Rahmen von Impfstoffversuchen in einigen Fällen eine institutionelle und personelle Kontinuität aus der Zeit des Nationalsozialismus.[216]

---

209 Vgl. Steger 2004.
210 Vgl. Schmuhl 2000, S. 45 (Fußnote 148).
211 Vgl. Reicherdt 2010.
212 Vgl. Schmuhl 2016, S. 297–303 und Harms 2010, S. 416.
213 Heute ist bekannt, dass eine deutlich größere Zahl von Medizinern an ethisch fragwürdigen Menschenexperimenten während der Zeit des Nationalsozialismus beteiligt war.
214 Vgl. Wagner 2016, S. 95 f.
215 Vgl. Gerst 1999 und Beddies 2016.
216 Vgl. Wagner 2016, S. 76–88 und Wagner 2018b, S. 96–100.

2.4 Verkehr und Prüfung von Arzneimitteln sowie rechtliche Bestimmungen

Um die pharmazeutische Forschung an Kindern und Jugendlichen in der jungen BRD einzuordnen, sollen zunächst die allgemeinen Hintergründe zum Verkehr mit Arzneimitteln und zu deren Prüfung beleuchtet werden.

Die Handhabung des Verkehrs und der Prüfung von Arzneimitteln in den 1950er und 1960er Jahren in der BRD beschreibt Viola Balz in ihrer bereits erwähnten Arbeit über die Geschichte der Neuroleptika (s. Abschn. 2.2).[217] Der Historiker Niklas Lenhard-Schramm hat in seiner Dissertation die „Haltung des Landes Nordrhein-Westfalen zu Contergan und deren Folgen"[218] untersucht.

Bis 1959 erfolgte die Einführung neuer Arzneimittel in der Bundesrepublik auf Grundlage der sog. „Stopp-Verordnung" vom Februar 1943. Danach war das Herstellen und Inverkehrbringen neuer Arzneimittel grundsätzlich verboten und nur in Ausnahmefällen mit staatlicher Genehmigung erlaubt. Hintergrund der Verordnung war es, die Produktion neuer Arzneiwaren zu kontrollieren und den Verbrauch kriegswichtiger Rohstoffe einzuschränken. 1947 wurden die Bestimmungen der Stopp-Verordnung teilweise aufgehoben, die Produktion neuer Arzneimittel setzte aber weiterhin eine behördliche Genehmigung durch die Länder voraus. Nachdem die Verordnung vom Bundesverfassungsgericht 1959 für ungültig erklärt wurde, mussten neue Arzneimittel nun auf der Grundlage von Landesverordnungen bei den jeweiligen Bundesländern angemeldet werden.[219]

Mit der Festlegung verbindlicher Standards bei der Prüfung von Arzneimitteln hielt sich der Staat in dieser Zeit jedoch weitgehend zurück. Es fehlten gesetzliche Bestimmungen, wonach ein neu eingeführtes Medikament auf seine Wirksamkeit hätte geprüft werden müssen.[220] Der Hersteller war letztendlich allein für den Nachweis der Wirksamkeit und Sicherheit eines Arzneimittels verantwortlich.[221] „Die ,Wirksamkeit' zu beurteilen, oblag keiner strengen Tes-

---

217 Balz 2010.
218 Lenhard-Schramm 2016.
219 Vgl. Balz 2010, S. 84 f.
220 Vgl. ebd., S. 85.
221 Vgl. ebd.

tung, sondern der Beurteilung sie verabreichender Ärzte."[222] Ausnahmen bildeten nur Prüfungen zu Sera und Impfstoffen.[223]

Laut Balz waren für die Entwicklung der Methodik des klinischen Versuchs von Arzneimitteln nach dem Zweiten Weltkrieg in der BRD primär die Ärzte zuständig. Dabei orientierten sich viele Ärzte an der Monografie des Mediziners Paul Martini zur „Methodenlehre des therapeutisch-klinischen Versuchs"[224].

Die Prüfung von Arzneimitteln war für die pharmazeutische Industrie von großem Wert, denn ein von den Ärzten ermittelter Nachweis der Wirksamkeit und Unschädlichkeit verbesserte die Marktchancen des Medikamentes. Auch war es die Voraussetzung für eine kassenärztliche Erstattungsfähigkeit des Präparates, was wiederum den Absatz und damit die Gewinne vergrößerte.[225] Wirksamkeitsnachweise seien in den 1950er Jahren laut Balz „meist noch aufgrund kasuistischer Beschreibungen und sehr kleiner Versuchsgruppen getroffen"[226] worden. Die Übergänge der klinischen Testung vor und nach der Markteinführung waren fließend.[227]

Ab 1961 wurde das Inverkehrbringen neuer Arzneimittel mit dem ersten Arzneimittelgesetz bundeseinheitlich geregelt, nachdem es bis dahin durch eine Anmeldung bei den Bundesländern erfolgte. Zu den unterschiedlichen Landesbestimmungen kam hinzu, dass das Arzneimittelrecht auf eine große Zahl von Gesetzen und Verordnungen verteilt war.[228] Es fehlte ein Überblick, welche Präparate auf dem Markt angeboten wurden. Dies änderte sich mit dem bundeseinheitlichen Arzneimittelgesetz, das eine Registrierung neuer Arzneimittel durch das damalige Bundesgesundheitsamt vorschrieb. Das Gesetz habe nach

---

222 Ebd.

223 Diese Präparate wurden seit 1896 im eigens dafür gegründeten Paul-Ehrlich-Institut (PEI) geprüft. (http://www.pei.de/DE/institut/geschichte/geschichte-node.html; aufgerufen am 6.4.2017). Auslöser war die stark schwankende Qualität und Wirksamkeit des damals neu entwickelten Diphtherie-Heilserums Emil von Behrings. Im November 1972 wurde das PEI zum Bundesamt für Sera und Impfstoffe, einer selbstständigen Bundesoberbehörde. Bis dahin war das PEI eine hessische Behörde, die für die Länder die Prüfung der Impfstoffe als Serviceleistung übernahm (ebd.).

224 Martini 1953; vgl. hierzu Balz 2010, S. 91.

225 Vgl. Balz 2010, S. 92.

226 Ebd., S. 92 f.

227 Vgl. ebd., S. 91 f.

228 Vgl. Hasskarl & Kleinsorge 1974, S. 2.

Balz zwar „ein Verbot, bedenkliche Arzneimittel in den Verkehr zu bringen"[229] beinhaltet, von einer Zulassungspflicht mit klinischer Prüfung sah man jedoch ab, da man eine verzögerte Markteinführung neuer Präparate und damit eine Gefährdung der Konkurrenzfähigkeit der deutschen Industrie dem Ausland gegenüber befürchtete.[230] Voraussetzung für eine Registrierung waren lediglich Berichte über eine „ärztliche Prüfung"[231].

Noch im selben Jahr zeigte der Contergan®-Skandal die Grenzen des neuen Arzneimittelgesetzes auf. Schließlich wurden 1964 durch das „Zweite Gesetz zur Änderung des Arzneimittelgesetzes" klinische Prüfungen und Angaben zur Verträglichkeit und Nebenwirkungen am Menschen für eine Registrierung vorgeschrieben.[232] Den Begriff „klinische Prüfung" definierte das Gesetz jedoch nicht. Eine Konkretisierung des Begriffs findet sich in den „Richtlinien für die klinische Prüfung von Arzneimitteln" der Deutschen Gesellschaft für Innere Medizin von 1965.[233] Danach bezeichne eine klinische Prüfung den Abschnitt der Arzneimittelprüfung, „der sich an die pharmakologische Prüfung eines Medikamentes, das neu ist und erstmalig beim Menschen angewandt wird, anschließt"[234]. Die klinische Prüfung war in drei Hauptteile gegliedert, die die Deutsche Gesellschaft für Innere Medizin folgendermaßen beschrieb:

„Die beiden ersten Teile liegen immer zeitlich vor der Ausbietung, der dritte Teil erfolgt nach der Freigabe des Arzneistoffes für den allgemeinen Gebrauch. Der erste Teil umfaßt die klinische Vorprüfung und kommt hauptsächlich einer Verträglichkeitsprüfung gleich, der zweite Teil erstreckt sich auf die klinische Wirksamkeitsprüfung und der dritte Teil beinhaltet die Registrierung und Auswertung von Nebenerscheinungen, die erst nach der Ausbietung des Medikamentes bekannt wer-

---

229 Balz 2010, S. 86.
230 Vgl. Hasskarl & Kleinsorge 1974, S. 3.
231 Arzneimittelgesetz 1961, §21 Abs. 1.
232 Zweites Gesetz zur Änderung des Arzneimittelgesetzes 1964.
233 Vgl. Sturm et al. 1965.
234 Ebd., S. 698.

den, sowie etwa sich ergebende Indikationserweiterungen oder -ein-
schränkungen."[235, 236]

Ab 1964 war zwar durch das Arzneimittelgesetz eine klinische Prüfung der Präparate vor Markteinführung vorgeschrieben, aber gesetzliche Bestimmungen
zum Schutz des Menschen bei klinischen Prüfungen wurden erst im Arzneimittelgesetz von 1976, das 1978 in Kraft trat, festgelegt. Hier wurde auch anstelle
einer Registrierung eine Zulassungspflicht für Arzneimittel, die an den Nachweis von Wirksamkeit und Unbedenklichkeit nach klinischer Prüfung geknüpft
war, festgeschrieben. Für den in dieser Arbeit untersuchten Zeitraum ist dieses
Gesetz jedoch nicht relevant.

Im Folgenden werden die wesentlichen Bestimmungen noch einmal über-
sichtsartig zusammengefasst:

- bis 1959: Stopp-Verordnung mit Genehmigung neuer Arzneimittel durch
  die Bundesländer
- ab 1959: Anmeldung neuer Arzneimittel bei den Bundesländern
- 1961: erstes Arzneimittelgesetz
  - Inverkehrbringen neuer Arzneimittel wird bundeseinheitlich geregelt
  - Registrierung neuer Arzneimittel; Voraussetzung: Berichte über „ärzt-
    liche Prüfung"
- 1964: Zweites Gesetz zur Änderung des Arzneimittelgesetzes
  - für eine Registrierung werden „klinische Prüfungen" mit Angaben zur
    Verträglichkeit und Nebenwirkungen am Menschen vorgeschrieben
- 1978: AMG mit
  - Bestimmungen zum Schutz des Menschen bei klinischen Prüfungen
  - Zulassungspflicht für Arzneimittel

235 Ebd. Eine entsprechende Einteilung von klinischen Arzneimittelprüfungen in drei Phasen war in den USA von der Food and Drug Administration (FDA) bereits 1963 formuliert,
jedoch auch dort nicht präzise definiert: U.S. Food and Drug Administration 1963. Vgl. hierzu
auch Gierschik 2014, S. 72 f.
236 Eine zentrale Stellung innerhalb der klinischen Prüfmethoden nahmen ab ca. den 1950er
Jahren die sogenannten „Randomisierten klinischen Versuchsreihen" ein, mit denen sich u. a.
Jeremy Greene kritisch auseinandersetzt (Greene 2007 und Bothwell et al. 2016).

3 Fragestellungen

Die zentrale Fragestellung dieser Arbeit lautet, ob neben der bereits bekannten Arzneimittelprüfung in dem Heim Neu-Düsselthal noch weitere Prüfungen mit Neuroleptika an Kindern und Jugendlichen in Erziehungsheimen der 1950er bis 1970er Jahre in der BRD durchgeführt wurden. Wenn sich weitere Prüfungen verifizieren lassen, ergeben sich folgende weitere übergeordnete Fragestellungen:

– Warum wurden die Arzneimittelprüfungen durchgeführt?
– In welchem Zusammenhang stehen Arzneimittelprüfungen mit dem deutschen Heimsystem als „Totaler Institution" im Sinne Goffmans?
– Welches Menschenbild hatten die Verantwortlichen?

Darüber hinaus ergeben sich die folgenden spezifischen Fragestellungen:

– Unter welchen Bedingungen wurden Arzneimittelprüfungen in Heimen durchgeführt (welche Pharmafirmen, welche Arzneistoffe, in welchen Heimen, wann)?
– Wie war die Praxis zur Durchführung von Arzneimittelprüfungen an nichteinwilligungsfähigen Personen in der Zeit?
– Unter welchen rechtlichen Rahmenbedingungen wurden die Arzneimittelprüfungen durchgeführt und wurde der Rechtsrahmen eingehalten?
– Unter welchen ethischen Rahmenbedingungen wurden die Arzneimittelprüfungen durchgeführt und wurden die damaligen ethischen Standards eingehalten?
– Welche Motivationen hatten die Beteiligten wie Heimträger bzw. die Heimärzte und Pharmafirmen an durchgeführten Arzneimittelprüfungen?
– Gab es eine Beteiligung von Behörden und Institutionen?
– Gab es eine Kontinuität aus der Zeit des Nationalsozialismus?

4 Quellen und methodisches Vorgehen

4.1 Definition „Arzneimittelprüfungen" für den untersuchten Zeitraum

Die Richtlinien von 1931 unterscheiden lediglich zwischen einem wissenschaftlichen Versuch und einer neuartigen Heilbehandlung (s. Abschn. 2.3). Definiert wurden die Begriffe folgendermaßen:

- Unter einer neuartigen Heilbehandlung sind Eingriffe und Behandlungsweisen am Menschen zu verstehen, die der Heilbehandlung dienen, also in einem bestimmten Behandlungsfall zur Erkennung, Heilung oder Verhütung einer Krankheit oder eines Leidens oder zur Beseitigung eines körperlichen Mangels vorgenommen werden, obwohl ihre Auswirkungen und Folgen auf Grund der bisherigen Erfahrungen noch nicht ausreichend zu übersehen sind.
- Unter wissenschaftlichen Versuchen sind Eingriffe und Behandlungsweisen am Menschen zu verstehen, die zu Forschungszwecken vorgenommen werden, ohne der Heilbehandlung im einzelnen Falle zu dienen, und deren Auswirkungen und Folgen auf Grund der bisherigen Erfahrungen noch nicht ausreichend zu übersehen sind.[237]

Eine eingehende Charakterisierung eines „Medikamentenversuchs" oder einer „Arzneimittelprüfung" fehlen.[238]

Eine klinische Prüfung war laut Arzneimittelgesetz ab 1964 Voraussetzung für die Registrierung eines neuen Medikamentes (s. Abschn. 2.4). Definiert war die klinische Prüfung als Abschnitt der Arzneimittelprüfung, „der sich an die pharmakologische Prüfung eines Medikamentes, das neu ist und erstmalig beim Menschen angewandt wird, anschließt"[239]. Gegliedert war die Prüfung nach Angaben der Deutschen Gesellschaft für Innere Medizin in drei Phasen,

---

237 Richtlinien für neuartige Heilbehandlung und für die Vornahme wissenschaftlicher Versuche am Menschen 1931.

238 Martini beschäftigt sich in seiner „Methodenlehre" zwar mit therapeutischer Forschung, gibt dort aber auch keine Definition.

239 Sturm et al. 1965, S. 698.

wobei die ersten beiden Phasen vor der Markteinführung, die dritte Phase nach der Markteinführung des Präparates erfolgte (s. Abschn. 2.4). Die erste Phase diente der Prüfung der Verträglichkeit, die zweite der Prüfung der Wirksamkeit und die dritte der weiteren Beobachtung zum Nachweis bis dahin nicht bekannter Nebenwirkungen bzw. zur Indikationserweiterung oder -einschränkung.

Aufgrund des allgemeinen Charakters dieser Definitionen sind sie für sich allein genommen unzureichend, um in der vorliegenden Arbeit Arzneimittelprüfungen sinnvoll einordnen zu können. Deshalb werden an dieser Stelle konkrete Kriterien aufgeführt, die einzeln oder in Kombination für eine Zuordnung einer Untersuchung als „Arzneimittelprüfung" für den Untersuchungszeitraum dieser Arbeit (1949–1975) gelten sollen. Diese Kriterien präzisieren letztlich die oben aufgeführten Definitionen bzw. leiten sie sich davon ab:

- Vorhandensein eines Studiendesigns z. B.
  - Einteilung der Versuchspersonen in verschiedene Gruppen
  - Einfachblind- oder Doppelblindversuche
  - Vergleich mit Placebo oder einem anderen Präparat
  - Untersuchung unbehandelter „Kontrollkinder"
- Vorhandensein spezifischer Fragestellungen der Prüfer, z. B. zu
  - Wirkungen
  - Nebenwirkungen
  - Indikationen
- Evtl. gleichzeitig durchgeführte medizinische Untersuchungen zur Beurteilung von Wirkungen oder Nebenwirkungen des untersuchten Präparates
- Das Präparat war noch nicht auf dem Markt[240]
- Bezeichnung des Präparates mit der Buchstaben-Ziffern-Kombination[241]
- Danksagung an ein pharmazeutisches Unternehmen für die Überlassung von Versuchsmengen

---

240 Nach Schepker & Kölch ist die Verabreichung einer Medikation, die noch nicht vertrieben/vermarktet wurde, „eindeutig ein Medikamentenversuch" (Schepker & Kölch 2017, S. 422).
241 Sog. „Nummern-Medizin"; diese Präparate wurden in der Regel von den pharmazeutischen Unternehmen zur Prüfung zur Verfügung gestellt. Nach Schepker & Kölch ist die Bezeichnung einer Substanz mit einer „Nummern/Buchstabenkombination" ein eindeutiger Hinweis, dass sich das Präparat noch in der „Prüfung" befindet, es noch nicht vertrieben/vermarktet wurde und es sich somit um einen „Medikamentenversuch" handelt (vgl. Schepker & Kölch 2017, S. 422).

Auch diese Kriterien lassen nicht immer eine eindeutige Charakterisierung einer Untersuchung als Arzneimittelprüfung zu. Ein Grund dafür ist, dass in der damaligen Zeit, wie in Abschnitt 2.4 geschildert, die Übergänge der klinischen Testung vor und nach der Markteinführung fließend waren. Jede Untersuchung ist daher einzeln zu betrachten und einzuschätzen.

4.2   Quellen und methodisches Vorgehen für Prüfungen mit Neuroleptika

Beim methodischen Vorgehen zur Recherche nach Arzneimittelprüfungen wurde berücksichtigt, dass bereits in der Zeit der Weimarer Republik Prüfungsergebnisse von Untersuchungen an vulnerablen Probandengruppen in Fachzeitschriften publiziert wurden.[242] Auch Kaminsky berichtete, dass die Ergebnisse der Untersuchung in dem Heim Neu-Düsselthal im Jahr 1966 mit dem Neuroleptikum Chlorprothixen 1968 in einer psychiatrischen Fachzeitschrift veröffentlicht wurden.[243] Bei einer eigenen systematischen Durchsicht der Jahrgänge 1949–1975 der *„Deutschen Medizinischen Wochenschrift"* (DMW), einer seit 1875 herausgegebenen Fachzeitschrift für Innere Medizin, konnten ca. 20 Publikationen zu Impfstoffversuchen, vor allem gegen Poliomyelitis, an Heimkindern ausfindig gemacht werden.[244] In der vorliegenden Arbeit sollte der Fokus aber auf Neuroleptika liegen. Somit lag es nahe, entsprechende Fachzeitschriften gezielt und systematisch auf relevante Publikationen zu untersuchen.

Weil zu Impfstoffprüfungen in der BRD an Heimkindern mindestens zwei Dissertationen verfasst worden sind[245], wurden für diese Arbeit auch Dissertationen zu Prüfungen mit Neuroleptika analysiert. Das digitale Verzeichnis der deutschen Hochschulschriften führt insgesamt 120.703 medizinische Hochschulschriften für den Zeitraum von 1953–1975[246] auf, die nicht alle gesichtet werden

---

242 Vgl. Reuland 2004, S. 1.

243 Vgl. Kaminsky 2011, S. 488.

244 Vgl. Wagner 2016, S. 108–111.

245 Hermes 1961 und Graf 1970. Vgl. hierzu auch Wagner 2016.

246 Da das erste Neuroleptikum (Megaphen®) 1953 in der BRD auf den Markt kam, wurde erst ab 1953 danach recherchiert.

konnten. Deshalb wurden hier exemplarisch ausschließlich medizinische Dissertationen, die in dem untersuchten Zeitraum an der Heinrich-Heine-Universität Düsseldorf verfasst wurden, berücksichtigt. Die 4.478 Dissertationen wurden dabei auf der Basis des Titels nach Prüfungen mit Neuroleptika eingegrenzt.

Auf diese Weise wurden zwar einige Dissertation zu Prüfungen mit Neuroleptika in der Psychiatrischen Klinik der Universität Düsseldorf und im Rheinischen Landeskrankenhaus (LKH) in Düsseldorf[247] identifiziert, jedoch seien diese Untersuchungen laut AutorInnen an Erwachsenen mit „Erkrankungen aus dem schizophrenen Formenkreis"[248] durchgeführt worden. In einige dieser Untersuchungen waren auch Patienten von „15–24 Jahre"[249] eingeschlossen, dabei handelte es sich aber jeweils um kleine Probandenzahlen. In der Dissertation von Angela Steinig von 1966 wurden beispielsweise jeweils zwei „Fälle" dieser Altersgruppe bei der Prüfung von Truxal® und Neurocil® genannt. Nähere Angaben über das Alter sucht man meist vergeblich. Lediglich in einer Arbeit fand sich der Hinweis auf einen 17-jährigen jungen Mann.[250] Aufgrund der Tatsache, dass „nur" ein einziger „Fall" eines Minderjährigen sicher nachweisbar war (und aufgrund der angegebenen medizinischen Indikation) wird hier nicht weiter auf die Dissertationen eingegangen.

Da in den 1950er Jahren vor allem Ärzte die Wirksamkeit neuer Präparate beurteilten (s. Abschn. 2.4), liegt es nahe, dass es eine Korrespondenz zwischen den Ärzten und den herstellenden Unternehmen gegeben haben muss. So waren Archive von pharmazeutischen Unternehmen eine weitere Quelle für Prüfungen mit Neuroleptika, wobei sich die Auswahl nach folgenden Kriterien richtete:

- Die Unternehmen haben in dem untersuchten Zeitraum Neuroleptika hergestellt, bzw. dazu geforscht.
- Die Unternehmen oder deren Nachfolger verfügen über Aufzeichnungen darüber.
- Die Unternehmen oder deren Nachfolger gewähren den Zugang zu ihrem Archiv.

---

247 Z. B. Steinig 1966.
248 Ebd., S. 52.
249 Ebd., S. 15.
250 Kaulen 1963, S. 13.

Diese Kriterien erfüllten die Firma Merck KGaA in Darmstadt sowie die Bayer AG in Leverkusen.

Einige weitere Dokumente wurden der Autorin dieser Dissertation direkt von ehemaligen Heimkindern zur Verfügung gestellt. Dabei handelt es sich um Auszüge aus ihren damaligen Bewohnerakten. Journalisten des NDR Schleswig-Holstein waren bei Recherchen zu dem Thema auf zwei Ausgaben der Schriftenreihe des LKH Schleswig gestoßen und stellten sie ebenfalls der Autorin dieser Dissertation zur Verfügung. Das Quellenkorpus für die Prüfungen mit Neuroleptika umfasst somit folgendes Material:

- Publikationen von Prüfungen in Fachzeitschriften
- Dokumente aus Archiven von Pharmafirmen (Merck und Bayer)
- Sonstige Quellen (z. B. Dokumente ehemaliger Heimkinder, Schriftenreihe Schleswig)

Die Publikationen zu Prüfungen mit Neuroleptika wurden systematisch über die bibliografische biomedizinische Datenbank „medline" erfasst. Hier kann durch Eingabe von Schlagworten (Medical Subject Headings (MeSH)) gezielt nach Neuroleptika-Prüfungen an Kindern gesucht werden.

Durch bereits bekannte relevante Publikationen (aus verschiedenen, z. T. medline gelisteten Quellen) konnte als gemeinsames Schlagwort bei medline nur „child" identifiziert werden. Weitere Schlagworte (z. B. „clinical trial", „antipsychotic") sowie Gruppenbezeichnungen der Neuroleptika (z. B. „phenothiazine", „butyrophenone", „benzamide", „diphenylbutylpiperidine", „thioxanthene") führten zu abweichenden Ergebnissen. Alle bis dahin gefundenen relevanten Publikationen waren in deutscher Sprache verfasst.[251]

Es erschien daher sinnvoll, den Suchbegriff „child" in Kombination mit jeweils einem der anderen genannten Suchbegriffe und gleichzeitig als Publikationssprache „german" sowie als Untersuchungszeitraum „1949–1975" einzugeben. Auf diese Weise konnten 283 Publikationen (s. Tabelle 2) erfasst werden. Da bei diesem Vorgehen aber nicht alle der bisher bekannten relevanten Publikationen in medline wiedergefunden werden konnten[252], war es nahelie-

---

251 Stichprobenartig wurden auch englischsprachige Artikel untersucht. Diese bezogen sich jedoch stets auf Studien, die nicht in Deutschland durchgeführt worden waren.
252 Vgl. hierzu Fangerau 2004.

gend, zusätzlich die Zeitschriften, in denen die Publikationen erschienen waren, systematisch für den Untersuchungszeitraum durchzusehen. Auch dabei wurde medline eingesetzt. Analysiert wurden die Zeitschriften *„Praxis der Kinderpsychologie und Kinderpsychiatrie", „Zeitschrift für Kinderheilkunde", „Archiv für Psychiatrie und Nervenkrankheiten"* (*„Archiv für Psychiatrie und Zeitschrift f. d. ges. Neurologie"*), *„Acta Psychiatrica Scandinavica", „Medizinische Welt", „Der Nervenarzt"* sowie *„Hippokrates"*.

Zusätzlich erfolgte eine händische Gegenprobe mit Hilfe der gedruckten medizinischen Fachbibliografie *„Index Medicus"* für die Jahre 1949–1975. Tabelle 2 zeigt die Zahl der Suchergebnisse mit den jeweiligen Schlagworten.

Tabelle 2: Suchergebnisse der Schlagwortsuche in medline

	Clinical trial	Anti-psychotic	Phenothiazine	Butyrophenone	Benzamide	Diphenylbutyl-piperidine	Thioxanthene
Child	256	0	22	5	0	0	0

Der Untersuchungszeitraum wurde auf 1949–1975 eingegrenzt und die Publikationssprache auf „german".

Bei den 256 Publikationen, die mit den Suchbegriffen „clinical trial" und „child" gefunden wurden, konnte schon anhand der Titel in den allermeisten Fällen ausgeschlossen werden, dass es sich um Prüfungen mit Neuroleptika handelte. Ebenso verhielt es sich mit dem größten Teil der Publikationen bei der systematischen Durchsicht in den genannten Fachzeitschriften.

Die Publikationen, bei denen anhand des Titels deutlich wurde, dass sie sich mit Neuroleptika beschäftigen (in der Hauptsache die in Tabelle 2 unter „Phenothiazine" aufgeführten 22 und unter „Butyrophenone" aufgeführten fünf Veröffentlichungen), wurden komplett analysiert.

Auf diese Weise konnten die bis dahin bekannten publizierten Prüfungen (Chlorprothixen[253] und Haloperidol[254]) bis auf eine Ausnahme (Pipamperon[255] (Tab. 3, Nr. 7)) verifiziert werden, sodass sich diese Vorgehensweise für publizierte Prüfungen als brauchbar erwies, jedoch gleichzeitig Schwächen offenbarte.

Tabelle 3 listet die gefundenen Prüfungen zu Neuroleptika-Versuchen in Erziehungsheimen der BRD in den Jahren von 1949–1975 auf.[256]

Tabelle 3: Liste zu Neuroleptika-Versuchen in Erziehungsheimen der BRD von 1949–1975

Nummer Autor(en)	Zeitschrift/Jahr Heftnummer Seitenzahlen	Titel der Publikation	Einrichtung	Präparat/ Hersteller
1 Kiesow, & Jacobs	Schriftenreihe aus dem LKH Schleswig/1956 VII	Über einen Megaphen-versuch, gedacht als Beitrag zu dem Thema: Behandlung des nervösen Schulkindes in unseren Tagen	Jugendpsychiatr. Abt. des LKH Schleswig-Hesterberg	Chlorproma-zin (Megaphen®) Bayer
2 Jacobs	Schriftenreihe aus dem LKH Schleswig/1958 VIII	Zur Pharmakotherapie von Erregungszuständen und Verhaltensstörungen überhaupt bei oligophrenen Kindern und Jugendlichen	Jugendpsychiatr. Abt. des LKH Schleswig-Hesterberg.	Chlorpromazin/Promethazin/Reserpin (Megaphen comp®) Bayer
3 Jacobs	Schriftenreihe aus dem LKH Schleswig/1958 VIII		Jugendpsychiatr. Abt. des LKH Schleswig-Hesterberg	Reserpin (Serpasil®) und Reserpin/Methylphenidat (Serpatonil®) Ciba

253 Grünewald et al. 1968; vgl. hierzu auch Kaminsky 2011.

254 Jacobs 1966a; vgl. hierzu auch Wagner 2016, S. 99.

255 Auhagen & Breede 1972; vgl. hierzu auch Wagner 2016, S. 91-93.

256 Hier handelt es sich ausschließlich um Vertreter sog. „typischer Neuroleptika". Zu dem 1972 ersten in Deutschland eingeführten „atypischen" Neuroleptikum Clozapin konnte mit Hilfe der hier beschriebenen Methoden kein Hinweis über eine Prüfung an Heimkindern gefunden werden, sodass diese neueren Präparate in dieser Arbeit keine Rolle spielen.

Nummer Autor(en)	Zeitschrift/Jahr Heftnummer Seitenzahlen	Titel der Publikation	Einrichtung	Präparat/ Hersteller
4 Jacobs	Medizinische Welt/ 1962 31(25) 1427–1429	Zur Therapie mit Melleretten in einem pädopsychiatrischen Krankenhaus	Jugendpsychi- atr. Abt. des LKH Schleswig- Hesterberg	Thioridazin (Melleret- ten®) Sandoz?
5 Jacobs	Hippokrates/ 1966b 37(22) 911–915	Erfahrungen mit Aolept in der Kinderpsychiatrie unter Anstaltsbedin- gungen	Jugendpsychi- atr. Abt. des LKH Schleswig- Hesterberg	Periciazin (Aolept®) Bayer
6 Jacobs	Praxis der Kinder- psychologie und Kinderpsychiatrie/ 1966a 15(2) 67–70	Erfahrungen mit Halo- peridol in der pädopsychiatrischen Anstaltspraxis	Jugendpsychi- atr. Abt. des LKH Schleswig- Hesterberg	Haloperidol
7 Auhagen & Breede	Acta Psychiatrica Scandinavica/ 1972 43(6) 510–532	Dipiperon bei kind- lichen Verhaltensstö- rungen	Rheinische Landesklinik für Jugendpsy- chiatrie Vier- sen-Süchteln	Pipamperon (Dipiperon®) Janssen
8	Merck Archiv 1957/1958	Decentan	verschiedene	Perphenazin (Decentan®)
9	Bayer Archiv/ 1964	B 1409 Aolept		Periciazin (Aolept®) Bayer
10	Bayer Archiv/ vermutlich 1962	8909 R. P. Propericiazin		Propericiazin Bayer
11	Akte W./1971	R16341 Penfluridol	Rheinisches LKH Düsseldorf	Penfluridol Janssen?

Die Prüfung mit Pipamperon (Dipiperon®) (Tab. 3, Nr. 7) ist die einzige bisher bekannte publizierte Prüfung, die nicht über medline wiedergefunden werden konnte. Diese Prüfung wurde in einer globalen Recherche durch Eingabe der Suchbegriffe „Dipiperon" und „Kind" bei „google scholar", der Suchmaschine für wissenschaftliche Dokumente des Unternehmens Google Inc., entdeckt.

Die Prüfungen zu Thioridazin (Melleretten®), Periciazin (Aolept®) und Haloperidol (Tab. 3, Nr. 4, 5 und 6) konnten bei medline auch durch Eingabe des Namens des Arztes (Rolf Jacobs) und Einschränkung des Zeitraums auf

1949–1975 gefunden werden. Jacobs (1919–2012) war durch eine von ihm publizierte Prüfung zu dem Nootropikum Pyrithioxin (Encephabol®) in der Jugendpsychiatrischen Abteilung des LKH Schleswig-Hesterberg bereits bekannt.[257] Die Methode der Suche nach weiteren Veröffentlichungen bereits bekannter Autoren wurde generell angewandt, ergab jedoch keine weiteren „Treffer".

Journalisten des Norddeutschen Rundfunks (NDR), die durch die im Abschnitt 1 erwähnte eigene Übersichtsarbeit zu Arzneimittelprüfungen an Heimkindern[258] auf den Arzt und die Einrichtung in Schleswig aufmerksam geworden waren, fanden bei ihren Recherchen in der „Schriftenreihe aus dem LKH Schleswig", Heft VII von 1956 und Heft VIII vom September 1958 Hinweise auf weitere Prüfungen des Arztes in der Einrichtung (Tab. 3, Nr. 1, 2 und 3).

Eigene Recherchen in den Archiven der Unternehmen Merck und Bayer lieferten Anhaltspunkte für weitere Prüfungen (Tab. 3, Nr. 8, 9 und 10). Schließlich fand sich ein Hinweis in einem Dokument aus der Bewohnerakte einer ehemaligen Heimbewohnerin, die das Dokument für diese Arbeit zur Verfügung stellte (Tab. 3, Nr. 11).

Von den elf identifizierten Prüfungen betreffen sechs die jugendpsychiatrische Einrichtung in Schleswig. Dies ist auch den Rechercheaktivitäten der NDR-Journalisten zu verdanken. Der Schluss, dass in dieser Einrichtung häufiger Prüfungen durchgeführt wurden als in anderen Einrichtungen, ist jedoch so direkt nicht zulässig. Möglicherweise könnten durch eine intensivere Recherche auch aus anderen Einrichtungen weitere Prüfungen gefunden werden.

Die Publikationen, sowohl die in den Fachzeitschriften wie auch die der Schleswiger Schriftenreihe, sind von den „Prüfärzten" verfasst. Eine derart beschriebene Prüfung kann als klarer Nachweis derselben betrachtet werden. Die darin geschilderten Intentionen und Methoden sind aus erster Hand, sie spiegeln jedoch ausschließlich die Positionen der Ärzte wider. Über die eigentliche Deskription und Interpretation der Prüfung hinaus kann eine Publikation, beispielsweise durch die Sprache, weitere Informationen liefern. Zudem kann mit einer Publikation auch ein Zweck verfolgt werden, der nicht unbedingt offen sichtbar sein muss, sich jedoch aus einer tiefergehenden Analyse eventuell erschließen kann. Allein für sich genommen, bieten sie schließlich ein sehr einseitiges Bild.

---

257 Jacobs 1969b; vgl. auch Wagner 2016, S. 112.
258 Wagner 2016.

In Bezug auf Publikationen als Quellenmaterial sei noch erwähnt, dass es zwar eine Reihe weiterer Artikel zum Einsatz von Neuroleptika an Kindern und Jugendlichen im Untersuchungszeitraum gibt. Aus jeweils individuellen Gründen wurden diese jedoch nicht als Arzneimittelprüfung im Sinne dieser Arbeit eingeordnet. Zwei Beispiele sollen dies verdeutlichen.

Der damalige Leiter der Kinderabteilung der Heil- und Pflegeanstalt Kaufbeuren Dr. W. von Haller veröffentliche 1957 in einer medizinischen Fachzeitschrift einen Artikel mit dem Titel „Kurze vorläufige Mitteilung über die Phenothiazinbehandlung postencephalitisch gestörter Kinder"[259]. In dem Artikel beschreibt er anhand einiger Fallbeispiele den Einsatz von Phenothiazinen bei Kindern, für die er klare Diagnosen benennt. Ein Studiendesign ist nicht erkennbar, auch medizinische Untersuchungen im Zusammenhang mit der Verabreichung der Präparate werden nicht erwähnt. Schließlich gibt der Autor auch nicht an, um welches Phenothiazin es sich handelt. Das heißt, man kann nicht nachvollziehen, ob der eingesetzte Wirkstoff bzw. das Präparat schon auf dem Markt war oder nicht. Insgesamt ergeben sich hier also keine Anhaltspunkte, die für eine Einordnung als Arzneimittelprüfung sprechen – eher handelt es sich um einen Fallbericht mit mehreren Fällen.

Ein weiteres Beispiel ist eine Publikation des leitenden Arztes des Essener Franz Sales Hauses Waldemar Strehl (s. Abschn. 5.1.13, Dixyrazin) aus dem Jahr 1964.[260] Hier ist zwar, im Gegensatz zu der Veröffentlichung von v. Haller, das eingesetzte Präparat bekannt, doch fehlt auch hier, wie in den meisten Publikationen, eine Angabe über den Beginn des Medikamenteneinsatzes. So ist nicht klar erkennbar, ob das Medikament zu dem Zeitpunkt bereits auf dem Markt war oder nicht. Bei einigen Kindern sind zwar im Zusammenhang mit der Medikation Blutuntersuchungen vorgenommen worden, doch ist kein Studiendesign zu erkennen.

Derartige Fälle wurden in dieser Arbeit, die die Kriterien zur Einordnung als Arzneimittelprüfung eng fasst, nicht berücksichtigt. Möglich ist jedoch, dass Publikationen von verschiedenen WissenschaftlerInnen durch weiter gefasste Kriterien unterschiedlich bewertet werden. Ein Beispiel ist hier eine Publika-

---

259 Haller 1957.
260 Strehl 1964.

tion zu dem Neuroleptikum Clopenthixol (Ciatyl®),[261] die von Sylvelyn Hähner-Rombach und Christine Hartig in einem aktuellen Forschungsprojekt als Studie aufgeführt wird,[262] in dieser Arbeit aber nicht als Arzneimittelprüfung gelistet ist. Eine solche unterschiedliche Einordnung sagt jedoch nichts über die rechtliche oder ethische Einschätzung einer Publikation.

Neben Publikationen können auch Dokumente aus den Archiven von pharmazeutischen Unternehmen ein eindeutiger Nachweis für eine Prüfung sein. Eventuell werden aus solchen Dokumenten die Motivationen des Unternehmens erkennbar sowie die Strukturen zur Prüfung eines Präparates direkt vom Ursprung her. Möglicherweise wird die Kontaktaufnahme zu den Einrichtungen bzw. den „Prüfärzten" deutlich.

Einzelne Dokumente ehemaliger Heimkinder bieten nur sehr punktuelle Informationen, können aber Hinweise darauf geben, in welchen Einrichtungen Prüfungen unternommen wurden, welche Präparate getestet wurden und welche Ärzte daran beteiligt waren. Solche Informationen können wichtige Ausgangspunkte für umfassendere Recherchen sein.

Die beschriebenen Quellengattungen sagen jedoch in der Regel nichts über die institutionellen Bedingungen einer Prüfung aus. Daher war es naheliegend, auch von dieser Seite ausgehend die Thematik zu untersuchen und damit eine komplementäre Quellenlage zu erschließen. Der folgende Abschnitt beschreibt dies für die Rotenburger Anstalten.

4.3 Quellen und methodisches Vorgehen für Arzneimittelprüfungen in den Rotenburger Anstalten

Eine exemplarische institutionenbasierte Untersuchung von Arzneimittelprüfungen bot sich für die Rotenburger Anstalten – bzw. heute „Rotenburger Werke" – an, da sie über einen vollständigen und aufgrund der Größe der Einrichtung umfangreichen Archivbestand von Bewohnerakten aus dem untersuchten Zeitraum verfügen. Der Abschnitt über diese Einrichtung ist im Juni 2018

---

261 Heinze 1967.
262 Vgl. Hähner-Rombach & Hartig 2019, S. 39.

bereits in einer Monografie von Karsten Wilke et al.[263] über die Rotenburger Werke als eigenständiges Kapitel erschienen und wurde für diese Arbeit angepasst.[264] Untersucht wurden für diese Arbeit neben Verwaltungsakten in der Hauptsache Akten von Bewohnern der Einrichtung. Hier wurde von der Akte eines ehemaligen Bewohners, der 2015 angab, in den 1960er und Anfang der 1970er Jahre in der Einrichtung in großem Umfang mit Medikamenten sediert worden zu sein, ausgegangen, und es wurden Akten von darin erwähnten Mitbewohnern in die Prüfung einbezogen. In diesen Akten fanden sich wiederum Hinweise auf andere Bewohner, sodass sich ein „Schneeballprinzip" ergab. Auf diese Weise konnten Kinder und Jugendliche unterschiedlicher Altersstufen im gesamten Untersuchungszeitraum erfasst werden. Diese Methode lieferte umfassende Ergebnisse zu verschiedenen Arzneimitteluntersuchungen. Darüber hinaus gaben Initialen und Geburtsdaten in einer Publikation Hinweise zu weiteren Bewohnern (s. Abschn. 5.2.2 Pyrithioxin).

Die Eintragungen in den Bewohnerakten bieten einen Blick direkt an den Ort der Prüfung. Die Probanden werden greifbar, die konkreten Umstände deutlich. Der Weg hin zu der Verabreichung eines Prüfpräparates an einzelne Betroffene kann nachgezeichnet werden. So wie durch die Publikationen jedoch die Ärzte und durch die Dokumente aus den Archiven der Pharmaunternehmen deren Vertreter sprechen, so spricht aus den Bewohnerakten der Verwaltungsapparat der Einrichtungen. In den verschiedenen Quellen werden zwar zum Teil die Reaktionen der Probanden geschildert oder auch einmal Äußerungen von diesen zitiert, aber in keinem Fall sind sie direkte Quelle.

Eine Prüfung in den Rotenburger Werken konnte relativ umfassend beschrieben werden, da hier neben Einträgen in den Bewohnerakten eine Publikation und Dokumente des herstellenden Unternehmens Merck gefunden wurden. So war in diesem Fall eine komplementäre und validierende Betrachtung einer Arzneimittelprüfung von drei Seiten möglich.

Da die Untersuchungsergebnisse auch im Kontext der Institutionen betrachtet werden sollen, werden ebenso für diese Arbeit Goffmans Kriterien der „Totalen Institution" (s. Abschn. 2.2) abgeprüft und es wird gefragt, ob Arzneimittelprüfungen sich in dieses Konzept einfügen.

---

263 Wilke et al. 2018.
264 Wagner 2018a.

Zunächst werden im folgenden Abschnitt nach einer kurzen Vorstellung der Wirkgruppe der Neuroleptika die elf gefundenen Prüfungen näher betrachtet. Bei einigen Untersuchungen ist nicht eindeutig klar, ob sie vor oder nach der Markteinführung der Präparate begannen. Da die Durchführung und Auswertung der Versuche sowie das Verfassen der Publikation eine gewisse Zeit erfordert, kann man vom Publikationsdatum nicht auf das genaue Datum des Beginns der Prüfung schließen. Diese ungenaue Datierung erschwert die Einordnung einiger Untersuchungen als „Arzneimittelprüfung".

5 Arzneimittelversuche an Heimkindern zwischen 1949 und 1975

5.1 Prüfungen mit Neuroleptika

5.1.1 Die Wirkgruppe der Neuroleptika

Neuroleptika sind Psychopharmaka. Ihre biochemische Wirkweise ist die antagonistische postsynaptische Blockade von D_2-Dopaminrezeptoren. Dadurch kann die für eine akute psychotische Symptomatik typische dopaminerge Überproduktion ausgeglichen werden. Diese Wirkung ist nicht kurativ in Bezug auf ein Krankheitsbild, z. B. einer Erkrankung aus dem schizophrenen Formenkreis, sondern die Präparate reduzieren psychotische Symptome wie Halluzinationen und Wahn. Neuroleptika besitzen darüber hinaus eine sedierende Wirkung. Diese Wirkung verhält sich bei den hier betrachteten typischen Neuroleptika (s. S. 66) umgekehrt proportional zur antipsychotischen Wirksamkeit.[265] Das heißt, ein Präparat mit schwacher neuroleptischer Potenz wirkt stark sedierend. 1950 synthetisierte ein Mitarbeiter der französischen Firma Rhône-Poulenc im Rahmen von Forschungen zu Antihistaminika erstmals den Wirkstoff Chlorpromazin. Die Einsatzgebiete des Präparates waren zunächst vielfältig, was sich nach Balz auch in dem französischen Handelsnamen Largactil®, „das Mittel mit den vielen Wirkungen"[266], widerspiegele. Indikationen waren beispielsweise Schwangerschaftsübelkeit, Seekrankheit, Erbrechen und Anästhesie. Schließlich berichtete der französische Militärarzt Henri Laborit über eine antipsychotische Wirkung der Substanz, was als Geburtsstunde der Neuroleptika angesehen werden kann. In Deutschland kam Chlorpromazin 1953 unter dem Handelsnamen Megaphen® auf den Markt. Die Neuroleptika werden nach ihrer chemischen Struktur in verschiedene Gruppen eingeteilt[267]:
- Tricyclische Neuroleptika (Phenothiazine und Phenothiazin-Derivate; z. B. Chlopromazin)
- Butyrophenone und Diphenylbutylpiperidine (z. B. Haloperidol)
- Benzamide (z. B. Sulpirid)
- Thioxanthene (z. B. Chlorprothixen)

---

265 Vgl. Steinig 1966, S. 3 und Mutschler 1991, S. 126.
266 Balz 2009, S. 170.
267 Vgl. hierzu Mutschler 1991, S. 125–133.

Auch erfolgt eine Klassifizierung der Neuroleptika aufgrund ihrer antipsychotischen Wirkungsstärke in schwach, mittelstark, stark und sehr stark potente Neuroleptika. Grundlage dieser Einteilung bildet der 1961 von dem Psychiater Hans-Joachim Haase eingeführte Begriff der „neuroleptischen Potenz". Danach wird die neuroleptische Potenz des Chlorpromazins mit 1 festgelegt. Haloperidol hat demnach eine neuroleptische Potenz von 50. Im selben Jahr definierte Haase den Begriff der „neuroleptischen Schwelle". Es bedeutete die minimale Dosis eines antipsychotischen Stoffes, bei der durch graphomotorische Verfahren messbare extrapyramidalmotorische Nebenwirkungen auftreten. Die neuroleptische Schwellendosis stellte nach Haase auch die minimale antipsychotisch wirksame Dosis dar. Das bedeutet, dass eine antipsychotische Wirksamkeit erst bei Auftreten extrapyramidalmotorischer Nebenwirkungen eintritt.

1972 wurde mit Clozapin eine neue Generation von Neuroleptika, die sogenannten atypischen Neuroleptika eingeführt, während die bis dahin bekannten Neuroleptika als typische Neuroleptika bezeichnet werden.[268] Ein Vorteil der atypischen gegenüber den typischen Neuroleptika sollten geringere oder fehlende extrapyramidalmotorische Nebenwirkungen bei vergleichbarer antipsychotischer Wirksamkeit sein.

Die extrapyramidalmotorischen Nebenwirkungen der typischen Neuroleptika zeigen sich in einer Störung von Bewegungsabläufen. Die Stärke dieser Nebenwirkungen ist u. a. abhängig vom Wirkstoff, Dosierung sowie der individuellen Disposition des Patienten.[269] Sie lassen sich unterteilen in:

- Frühdyskinesien: z. B. ruckartiges Herausstrecken der Zunge, Blickkrämpfe, Opisthotonus (tonischer Krampf der Rückenmuskulatur mit Rückwärtsbeugung des Rumpfes) und Hyperkinesien der mimischen Muskulatur. Frühdyskinesien treten fast nur zu Behandlungsbeginn auf.
- Parkinsonoid: Bewegungsstörungen, die denen von Parkinsonpatienten ähneln. Häufig ist dabei ein Rigor (Muskelstarre).
- Akathisie: „Sitzunruhe", die sich in einer subjektiv quälenden, motorischen Unruhe äußert – bis zur Unfähigkeit, still sitzen zu können.
- Spätdyskinesien: bei Langzeitbehandlung auftretende Dyskinesien, die durch abnorme, häufig stereotype Bewegungen gekennzeichnet sind.

---

268 Vgl. Mutschler 1991, S. 131.
269 Vgl. ebd., S. 127.

– Malignes neuroleptisches Syndrom: sehr seltenes, aber lebensbedrohliches Syndrom, das durch Rigor, Stupor (Starrezustand des ganzen Körpers bei ansonsten wachem Bewusstseinszustand), Bewusstseins- und Kreislaufstörungen sowie hohem Fieber gekennzeichnet ist.

Extrapyramidalmotorische Nebenwirkungen von Neuroleptika waren bereits in den 1950er Jahren bekannt.[270] Weitere Nebenwirkungen der Substanzen, die zum Teil erst später erkannt wurden, werden an entsprechenden Stellen behandelt.

Da in den meisten Fällen, vor allem bei den Publikationen, nicht bekannt ist, wann die Prüfungen in den Einrichtungen genau begannen, ist es schwierig zu sagen, auf welchem Forschungsstand die Prüfungen stattfanden. Zwischen der Prüfung und der Veröffentlichung können unter Umständen einige Jahre liegen. In den Publikationen aus den Fachzeitschriften finden sich zwar in der Regel Literaturhinweise. Diese beziehen sich jedoch nur in Ausnahmefällen auf Prüfungen der Präparate an Kindern. Zu Erwachsenen gab es in der Regel schon Publikationen, doch sind diese nicht unbedingt auf Kinder zu übertragen (s. Abschn. 6.1).

Zum Teil haben die Kinder und Jugendlichen Neuroleptika über Jahre erhalten. Wie sie sich unter der Medikation gefühlt haben müssen, was der Einsatz der Präparate für sie bedeutete, können wir kaum nachempfinden. Das Wissen um solch eine subjektive Wahrnehmung der Wirkung der Präparate gab es allerdings schon bald nach Einführung der Präparate Mitte der 1950er Jahre durch Selbstversuche verschiedener Wissenschaftler. Hier wird beispielhaft die eindrückliche Schilderung des Ehepaares Ernst aus dem Jahr 1954 mit Chlorpromazin (Megaphen® bzw. Largactil®) verkürzt wiedergegeben.

Selbstversuch des Ehepaares Ernst
Cécile (1926–2002) und Klaus Ernst (1924–2010) von der Psychiatrischen Universitätsklinik in Zürich wollten erfahren, „wie die Wirkung des Stoffes eigentlich *erlebt*"[271] werde. Wechselweise waren sie Versuchsperson und Versuchsleiter. Frau Ernst beschreibt den Versuch im Nachhinein als eigentümlich

---

270 Z. B. MA, W38/193(a); Decentan® 4 mg (Perphenazin) Neuroleptikum; April 1958. Produktblatt.
271 Ernst 1954, S. 573. Hervorhebung im Original.

unangenehmes Erlebnis, mit einer durch Apathie und Hilflosigkeit halb verdeckten Ängstlichkeit und einem Abbau aller Beziehungen zur Umwelt. Sie spricht von einer „Verletzung der Integrität des Körpers"[272]. Sie habe von nichts wissen wollen, das Gespräch mit ihrer Freundin sei ihr ausgesprochen lästig gewesen, weil sie sich dafür hätte zusammennehmen müssen. Deshalb habe sie ihre Freundin gebeten, nicht mehr mit ihr zu sprechen. Neben einem Trockenheitsgefühl in Mund und Nase sei ein anhaltendes Gefühl der Atemnot störend gewesen. Klaus Ernst beschrieb als Versuchsleiter die Beobachtungen an seiner Frau folgendermaßen:

> „Belletristische Werke, die sie ‚endlich‘ hatte lesen wollen, legte sie nach einer halben Seite weg, nicht aus Müdigkeit, sondern aus Interesselosigkeit, wie sie erklärte. Auffallend war der kühle Empfang, den sie einer guten Freundin bereitete und der an Unhöflichkeit grenzte. Das krasseste Zeichen von Wurstigkeit kam vielleicht zum Vorschein, als die Vp. [Versuchsperson] nachträglich gestand, dass sie während eines ganzen halben Tages über den Aufenthaltsort ihres Schlüsselbundes mit den Anstaltsschlüsseln völlig im unklaren geblieben sei, dass sie aber einfach ‚zu faul‘ gewesen sei, auch nur darnach [sic!] zu fragen oder ernsthaft über den Verbleib der Schlüssel nachzudenken."[273]

Im „Rollentausch" beschreibt der Ehemann das Erlebte wie folgt:

> „Ich war in einer verdrossenen, unbeweglich-trockenen Stimmung, die Erlebnisfähigkeit war auf die banalsten Geschehnisse, die Interessensphäre auf einen winzigen Kreis kleiner Bequemlichkeiten zusammengeschrumpft."[274]

Frau Ernst berichtet als Versuchsleiterin über die Beobachtungen an ihrem Mann, dass die Apathie im Vordergrund gestanden habe. Die Misslaunigkeit, die Stumpfheit gegenüber allen menschlichen Gefühlswerten, die Pedanterie

---

272 Ebd., S. 576.
273 Ebd., S. 575.
274 Ebd., S. 578.

und nicht zuletzt der völlige Verlust des Humors hätten in ihr das Bild eines dysphorisch verstimmten Greises entstehen lassen. Gegen Ende des Versuches sei ihr jedoch eine zu der allgemeinen Apathie im Gegensatz stehende Unrast aufgefallen. Ihr Mann habe sich im Bett hin und her gewälzt und anscheinend vergeblich nach einer bequemen Stellung gesucht.

Das Phänomen der Unrast mit Bewegungsdrang hatte das Ehepaar auch bei Patienten beobachtet. Diese Akathisie („Sitzunruhe") ist eine typische Nebenwirkung einer Neuroleptika-Behandlung (s. S. 66). Wenn die Kinder und Jugendlichen in den Einrichtungen Neuroleptika zur Ruhigstellung erhielten, könnte eine vermehrte Unrast und ein gesteigerter Bewegungsdrang zu einer Erhöhung der Dosierung und somit zu einem Teufelskreis geführt haben.

5.1.2 Pipamperon (Dipiperon®) – Viersen-Süchteln[275]

In der Zeitschrift „*Acta Psychiatrica Scandinavica*" erschien 1972 eine Publikation mit dem Titel „Dipiperon bei kindlichen Verhaltensstörungen"[276]. Dipiperon® (Wirkstoff Pipamperon) ist ein schwaches bis mittelstarkes Neuroleptikum[277] aus der Gruppe der Butyrophenone. Neben der neuroleptischen und sedierenden Wirkung besitzt es auch eine schlafinduzierende Potenz.[278] Es ist seit 1961 in Deutschland auf dem Markt.[279] Die Veröffentlichung beschreibt die Durchführung einer Prüfung mit diesem Präparat in der Rheinischen Landesklinik für Jugendpsychiatrie Viersen-Süchteln.

Träger der Einrichtung in Viersen ist und war auch damals der LVR. Während zu der Chlorprothixen-Prüfung im Heim Neu-Düsselthal (s. Abschn. 1) die Korrespondenz mit der Einrichtung beim LVR archiviert wurde, liegen bisher keine Hinweise zur Existenz von Dokumenten zur Dipiperon®-Prüfung – oder zu anderen Prüfungen in Viersen-Süchteln – im LVR-Archiv vor.

---

275 Vgl. zu diesem Abschnitt auch Wagner 2016.
276 Auhagen & Breede 1972.
277 Vgl. Benkert & Hippius 1986, S. 199 f.
278 Vgl. ebd.
279 Vgl. Bachmann et al. 2014, S. 26.

1961 wurde die jugendpsychiatrische Klinik am LKH-Süchteln am Nieder-
rhein neu errichtet.[280] Gerhard Bosch übernahm die Chefarztstelle und habe als
Direktor einen „großen Anteil am Auf- und Ausbau"[281] der Klinik gehabt. Seine
Pensionierung erfolgte im Jahr 1980. Bosch gehörte neben Werner Villinger
(1887–1961)[282] und Hermann Stutte (1909–1982)[283] zu den Gründungsvätern
der Kinder- und Jugendpsychiatrie nach 1945.[284]

Da neben der Publikation kein weiteres Material zur Untersuchung vorliegt,
stammen alle Informationen aus dieser Quelle. Die beiden Autoren der Veröffentlichung waren Dr. med. Ute Auhagen (Neurologische Universitätsklinik
Düsseldorf) und Dipl. Psych. G. Breede[285] (Rheinische Landesklinik für Kinder-
und Jugendpsychiatrie).[286]

Laut Publikation ging man davon aus, „daß die Leistungsfähigkeit eines
Kindes durch eine Minderung der psychomotorischen Unruhe und affektiven
Labilität erhöht wird."[287] Zur Überprüfung der Hypothese wurden in der Dipi-
peron*-Prüfung verschiedene psychologische Testverfahren verwendet. Zur
Verhaltensbeobachtung wurden wöchentlich Fragebögen an das Pflegeperso-
nal, im Kindergarten, Werkunterricht und in der Sonderschule ausgeteilt. Zur

---

280 Vgl. Topp 2017, S. 375.

281 Castell et al. 2003, S. 503.

282 Werner Villinger war während der NS-Zeit einer der maßgeblichen Vertreter der „Ras-
senhygiene" (RTH: Zwischenbericht 2010, S. 15).

283 Hermann Stutte war ab 1954 an der Universität Marburg der erste Lehrstuhlinhaber
für Kinder- und Jugendpsychiatrie in Deutschland (Rexroth et al. 2003, S. 17). Während der
NS-Zeit war er Mitglied der Sturmabteilung (SA) und der Nationalsozialistischen Deutschen
Arbeiterpartei (NSDAP) (Rexroth et al. 2003, S. 14 f.). Außerdem war er aktiv als Gutachter
an der Durchführung von Zwangssterilisationen in Gießen und Tübingen beteiligt (Lebenshilfe o. D.). 1944 habilitierte er sich mit dem Thema „Schicksal, Persönlichkeit und Sippe
ehemaliger Fürsorgezöglinge. Beitrag zum Problem der sozialen Prognose" (Rexroth et al.
2003, S. 273). Die Habilitationsschrift gilt als „verschollen" (Rexroth et al. 2003, S. 10). Zusammen mit Werner Villinger schrieb er 1948 in der Zeitschrift Der Nervenarzt: „Die Sichtung,
Siebung und Lenkung dieses Strandgutes von jugendlichen Verwahrlosten" sei eine ärztlich-
psychiatrische Aufgabe (Villinger & Stutte 1948).

284 Vgl. Spitczok von Brisinski 2008.

285 Der Vorname konnte bislang nicht ermittelt werden.

286 Zu diesen beiden AutorInnen konnten bisher keine weiteren biografischen Daten erhalten werden.

287 Auhagen & Breede 1972, S. 515 f.

Erfassung von Nebenwirkungen wurde mehrfach der Blutdruck, der Kreislauf und das Körpergewicht überprüft sowie Blut und Urin untersucht.[288]

In die Prüfung einbezogen wurden 30 Kinder (vier Kinder schieden während der Prüfphase aus unterschiedlichen Gründen aus) im Alter von 12 bis knapp 14 Jahren. Circa ⅔ der Versuchsteilnehmer waren Jungen, ⅓ Mädchen. Der Anteil der als hirngeschädigt bzw. als vermutlich hirngeschädigt eingestuften Kinder betrug 55 %. Nach Auhagen und Breede sei der Anteil der „milieugeschädigten Kinder, die aus sehr ungünstigen sozialen Verhältnissen kommen",[289] mit 62 % noch höher. Laut den Angaben in der Publikation zeigten sämtliche Kinder trotz z. T. durchschnittlicher oder guter Intelligenz erhebliche Leistungsschwächen bis hin zum Schulversagen, nahezu die Hälfte der Kinder (48 %) erhebliche Anpassungs- und Einordnungsschwierigkeiten und 31 % Verwahrlosungserscheinungen. Bei nahezu allen Kindern (93 %) wurde eine erhöhte Aggressivität oder Unverträglichkeit diagnostiziert. Häufig wurde eine motorische Unruhe, Stimmungslabilität und erhöhte affektive Erregbarkeit bemerkt. Als Ursachen für die Entwicklungsstörungen wurden hirnorganische Schädigungen und milieureaktive Störungen festgestellt.[290]

Wie aus dem Titel der Publikation hervorgeht, erhoffte man sich von der Dipiperon®-Gabe eine „Besserung des Verhaltens"[291]. Was genau man darunter verstand, wird am Ende der Publikation deutlich (s. S. 72). In der Veröffentlichung fehlen sowohl Angaben zur medizinischen Indikation als auch eine genaue medizinische Diagnose (lediglich 55 % der Kinder wurden als (vermutlich) hirngeschädigt eingestuft).

Für die Untersuchung wurde Dipiperon® als Saft verabreicht.[292] In einer ersten, sechswöchigen Phase, erhielten alle Kinder Dipiperon® in individuell ermittelter Dosierung. In der zweiten, fünfwöchigen Phase, wurden die Kinder laut Publikation „in 2 randomisierte Teilgruppen unterteilt, von denen die eine Gruppe weiter das Medikament, die andere Placebo erhielt (Doppelblind-

---

288 Vgl. ebd., S. 515.
289 Ebd., S. 530.
290 Vgl. Auhagen & Breede 1972.
291 Ebd.
292 Vgl. ebd., S. 512.

versuch)."[293] Die Durchschnittsdosierung betrug 72 mg/Tag, die Maximaldosis 180 mg/Tag.

Die AutorInnen berichten, dass bei allen Kindern, die zuvor noch nicht mit Neuroleptika behandelt worden waren, bei Therapiebeginn ein vorübergehender neuroleptischer Effekt aufgetreten sei, der sich in Inaktivität und einer Tendenz zum Schlafen und Dösen manifestiert habe. Die Kinder hätten während des gesamten Versuches keine subjektiven Beschwerden wie unangenehme Empfindungen oder Schlappheit geäußert.[294] Im Allgemeinen sei Dipiperon® gut verträglich gewesen.

Schließlich resümieren die AutorInnen, dass „vor allem auf eine dämpfende und aggressionsmindernde Wirkung von Dipiperon geschlossen werden"[295] könne, mit einer Abnahme der unmittelbaren Reaktionsbereitschaft, Gefühlserregbarkeit und Impulsivität.[296] Die vor Versuchsbeginn erwartete „Besserung des Verhaltens" konnte laut Untersuchung bestätigt werden, da die Kinder sich nach den Angaben der AutorInnen weniger beeinträchtigt fühlten, eine geringere Neigung zu aggressiver Abwehr zeigten und insgesamt ruhiger, verträglicher, zurückhaltender und besonnener agierten.[297]

In der Roten Liste von 1971 ist als Indikation für Dipiperon® aufgeführt: „Dysphorische Zustände im Verlauf von Psychosen, chron. Schizophrenien."[298] Die in der Prüfung erfolgte Anwendung zur Verhaltensbeeinflussung unabhängig einer psychotischen Grunderkrankung entspricht somit nicht dem angegebenen Indikationsbereich. Wie der Mediziner Jacobs von der kinder- und jugendpsychiatrischen Abteilung des LKH Schleswig-Hesterberg bereits 1962 darlegte, sind kindliche Psychosen äußerst selten (s. Abschn. 5.1.7). In der Dipiperon®-Prüfung wird für die teilnehmenden Kinder keine Psychose als Diagnose angegeben.

Aus der Publikation geht nicht hervor, ob die Kinder über die Prüfung unterrichtet wurden. Weiter fehlen Hinweise auf eine Information oder Einwilligung

---

293 Ebd., S. 530.
294 Vgl. ebd., S. 512.
295 Ebd., S. 531.
296 Vgl. Ebd.
297 Vgl. ebd.
298 Rote Liste 1971, S. 376.

der Eltern, der gesetzlichen Vertreter oder des Landesjugendamtes. Am Ende der Publikation wird „der Fa. Jansen für die freundliche Überlassung des Dipiperonsaftes sowie für die Mithilfe bei den statistischen Untersuchungen"[299] gedankt.

5.1.3 Chlorpromazin (Megaphen®) – Schleswig

Die kinder- und jugendpsychiatrische Abteilung des LKH Schleswig-Hesterberg wurde 1852 auf Initiative des Arztes Christian Ferdinand Hansen als „Heil- und Erziehungsanstalt für blöd- und schwachsinnige Kinder" gegründet.[300] Der „Hesterberg" zählt zu den ältesten Einrichtungen der Kinder- und Jugendpsychiatrie in Deutschland.[301] Die zunächst private Einrichtung ging 1900 an die schleswig-holsteinische Provinzialverwaltung als öffentlichen Träger über.[302] Die Zahl der betreuten Kinder stieg von elf im Gründungsjahr auf ca. 500 Kinder und Jugendliche im Jahr 1923.[303] Ab 1918 waren auch „Fürsorgezöglinge" auf dem Hesterberg untergebracht. Laut der Historikerin Susanna Misgajski entsprach die Aufnahme von „Schwererziehbaren" in derartige Einrichtungen einem reichsweiten Trend und verdeutliche „daß Menschen, die nicht den Vorstellungen und Anforderungen der Gesellschaft entsprachen, von dieser ausgegrenzt und abgeschoben werden sollten"[304]. Als die Schleswiger Einrichtung Anfang 1934 in ein „Landesaufnahme- und Erziehungsheim" umgewandelt wurde, gab es dort bald mehr Fürsorgezöglinge als geistig Behinderte oder psychisch Kranke.[305] In den 1920er und Anfang der 1930er Jahre wurde noch zwischen „Pfleglingen" und „Fürsorgezöglingen" differenziert, beispielsweise über einen getrennten Schulunterricht. Später verschwammen die Unterschiede in der Behandlung der verschiedenen Gruppen.[306] Während der NS-Zeit bestand auf dem Hesterberg spätestens seit Dezember 1941 eine Kinderfachabteilung.[307]

---

299 Auhagen & Breede 1972, S. 531.
300 Vgl. Misgajski 1997, S. 5.
301 Vgl. ebd., S. 14.
302 Vgl. ebd., S. 20.
303 Vgl. ebd., S. 8 und 25.
304 Ebd., S. 25.
305 Vgl. ebd., S. 30–32.
306 Vgl. ebd., S. 32.
307 Vgl. ebd., S. 48.

1969 lebten mehr als 600 Kinder und Jugendliche in der kinder- und jugendpsychiatrischen Einrichtung.[308]

In dem Beitrag „Über einen Megaphenversuch, gedacht als Beitrag zu dem
Thema: Behandlung des nervösen Schulkindes in unseren Tagen" berichten Herbert Kiesow und der Obermedizinalrat[309] Rolf Jacobs (1919–2012)[310]
über die Prüfung des Präparats in einer Schriftenreihe des LKH Schleswig von
1956.[311] Eingangs erklären die Autoren, dass sie nach neuen Wegen suchen würden, „immer bessere Behandlungsverfahren zu entwickeln, um die unserer Fürsorge anvertrauten Kinder ordentlich aufzuziehen und zu erziehen"[312]. Dadurch
entsteht der Eindruck, dass es sich bei den Kindern um Fürsorgezöglinge handelte und nicht um kranke Kinder. Die Autoren fahren fort:

> „Wir schliessen uns also all jenem weit auf, was unseren Pfleglingen
> irgendwie zum Vorteil zu gereichen verspricht und begrüssen es dem-
> nach auch sehr dankbar, wenn uns die Arzneimittelindustrie durch die
> Zuwendung von Versuchsmengen Gelegenheit gibt, dieses oder jenes
> Medikament kritisch zu erproben."[313]

Ähnlich wie bei den Chlorprothixen- (s. Abschn. 1) und Dipiperon®-Prüfungen
(s. Abschn. 5.1.2) war dieses Präparat zum Zeitpunkt der Prüfung schon auf
dem Markt (seit 1953[314]). Die Autoren rechtfertigen ihre Untersuchung mit dem
Hinweis, dass zwar die Zahl der Veröffentlichungen über Phenothiazine kaum
zu übersehen sei, aber trotzdem immer wieder neue Probleme aufträten, „deren
Bearbeitung sich noch verlohnen dürfte."[315] Anlass zu der Megaphen®-Prüfung
seien „verzweifelte Notrufe aus den Reihen der Lehrerschaft"[316] gewesen, die mit

---

308 Jacobs 1969a, S. 149.
309 Vgl. Jacobs 1966b, S. 915.
310 Zu diesen beiden Medizinern konnten bisher keine weiteren biografischen Daten gefunden werden.
311 Kiesow & Jacobs 1956.
312 Ebd., S. 1.
313 Ebd.
314 Vgl. Bachmann et al. 2014, S. 26.
315 Kiesow & Jacobs 1956, S. 2.
316 Ebd.

der Unruhe in den Schulklassen nicht mehr fertig geworden seien. Eine medizinische Indikation wird nicht angegeben. Arzt und Lehrer hätten gemeinsam 23 Probanden und eine „Kontrollgruppe von sieben Nichtprobanden"[317] ausgesucht.[318] Dabei habe es sich um „ungewöhnlich erethische, schwachsinnige (überwiegend debile) den Disharmonitätstypen zugehörige anstaltsgebundene Sonderschulkinder beiderlei Geschlechts" gehandelt.[319] Drei der Kinder schieden aus der Untersuchung aus (s. S. 76).

Untersucht wurde, ob Megaphen® geeignet sei, „eine weitgehende Harmonisierung der Psyche reizbarer, unruhiger, affektgestörter, schwer lenkbarer Kinder herbeizuführen",[320] und inwiefern es sich auf die Leistungsfähigkeit der Kinder auswirke. Die Leistungsfähigkeit wird in der Publikation nicht näher definiert. Die Kinder erhielten erst drei Tage lang 3 × 4 Dragees (120 mg) und anschließend eine Woche lang 3 × 30 Tropfen (90 mg) täglich.[321]

Die Beobachtung der Kinder und psychologische Testverfahren sollten ein möglichst objektives Urteil über die Wirksamkeit des Präparats im Sinne der Fragestellungen erlauben.[322] Dabei wurde festgestellt, dass die Kinder „pädagogisch wesentlich lenkbarer" seien und auch eine „den anderen Pfleglingen wohltuende Ruhe auf den Abteilungen"[323] herrsche. Die Ärzte berichten außerdem von einer „Normalisierung des Schlafes"[324] durch das Medikament. Die Mehrzahl der jugendlichen Probanden habe spontan angegeben, „besonders gut geschlafen zu haben"[325]. Zusammenfassend wird berichtet: „Durch die weitgehende Beruhigung wird die Schularbeit wesentlich erleichtert. Es ist wahrscheinlich, daß Megaphen die Leistung zu steigern vermag. Als gesichert kann gelten, daß durch Megaphen die Leistung nicht gemindert wird."[326]

---

317 Ebd., S. 7.

318 Vgl. ebd., S. 3 und 5.

319 Vgl. ebd., S. 3. Als Erethismus wird ein „Zustand gesteigerter Reizbarkeit oder Erregbarkeit" bezeichnet, unabhängig von der Genese (Müller 1973).

320 Kiesow & Jacobs 1956, S. 2.

321 Vgl. ebd., S. 3.

322 Vgl. ebd., S. 2 und 5–10.

323 Ebd., S. 3.

324 Ebd.

325 Ebd.

326 Ebd., S. 10.

In dem Bericht sind auch die Reaktionen einiger Jugendlicher auf die Untersuchung aufgeführt. Zum Teil konnten sie sich erfolgreich gegen die Teilnahme wehren:

„Die Dragees wurden ohne jegliche Schwierigkeiten, die Tropfen dagegen weniger gerne geschluckt. (Einige Patientinnen gaben Leibschmerzen vor, um sich der genannten Prozedur zu entziehen). Abgesehen davon, daß die Knaben viel leichter zur Einnahme des Medikaments zu bewegen waren als die durchweg und mit grosser Vorliebe aus der Reihe tanzenden (namentlich pubertierenden) Mädchen.
Beispielsweise spie Anneliese J. (16 Jahre alt) die Tropfen stets wieder aus, und erging sie sich in lauten Losschimpfereien über die von uns getroffene Maßnahme, und musste sie deshalb ausscheiden.
Bei Anke Gr. (14 Jahre alt) stellte sich zweifellos psychogenes Erbrechen ein. Dieses seelisch labile Kind fühlte sich durch die Medikation geradezu ‚beleidigt‘, hatte es doch erfahren, daß eine völlig pflegebedürftige, hochgradig schwachsinnige Patientin gleichfalls, wenn auch aus ganz anderen Gründen, mit Megaphen behandelt wurde. (…) ‚Ich bin doch kein Idiot, wie Inke Str.‘ So mußte auch Anke Gr. aus der Liste der Probanden gestrichen werden.“[327]

Ein drittes, 14-jähriges Mädchen schied aus, weil bei ihr Übelkeit und ein allergisches Exanthem auftraten.[328] Auch eine Beobachtung eines Lehrers wird in dem Bericht aufgeführt:

„Die Beobachtung der Probanden auf dem Schulweg, am 29.10.55, dem Tage nach Applikationsbeginn, ergab, daß die übliche Plänkelei unterblieb, die sonst weit hörbare Unterhaltung erschien gedämpft. Die überlaute Begrüssung, Stoßen beim Holen der Schulsachen, das Bummeln beim Platznehmen, die lärmende Unterhaltung, waren auffällig geändert. Alle Probanden waren ruhig; es herrschte eine ungewohnte Stille.

---

327 Ebd., S. 3 (Hervorhebungen im Original).
328 Vgl. ebd.

Spontan äusserten einige: ‚Wir haben Pillen geschluckt!' --- ‚Ich bin so müde!' --- ‚Wir möchten am liebsten schlafen!'.
Bei fünf Kindern hatte ich den Eindruck wirklicher Abgeschlagenheit und Unlust zu jeglicher Tätigkeit. Ein anderer Teil wurde sich erst durch diese Äusserungen seiner Müdigkeit bewusst. Während des Unterrichts unterblieben die Schaukelei auf dem Stuhl, das Tischrücken, das gedankenlose Spiel mit Gardine, Tafel, Buch und Bleistift, alles Zeichen der Hypermotorik, fast ganz. […] Alle Probanden blieben bis auf eine Ausnahme während der Applikation ruhig. Auf Befragen wurde angegeben: ‚Ich habe den Mist rausgespuckt!'"[329]

Da die Dauer der Megaphen®-Wirkung nach einer zehntägigen Behandlung nur vier bis sechs Tage betrug, suchten die Autoren einen Ausweg und listeten Kombinationsmöglichkeiten von Megaphen® mit anderen Substanzen wie Schlafmittel, Vitaminpräparate aus dem B-Komplex, Rauwolfia-Präparate und Glutaminsäure auf.[330] An solchen Kombinationsmöglichkeiten weiterzuarbeiten sei „eine dankenswerte Aufgabe für die Arzneimittelindustrie und die entsprechenden Fachkrankenhäuser"[331]. Derzeit müsse sich die Lehrerschaft jedoch mit der Tatsache abfinden, „daß Pharmazie und Medizin ihr noch kein befriedigendes, ihr erziehliches Bemühen wirksam unterstützendes Medikament an die Hand geben können"[332]. Eine enge Verbindung zwischen der Pharmaindustrie und den Einrichtungen sowie ein gemeinsames Interesse werden deutlich. Die Autoren thematisieren auch die Problematik des Einsatzes der Präparate bei Kindern:

„Hauptangriffsort der Phenothiazine ist das Gehirn. Die Megaphenwirkung ist damit aber keinesfalls einortig; und mit Rücksicht auf eine derartige komplexe Angriffsweise darf das Megaphen bei Kindern, deren Hirn, wie eingangs betont, und deren Organismus überhaupt noch unreif sind und damit instabil, niemals ohne ärztliche Aufsicht angewandt werden."[333]

---

329 Ebd., S. 6.
330 Vgl. ebd., S. 4.
331 Ebd.
332 Ebd.
333 Ebd.

Auch betonen sie, dass die medikamentöse Behandlung von „psychisch abartig reagierenden Kindern" nur ein Hilfsmittel sei, das die Maßnahmen der „Heilpädagogik (besser ausgedrückt Sondererziehung)"[334] und der Psychotherapie im weitesten Sinne des Wortes niemals ersetzen könne. Zusammenfassend stellen sie fest: „Megaphen wirkt bei allen Kindern sofort in gleicher Weise sedativ. Durch die weitgehende Beruhigung wird die Schularbeit wesentlich erleichtert."[335]

5.1.4 Chlorpromazin/Promethazin/Reserpin (Megaphen comp®) – Schleswig

In einem Beitrag mit dem Titel „Zur Pharmakotherapie von Erregungszuständen und Verhaltensstörungen überhaupt bei oligophrenen[336] anstaltsgebundenen Kindern und Jugendlichen"[337] in einer Schriftenreihe des LKH Schleswig vom September 1958 berichtet Jacobs:

> „Die Industrie bemüht sich gegenwärtig schon um die Schaffung von Kombinationspräparaten; z. B. wurde uns gerade eine Megaphen-Kombination folgender Zusammensetzung an die Hand gegeben:
>
> | | |
> |---|---|
> | Megaphen | 25 mg |
> | Atosil | 5 mg |
> | Reserpin | 0,5 mg |
>
> Die Untersuchungen sind eben angelaufen."[338]

Diese Kombination kam Mitte 1957 als Megaphen comp® der Firma Bayer in den Handel.[339] Bei den drei Substanzen handelt es sich um Neuroleptika, wobei Reserpin auch antihypertonisch wirksam ist. In einer Werbebroschüre des Unter-

---

334 Ebd.
335 Ebd., S. 10.
336 Laut Jacobs ist der Begriff „oligophren" für Menschen mit einem „Zuwenig im Bereich ihrer Intelligenz" gebräuchlich (Jacobs 1958, S. 7). In dem Aufsatz spricht er aber eher von „schwachsinnigen" Kindern und Jugendlichen.
337 Jacobs 1958.
338 Ebd., S. 13.
339 Vgl. Balz 2010, S. 301.

nehmens zu Megaphen comp® heißt es, dass in dem Kombinationspräparat die Megaphen®-Wirkung durch den Reserpin-Effekt vertieft und synergistisch ergänzt werde, was eine niedrigere Dosierung der Einzelkomponenten ermögliche. Danach hemmen Megaphen® und Atosil®[340] die irritativen Erscheinungen des Reserpins und Atosil® unterdrückt weitgehend oder völlig die bei kombinierter Megaphen®-Reserpin-Anwendung möglichen extrapyramidal-motorischen Symptome.[341]

Falls die Antagonisierung der Nebenwirkungen möglich sei, wäre nach Jacobs „ein gangbarer Weg gefunden, Verhaltensstörungen schwachsinniger Kinder erfolgreich anzugehen"[342]. Das hielt er für deshalb so begrüßenswert, „weil es besonders um die Pharmakotherapie solcher vom Schicksal so schlecht weggekommenen Lebewesen zur Zeit noch äusserst kümmerlich bestellt"[343] sei. Laut dem Autor habe man es in der pädopsychiatrischen Anstalt „in der Hauptsache mit schwachsinnigen Buben und Mädchen zu tun"[344], ohne eine wirklich befriedigende Definition für den Begriff „Schwachsinn" zu haben.[345] Jacobs zitiert eine Aufzählung verschiedener Typen für erwachsene Schwachsinnige von „K. Schneider", ohne die genaue Quelle anzugeben[346]: „indolente Passive, faule Geniesser, sture Eigensinnige, kopflos Widerstrebende, ständig Erstaunte, verstockte Duckmäuser, heimtückische Schlaue, treuherzig Aufdringliche, selbstsichere Besserwisser, prahlerische Großsprecher, chronisch Beleidigte, aggressive Losschimpfer."[347]

Jacobs nennt als Anwendungsgebiet für das Kombinationspräparat „Verhaltensstörungen schwachsinniger Kinder"[348]. Es fehlt eine klare medizinische Diagnose und Indikation für den Einsatz oder die Prüfung des Präparates, vielmehr soll das Verhalten beeinflusst werden.

---

340 Atosil® enthält den Wirkstoff Promethazin.
341 Vgl. Werbebroschüre „Neuroleptikum Megaphen comp®." von Bayer, ohne Datum.
342 Jacobs 1958, S. 13.
343 Ebd.
344 Ebd., S. 6 f.
345 Vgl. ebd.
346 Wahrscheinlich handelt es sich hier um den deutschen Psychiater „Kurt Schneider" (1887–1967) (s. Schneider 1950).
347 Jacobs 1958, S. 8.
348 Ebd., S. 13.

Es ist nicht bekannt, ob diese Untersuchung in Schleswig vor oder nach der Markteinführung von Megaphen comp® begann (der Name Megaphen comp® taucht in dem Artikel nicht auf). In dem Beitrag wird den „Bayer-Werken" „für die großzügige Überlassung von Versuchsmengen"[349] gedankt.

Jacobs geht in dem Artikel auch auf die Problematik der Dosierung von Arzneimitteln bei Kindern und Jugendlichen ein. Die Dosierung sei viel schwieriger und verantwortungsvoller als bei Erwachsenen, weil sie bei Heranwachsenden nicht nur vom Alter und Gewicht, „sondern vielmehr von dem Entwicklungsgrad und der persönlichen Empfindlichkeit"[350] abhänge. Daher könne die Dosis für Kinder und Jugendliche nicht einfach von der Erwachsenendosis abgeleitet werden.[351] Jacobs beschreibt, „daß das Kind im Gegensatz zum Erwachsenen manchen Arzneimitteln gegenüber ausserordentlich empfindlich ist, während es andere in verhältnismässig grossen, ja geradezu Erwachsenendosen verträgt und sie sogar braucht, um wirksam behandelt zu werden"[352]. Die Pharmakotherapie von „schwachsinnigen (ausnahmsweise auch einmal tatsächlich geisteskranken) Kindern und Jugendlichen [,die] durchweg mit einer Fülle von organischen und funktionalen Regelwidrigkeiten behaftet"[353] seien, halte er natürlicherweise für noch schwieriger als von „normalsinnigen" Kindern. Daher sei eine individuelle Analyse erforderlich.[354]

In dem Aufsatz erläutert Jacobs, dass auch „das schwachsinnige Kind wie jeder andere Mensch unser Nächster sein"[355] solle. Ganz im Sinne dieser Forderung würden in ihrem Haus an Kindern alle Mittel der modernen Heilkunde wie „Hormone, Röntgen- und Kurzwellenbestrahlungen gewisser Bezirke des Gehirns, die Pyrotherapie mit Pyrifer[356], Glutaminsäure, Vitamine aus dem

---

349 Ebd., S. 14.
350 Ebd., S. 4.
351 Vgl. ebd., S. 5.
352 Ebd.
353 Ebd., S. 6.
354 Vgl. ebd.
355 Ebd., S. 13 f.
356 Das Präparat Pyrifer enthielt fiebererzeugende Bakterienstoffe, die zur psychiatrisch-neurologischen Fiebertherapie eingesetzt wurden, vgl. auch Ziegelroth 1931, S. 120.

B-Komplex und schließlich auch die medikamentöse Neuroplegie[357] mit Reserpin-Präparaten und Mitteln aus der Phenothiazingruppe"[358] angewandt.

5.1.5 Reserpin (Serpasil®) und Reserpin/Methylphenidat (Serpatonil®) – Schleswig

In dem Aufsatz über das Kombinationspräparat Megaphen comp® (s. Abschn. 5.1.4) aus der Schriftenreihe des LKH Schleswig 1958 beschreibt Jacobs auch den Einsatz von Reserpin, das in Deutschland im September 1953 als Serpasil® auf den Markt kam.[359] Hersteller des Präparats war die Firma Ciba in Basel.[360] Reserpin ist ein natürlich vorkommendes Alkaloid aus der indischen Schlangenwurzel (Rauwolfia serpentina), das stark neuroleptisch und blutdrucksenkend wirkt.

Eingesetzt wurde Serpasil® in Schleswig u. a. bei „episodischen Erregungszuständen mit unangemessen heftigen Reaktionen"[361] sowie bei zappeligen, leicht ablenkbaren, konzentrationsschwachen oligophrenen Kindern. Laut Jacobs passten sich die „Kleinen" durch die Serpasil®-Behandlung besser in die Gruppengemeinschaften ein und seien im Sonderschul- und Werkunterricht sowie im Kindergarten aufmerksamer und leistungsfähiger.[362]

Ein Kombinationspräparat aus 0,15 mg Serpasil® und 5 mg Ritalin (Serpatonil®, Hersteller: Ciba) habe sich laut Jacobs bei „exogenen Depressionen, die durch stumpfes Einbrüten und völlige Antriebslosigkeit charakterisiert"[363] seien, als wirksam erwiesen. Serpatonil® kam im September oder Oktober 1956 in Deutschland auf den Markt.[364]

---

357 Neuroplegie: Dämpfung oder Lähmung sowohl des zentralen als auch des vegetativen Nervensystems; vgl. auch Wirth 1954, S. 100.

358 Jacobs 1958, S. 14.

359 Freundliche Auskunft der Firma Novartis an die Autorin dieser Dissertation per E-Mail vom 2.8.2017.

360 Vgl. Brandenberger 2012, S. 73.

361 Jacobs 1958, S. 10.

362 Vgl. ebd.

363 Ebd.

364 Freundliche Auskunft der Firma Novartis an die Autorin dieser Dissertation per E-Mail vom 2.8.2017.

In dem Aufsatz werden „Versuche" mit den beiden Präparaten nicht explizit beschrieben, es wird aber den Ciba-Werken für die großzügige Überlassung
von Versuchsmengen gedankt.[365] Zudem schreibt Jacobs: „Bis jetzt wurden an
die 60 Kinder beiderlei Geschlechts mit Megaphen bzw. Pacatal [Phenothiazin-
derivat] und Serpasil beschickt."[366] Auch bei verhältnismäßig hoher Dosierung
sei es laut Jacobs zu keinen besorgniserregenden Unverträglichkeiten gekommen.[367] Schulkinder erhielten gelegentlich 5 mg Serpasil® i. v.[368] Auch bei dieser
Dosierung hätten sich „schlimmstenfalls ganz flüchtige Nebenwirkungen [wie]
Hypersalivation, Tremor und Ataxie, vegetative Erscheinungen wie Schwitzen,
Schwindel, Frösteln, geringe Hypotension, Bradykardie und vasodilatatorische
Effekte"[369] eingestellt. „Nur" bei zwei Jungen wurde Bettnässen dokumentiert.[370]

Für den Einsatz von Serpasil® wird keine medizinische Diagnose oder Indikation angegeben, jedoch wird eine Verhaltensänderung der Kinder beschrieben. Beim Einsatz von Serpatonil® gibt Jacobs als Indikation eine „exogene
Depression" an, die er durch eine Verhaltensbeschreibung charakterisiert. Eine
genauere Diagnostik erfolgt nicht.

5.1.6 Periciazin (Aolept®) – Schleswig

Das 1965 eingeführte Neuroleptikum Periciazin (entspricht Propericiazin;
Aolept®) der Firma Bayer gehört zu den Phenothiazin-Derivaten mit mittel-
starker neuroleptischer Potenz. In einer Publikation (1966) zu diesem Präparat berichtet Jacobs aus der kinder- und jugendpsychiatrischen Einrichtung in
Schleswig-Hesterberg, dass bei den überwiegend schwachsinnigen Kindern und
Jugendlichen der Anstalt „akute bzw. bedenklich anhaltende, mit dem Gemein-
schaftsleben praktisch nicht zu vereinbarende, soziale Anpassungsschwierigkeiten: auflehnende Disziplinlosigkeit, Aggressivität und völlige Hemmungs-
losigkeit"[371] dominiert hätten. Auch bei Epileptikern thematisiert er explosive

---

365 Vgl. Jacobs 1958, S. 14.
366 Ebd., S. 11.
367 Vgl. ebd.
368 Ebd., S. 10.
369 Ebd., S. 11.
370 Vgl. ebd., S. 11 f.
371 Jacobs 1966b, S. 911.

Ausbrüche mit extremer Erregung.[372] Laut seiner Ansicht stehe der Psychiater „vor der Aufgabe einer möglichst reibungslosen Eingliederung derart ‚schwieriger' jüngerer Patienten in die Anstaltsgemeinschaft"[373]. Die Untersuchung solle klären, ob Aolept® bei diesem „Krankengut positive Wirkungen zu entfalten vermag"[374]. Diese erwarteten positiven Wirkungen werden nicht näher definiert. Auf die Behandlung endogener Psychosen zielt die Prüfung aufgrund ihrer „ausgesprochenen Seltenheit im eigentlichen Kindesalter"[375] nicht ab. Dazu schreibt Jacobs später in dem Aufsatz: „Keine praktischen Erfahrungen mit Aolept konnten wir bei reinen Neurosen und endogenen Psychosen sammeln. Hier fehlt uns das erforderliche Patientengut."[376]

Für die Untersuchung wurde das „Krankengut" von 141 2- bis 20-jährigen Kindern und Jugendlichen in vier Gruppen eingeteilt:

„1. Schwachsinnige mit Verhaltensstörungen und Anpassungsschwierigkeiten (einschließlich Schulversagen)
2. Schwachsinnige mit schweren Erregungszuständen ohne gleichzeitiges Hirnkrampfleiden
3. Epileptiker mit Erregungszuständen und emotionalen Störungen
4. Schwachsinnige mit gleichzeitiger depressiver Symptomatik"[377]

Mit 91 Probanden war Gruppe 2 die zahlenmäßig stärkste.[378] Die Dosierung betrug 3 × 1–40 Tropfen pro Tag, bei „Versagerfällen"[379] bis zu 3 × 60 Tropfen pro Tag.[380] An anderer Stelle bezeichnet Jacobs Dosen von „3 × 30 bis 40 mg = Tropfen"[381] als „hohe Aolept-Dosen"[382]. Zur Erfassung möglicher Nebenwirkun-

---

372 Vgl. ebd.
373 Ebd., S. 912.
374 Ebd., S. 911.
375 Ebd.
376 Ebd., S. 913.
377 Ebd., S. 912.
378 Vgl. ebd., S. 913.
379 Ebd., S. 914, Anführungszeichen im Original.
380 Vgl. ebd.
381 Ebd., S. 912.
382 Ebd.

gen wurden Blutbildkontrollen, Blutdruckmessungen sowie Elektroenzephalographie-(EEG)-Untersuchungen durchgeführt.[383]

Laut der Publikation sei es „lediglich"[384] in zehn Fällen initial und passager zu extrapyramidal-motorischen Nebenwirkungen wie Torticollis und Muskelverkrampfungen der Augen- und Gesichtsmuskulatur gekommen.[385] In Zusammenhang mit Sonnenbestrahlung trat bei fünf Kindern ein Kreislaufkollaps auf.[386] In Gruppe 3 (15 epileptische Kinder und Jugendliche) war unter der Aolept®-Medikation keine Änderung der „Krampfentladungsformen" sowie der Häufigkeit und Intensität der Anfälle zu verzeichnen.[387] Bei einem 9-jährigen Mädchen trat unter der Behandlung ein Status epilepticus auf.[388] Dieses „lebensbedrohliche Ereignis" bei dem „körperlich und geistig-seelisch stark retardierten Mädchen" legte der Autor aber „nicht dem Präparat zur Last"[389]. Auch „bei einem 3-jährigen Jungen ohne einschlägige Vorgeschichte" seien gehäufte Entladungen im Sinne eines Grand Mal aufgetreten und bei einem 6-jährigen Mädchen „Anfälle".[390] Laut Jacobs könne man nicht mit Sicherheit sagen, ob Aolept® „unter bestimmten Voraussetzungen eine latente Krampfbereitschaft […] zu aktivieren" vermöge, aber immerhin könnten „zu Beginn der Therapie besonders leicht Zwischenfälle auftreten"[391]. Es war jedoch spätestens seit 1958 bekannt, dass Phenothiazinderivate „bei besonderer Disposition das Auftreten zerebraler Krampfanfälle begünstigen"[392] können. Für Perphenazin (Decentan®) war deshalb in dem Produktblatt von 1958 ein Krampfleiden oder Krampfneigung als Kontraindikation angegeben.[393] Dennoch verabreichte Jacobs das Phenothiazinpräparat Aolept® auch Kindern mit epileptischer Erkrankung.

---

383 Vgl. ebd., S. 913.
384 Ebd., Anführungszeichen im Original.
385 Vgl. ebd.
386 Vgl. ebd., S. 914.
387 Vgl. ebd.
388 Vgl. ebd., S. 912.
389 Ebd.
390 Vgl. ebd.
391 Ebd.
392 MA, W38/193(a); Decentan® 4 mg (Perphenazin) Neuroleptikum; April 1958. Produktblatt.
393 Vgl. ebd.

Trotz der geschilderten Nebenwirkungen zieht Jacobs eine positive Bilanz aus der Prüfung des Präparates. Seiner Einschätzung nach habe Aolept® in 71 von 93 Fällen bei der Eingliederung schwieriger jüngerer Patienten in die Anstaltsgemeinschaft (Gruppe 2) erfreulicherweise gute Dienste geleistet.[394] Das Medikament wurde aber nicht nur in der Eingangsphase verabreicht. Jacobs berichtet: „6 Patienten blieben bis heute, ca. 9 Monate nach Therapiebeginn geordnet und ruhig. Bei 65 Patienten kam es innerhalb von 3 bis 4 Tagen nach Absetzen der Medikation zum Rückfall, der aber nach neuerlicher Aolept-Anwendung rasch abgefangen werden konnte. Auch diese Kranken erhalten noch heute mit Erfolg Aolept."[395] Bei Kindern aus Gruppe 1 habe eine bessere Ansprechbarkeit für heilpädagogisch-psychotherapeutische Behandlungsmethoden bemerkt werden können.[396]

Laut Jacobs sei das Ergebnis in 103 von 141 Fällen als positiv zu bewerten, was er als „gutes, ein wirklich ermutigendes Resultat"[397] wertet. Insgesamt halte er die Verwendung von Aolept® in der pädopsychiatrisch-neurologischen Anstaltspraxis am ehesten bei Kindern und Jugendlichen für angezeigt, deren klinisches Bild von Erregung, Labilität und Aggressivität dominiert werde und bei denen eine Sedierung angestrebt werde.[398]

Auch bei dieser Untersuchung wird keine medizinische Indikation für den Einsatz oder die Prüfung des Präparates angegeben.

5.1.7   Thioridazin (Melleretten®) – Schleswig

Das Phenothiazin-Derivat Thioridazin (Melleretten®, Hersteller: Sandoz) ist in Deutschland seit 1959 auf dem Markt.[399] In einer Veröffentlichung (1962) zur Prüfung des Neuroleptikums in der kinder- und jugendpsychiatrischen Abteilung des LKH Schleswig, schreibt Rolf Jacobs, dass man bei dem „eigenartigen, meist durch recht kompliziert gelagerte Fälle ausgezeichneten Anstalts-

---

394 Vgl. Jacobs 1966b.
395 Ebd.
396 Vgl. ebd., S. 913.
397 Ebd., S. 914.
398 Vgl. ebd.
399 Vgl. Bachmann et al. 2014, S. 27.

klientel ohne ein wirksames Psychosedativum oft genug nicht" auskomme, da der Eintritt eines Kindes in die Klinik „zweifellos ein einschneidendes Ereignis"[400] bedeute. „Abrupt aus der Familiengemeinschaft herausgerissen, muß es sich auf die große Schar der Mitpatienten einstellen und Rücksichten üben lernen, die ihm bisher ungewohnt waren."[401] Dass es als erforderlich angesehen wurde, den „kleinen Patienten" zur konsequenten Beobachtung in eine geschlossene Abteilung aufzunehmen, hält Jacobs für einen „extreme[n] Freiheitsentzug", der für das Kind ein „seelisches Trauma" darstelle.[402] Aufgrund der Abwehrhaltung dieser „armen Geschöpfe" gegen die notwendigen Maßnahmen komme man „dem Ziel einer raschen Überbrückung des Milieuwechsels mit wohlmeinenden Worten und hilfreich hingestreckter Hand allein nicht so leicht näher"[403]. Daher halte er eine medikamentöse psychosedative Behandlung für angemessen. Jacobs betont gleichwohl, dass in der Einrichtung „kindgemäßes Leben und Treiben" erlaubt sei und keine „Friedhofsstille" angestrebt werde.[404] Thioridazin (als Melleretten® und Melleril®-Sandoz im Handel) sollte in diesem Sinne überschießende Gemütsreaktionen dämpfen, „ohne aber einen ausgeprägten allgemein-sedativen Effekt zu entfalten"[405]. In „eigenen orientierenden Voruntersuchungen [erhielten] im Rahmen eines Arbeitsversuchs [...] 20 Kinder Melleretten; 20 weitere blieben unbehandelt"[406]. Im „Pauli-Arnold-Test", der nach Jacobs Schlüsse auf die geistige Leistungsfähigkeit und Änderungen derselben zulasse, sei bei den mit Melleretten® behandelten Kindern eine höhere Leistungszunahme festgestellt worden als bei den unbehandelten Kontrollkindern.[407] Aufgrund dieser Erfahrungen und „günstiger Urteile von pädiatrischer Seite" seien Melleretten®-Tropfen und Saft „bei insgesamt 120 Patienten systematisch angewandt"[408] worden. Das „Krankengut" umfasse nach Jacobs „hauptsächlich verhaltensgestörte schwachsinnige Kinder und Jugendli-

---

400 Jacobs 1962, S. 1427.
401 Ebd.
402 Vgl. ebd., S. 1427 f.
403 Ebd., S. 1428.
404 Vgl. ebd.
405 Ebd.
406 Ebd.
407 Vgl. ebd.
408 Ebd.

che"[409]. Die Medikation begann bei Aufnahme in die Einrichtung.[410] Zur Dosierung von 3 × 30 mg Thioridazin pro Tag schreibt Jacobs, dass sie „dem weniger mit Anstaltsverhältnissen vertrauten Leser erstaunlich hoch vorkommen wird, wenn er an die ambulante Kinderpraxis denkt"[411]. Bei jedem Fall habe man sich an die optimal wirksame Dosis herantasten müssen, bei der noch keine Ermüdungserscheinungen aufgetreten seien. Zum Erreichen dieses Ziels wurden laut Jacobs häufig Dosen bis 120 mg pro Tag benötigt.[412] Die Rote Liste von 1965 enthält für Melleretten® keine expliziten Dosierungsangaben für Kinder, jedoch gibt sie als Dosierungsempfehlung für den Saft (bevorzugte Darreichungsform für Kinder) 1–2 Teelöffel (10–20 mg Thioridazin) täglich an.[413] Die in dieser Prüfung verabreichte Menge von bis zu 120 mg entspricht somit dem Sechsfachen der später empfohlenen Menge.

Wie in dem Artikel zu Aolept® (s. Abschn. 5.1.6) erklärt Jacobs auch in dieser Publikation, dass es bei der Untersuchung nicht um die medizinische Indikation einer Psychose ging:

„Schließlich wird sich der Leser vielleicht wundern, warum dieser pädopsychiatrische Aufsatz nichts über kindliche Psychosen berichtet. Das liegt daran, daß endogene Psychosen im Kindesalter eine Rarität darstellen; bei Schwachsinnigen kommen sie praktisch überhaupt nicht vor, weil zum Ausbruch einer endogenen Psychose bekanntlich immer auch ein gewisser geistiger Besitzstand gehört, und diese Voraussetzungen sind bei unseren oligophrenen Kindern eben nicht gegeben."[414]

Die vermutete Verwunderung der Leser beruht darauf, dass man auch damals Neuroleptika mit Psychosen in Verbindung brachte. Jacobs kritisiert das Angebot neuer Arzneimittel, wie moderne Psychopharmaka, „die laut Deklaration über ein weitgespanntes Anwendungsgebiet bei großer therapeutischer Breite

---

409 Ebd.
410 Vgl. ebd.
411 Ebd.
412 Vgl. ebd.
413 Rote Liste 1965, S. 702.
414 Jacobs 1962, S. 1429.

verfügen sollen und damit nur allzu leicht zu unbedenklicher Anwendung verleiten"[415]. Kinder, die in der Einrichtung über längere Zeit mit Phenothiazinen behandelt wurden, erhielten eine „Leberschutztherapie"[416], die nicht näher definiert wird. Gleichzeitig wurden in regelmäßigen Intervallen die Leberfunktion, das Blutbild, der Kreislauf und der neurologische Status kontrolliert.[417]

Nach Jacobs hatte die Medikation die Sedierung der Kinder bei Aufnahme in die Einrichtung zum Ziel. Er benennt keine Diagnose, sondern beschreibt die Kinder als verhaltensgestört. Eine medizinische Indikation für den Einsatz oder die Prüfung des Präparates fehlt.

5.1.8 Haloperidol – Schleswig[418]

In der jugendpsychiatrischen Abteilung des LKH Schleswig erfolgte die Prüfung von Haloperidol an 65 Heranwachsenden im Alter von 3–18 Jahren. Die Prüfung wurde von Jacobs 1966 veröffentlicht.[419]

Das Neuroleptikum Haloperidol gehört zu den Butyrophenonen.[420] Als starkes Neuroleptikum beträgt seine Chlorpromazin-Äquivalenz 50, d. h., seine antipsychotische Wirksamkeit ist um den Faktor 50 stärker als die von Chlorpromazin.[421] Haloperidol wurde 1958 von einem Mitarbeiter Paul Janssens, dem Gründer des belgischen Pharmaunternehmens Janssen, synthetisiert und 1959 zuerst in Belgien zugelassen. Auch in Deutschland ist es seit 1959 auf dem Markt.[422]

In der Publikation aus Schleswig werden sieben Fragen aufgelistet, die durch die Prüfung beantwortet werden sollten. In der Hauptsache waren dies Fragestellungen zu Wirkung, Nebenwirkungen und Dosierung des Präparates. Weiter sollten die eventuellen toxischen Eigenschaften des Haloperidols überprüft wer-

---

415 Ebd., S. 1427.
416 Ebd., S. 1429.
417 Vgl. ebd.
418 Vgl. zu diesem Abschnitt auch Wagner 2016.
419 Jacobs 1966a.
420 Vgl. Mutschler 1991, S. 131.
421 Vgl. ebd., S. 126.
422 Vgl. Bachmann et al. 2014, S. 26.

den.[423] Dafür wurden bei den Probanden „laufend" Harnkontrollen durchgeführt und das Blutbild kontrolliert. Zur Beantwortung der Fragen erfolgte eine Einteilung der Kinder und Jugendlichen in verschiedene Versuchsgruppen.[424] Die Tagesdosen lagen zwischen 0,6 und 3,0 mg Haloperidol.[425]

Laut Jacobs hätten die jungen Probanden in Schleswig „mehr oder weniger ausgeprägte Zustände geistig-seelischer Behinderung im Sinne des Schwachsinns"[426] gezeigt. Als Hauptindikationsgebiet für Haloperidol werden neben psychischen Erregungszuständen mit Neigung zu Aggressionen und Selbstbeschädigung auch eine „exzessive Masturbation" angegeben (zum Thema der Sexualität in den Erziehungseinrichtungen der 1950er und 1960er Jahre s. Abschn. 5.2.2 Androcur). Der Autor des Artikels liefert hierzu einige Grundgedanken:

„Jungen sind, von der Anatomie ihrer Geschlechtsorgane her, äußeren, die Masturbationstendenzen begünstigenden Störkräften eher ausgesetzt als Mädchen. So bedurfte es bei ihnen mehrfach einer höheren Haloperidol-Dosierung als bei Mädchen, um sie vom Hantieren an ihren Geschlechtsorganen abzulenken. Bei jüngeren bzw. unreiferen Heranwachsenden kann es zu einer psychischen Verarbeitung im Sinne eigentlicher sexueller Lust in der Regel noch nicht kommen.
Ich möchte so einen Unterschied im klinischen Sprachgebrauch der Begriffe Masturbation und Onanie gemacht wissen und meine, daß die Masturbation primitiven Wurzeln entspringt, wohingegen die Onanie (nach Onan, 1. Mose 38,9, der bei seiner Schwägerin Thamar den O. conjugalis ausgeübt haben soll) einen gewissen geistig-seelischen Besitzzustand voraussetzt, der ein willensbetontes Suchen nach eigentlich sexuellen Lustgefühlen überhaupt erst ermöglicht."[427]

---

423 Vgl. Jacobs 1966a, S. 67.
424 Vgl. ebd., S. 68 und 70.
425 Vgl. ebd., S. 67.
426 Ebd.
427 Ebd., S. 68.

Bereits andere Forscher hätten mit Haloperidol gute Erfolge bei hochgradig Schwachsinnigen mit exzessiver Masturbation erzielen können. In der hier erwähnten Prüfung wurden u. a. 36 Mädchen im Alter von 4–18 Jahren drei Monate lang mit Haloperidol wegen Masturbation behandelt.[428]

Bei den insgesamt 65 Probanden kam es in zwei Fällen zu Grand-Mal-Anfällen, was zum Abbruch der Medikation führte.[429] Angenommen wurde, „daß einem bis dahin latenten cerebralen Krampfleiden durch Haloperidol zur Manifestation verholfen"[430] worden sei. In zwei Fällen trat ein extrapyramidales Syndrom auf.[431]

Bei 49 Mädchen und Jungen zwischen 8–18 Jahren sei die Dosierung zwischendurch erhöht worden, „weil zunächst aus raumtechnischen und überhaupt organisatorischen Gründen die Voraussetzungen für die Schaffung kleinerer Stationseinheiten mit harmonischem Gemeinschaftsklima nicht zu schaffen waren"[432]. Als mehr Raum zur Verfügung stand, habe man „die Folgen eines solchen Milieuwechsels auch für den weiteren Ablauf unseres Haloperidol-Erprobungsversuchs"[433] studiert. Bei acht Mädchen konnte die Dosis wieder reduziert werden.

Wie bei den anderen Prüfungen nennt Jacobs keine medizinische Diagnose oder Indikation für den Einsatz oder die Prüfung von Haloperidol. Bei dieser Prüfung wird das Neuroleptikum zur Sedierung und zur Dämpfung des Sexualtriebes verabreicht.

---

428 Vgl. ebd.
429 Vgl. ebd., S. 69 f.
430 Ebd., S. 69.
431 Vgl. ebd., S. 67.
432 Ebd., S. 70.
433 Ebd.

5.1.9 Perphenazin (Decentan®) – Franz Sales Haus u. a.[434]

Am 1.12.1957 brachte die Firma Merck das stark wirksame Neuroleptikum Perphenazin (Decentan®) zunächst als Dragees und in Tablettenform auf den Markt.[435] Als Versuchspräparat hatte es die Bezeichnung T57.[436]

In einem internen Rundschreiben der Firma Merck vom 4. September 1957, also noch vor der Markteinführung, wird berichtet, dass Kinder das Präparat nach den bisherigen Erfahrungen genauso gut vertragen würden wie Erwachsene.[437] Danach sei das Präparat „in der Behandlung von emotionellen Störungen oder von Unruhe bei reizbaren Kindern"[438] besonders nützlich. In einigen Fällen seien „bei Kindern statt der erwarteten Beruhigung paradoxe Unruhezustände"[439] zu beobachten gewesen. In demselben Schreiben wird angegeben, dass man „soeben erste Informationen über die Dosierung in der Kinderheilkunde"[440] erhalten habe. Aus dem Rundschreiben geht nicht hervor, bei welchen Kindern das Präparat eingesetzt wurde. Vermutlich diente der Einsatz bei den Kindern vor Markteinführung der Dosisfindung für verschiedene Altersklassen (s. S. 99 f.) und der Indikationsfindung.

In Broschüren wurde Decentan® in der Pädiatrie ab 1958 für die Indikationen postenzephalitische Unruhe- und Erregungszustände sowie erethischer Schwachsinn beworben.[441] Im Archiv der Firma Merck belegen mehrere Dokumente den Einsatz dieses Präparates (T57) an Kindern, so auch im Essener Franz Sales Haus.

Das Franz Sales Haus wurde am 3. April 1884 als Verein gegründet, der es sich zur Aufgabe gemacht habe, „katholische Kinder mit Behinderungen aus

---

434 Vgl. zu diesem Abschnitt auch Wagner 2016.

435 Vgl. MA, L10/156, Schreiben der „Medizinisch-Pharmazeutische Abteilungen" vom 18.10.1957 und MA, L10/157, Rundschreiben Nr. 107/57 der „Medizinisch-Pharmazeutische Abteilungen" vom 14.8.1957, Betr.: T57 (Versuchspräparat).

436 Vgl. MA, L10/156, Schreiben der „Medizinisch-Pharmazeutische Abteilungen" vom 18.10.1957.

437 Vgl. MA, L 10/157, Rundschreiben Nr. 113/57, Betr.: T57 (Dosierung in der Kinderheilkunde), 4.9.1957.

438 Ebd.

439 Ebd.

440 Ebd.

441 Vgl. MA, W38/193(a); Decentan® 4 mg (Perphenazin) Neuroleptikum; April 1958. Produktblatt.

der gesamten Rheinprovinz zu pflegen und zu erziehen"[442]. Von 1945–1970 nahm das Haus ca. 2200 Mädchen und Jungen auf, die vermutlich alle mit der Diagnose einer geistigen Behinderung eingewiesen wurden.[443] Ähnlich wie Schmuhl und Winkler für Behinderteneinrichtungen und Einrichtungen der Kinder- und Jugendpsychiatrie feststellten, kommt auch Frings in seiner Arbeit über die „Heimerziehung im Essener Franz Sales Haus 1945–1970"[444] zu dem Ergebnis, dass oftmals weniger eine Intelligenzminderung, sondern ein von den gesellschaftlichen Normen abweichendes Verhalten, Erziehungsschwierigkeiten, schwierige familiäre Verhältnisse und schulische Probleme zur Diagnose „moralischer Schwachsinn" oder „Psychopathie" und damit zur Einweisung in die Anstalt geführt hätten.[445] Derartige Standarddiagnosen, die das Lebensschicksal der Betroffenen bestimmten, erfolgten auf der Grundlage eines eugenisch-erbbiologischen Menschenbildes der Psychiatrie (s. Abschn. 2.1).[446]

Bei einer 1971 durchgeführten Nachuntersuchung von 182 Jungen im Franz Sales Haus stellte sich heraus, dass bei ca. 70 % die Diagnose „Schwachsinn" nicht zutraf.[447] Ein Drittel der Jungen besaß ein „normales Intelligenzpotential" und war als „pseudodebil" anzusehen (zur Pseudodebilität vgl. auch Abschn. 5.2.3).[448]

Dr. Waldemar Strehl trat Mitte der 1950er Jahre die Nachfolge des leitenden Arztes Dr. Franz Kapp im Franz Sales Haus an, dessen Arbeitsverhältnis im Frühjahr 1955 endete.[449] Direktor Brodesser und der Vorstand hätten sich einen Chefarzt gewünscht, „der sich weniger im medizinisch-psychiatrischen Rahmen diagnostisch und therapeutisch betätigte, sondern als eine Art Autoritätsperson die hauptsächlich von den Schwestern geleistete Erziehungsarbeit unterstützte und umfassend körperliche Erkrankungen behandelte. Dabei spielte es eine wichtige Rolle, auf diesem Weg anfallende Kosten für die Hinzuziehung

---

442 Annen (o. D.).
443 Vgl. Frings 2012, S. 55.
444 Ebd.
445 Vgl. ebd.
446 Vgl. Kappeler 2016, S. 42.
447 Vgl. Frings 2012, S. 73 f.
448 Vgl. ebd.
449 Vgl. ebd., S. 80 f.

von Fachärzten möglichst gering zu halten."[450] Dr. Strehl schien für diese Aufgabe geeignet. Der 1916 geborene Strehl legte 1940 das medizinische Staatsexamen ab und wurde dann zur Wehrmacht eingezogen. 1949 kehrte er aus russischer Kriegsgefangenschaft zurück und begann laut Frings seine psychiatrische Ausbildung in der Provinzialheilanstalt Bedburg-Hau. Ab 1950 war er Assistenzarzt im St. Rochus-Hospital, einer Heil- und Pflegeanstalt in Telgte bei Münster, bis er 1955 in das Franz Sales Haus kam. Im Frühjahr 1969 wechselte er als leitender Arzt nach Haus Hall in Gescher, einer Einrichtung für Menschen mit einer geistigen Behinderung des Bistums Münster.[451]

Frings berichtet, dass viele Mitarbeiter „Dr. Strehl wegen seines Auftretens"[452] fürchteten. Ein ehemaliger Bewohner erinnert sich daran, dass Strehl immer „Kotzspritzen" bei sich getragen habe, „um diese bei Bedarf schnell geben zu können"[453]. Solche „Kotzspritzen" enthielten eine Mischung aus einem starken Beruhigungsmittel und einem Brechmittel. Eine weltliche Krankenschwester berichtet, sie sei über die Folgen entsetzt gewesen.[454] Zum Teil wurden solche Spritzen den „Zöglingen" aber auch auf Wunsch von Gruppenschwestern zur Bestrafung verabreicht. Auch „Betonspritzen" kamen zum Einsatz, die zu einer vorübergehenden Bewegungsunfähigkeit führten.[455] Frings schildert außerdem die Verabreichung von Medikamenten wie Neuroleptika zur Sedierung der Kinder und Jugendlichen.[456]

Zum Einsatz von Perphenazin (Decentan®) im Essener Franz Sales Haus liegen einige Dokumente aus dem Jahr 1958 im Archiv der Firma Merck vor.

„Eine Liste auf drei Blättern, jedes mit dem Stempel des damaligen Essener Heimarztes Dr. Waldemar Strehl versehen, trägt die Überschrift ‚Behandlung mit Medikament T57'."[457] Auf der Liste sind die „Wirkung und Verträg-

---

450 Ebd., S. 80.
451 Vgl. ebd., S. 85.
452 Ebd., S. 91.
453 Ebd., S. 95 f.
454 Vgl. ebd., S. 94.
455 Vgl. ebd.
456 Vgl. ebd., S. 92–96.
457 Wagner 2016, S. 93.

lichkeit" des Präparates für 29 „Probanden" aufgeführt.[458] Handschriftlich ist auf dem ersten Blatt als Datum der 28.01.58 vermerkt (zu diesem Zeitpunkt war das Präparat bereits auf dem Markt). Aus anderen Dokumenten im Archiv der Firma Merck geht hervor, dass es sich bei der Prüfsubstanz T57 um Perphenazin handelt. Die Angaben auf der Liste geben Aufschluss über das Alter der Probanden, frühere Medikationen, Dosierung, Wirkung und Verträglichkeit. Demnach waren 24 der „Probanden" Kinder im Alter von 5–13 Jahren, ein Erwachsener war 46 Jahre alt und bei vier Probanden fehlt die Altersangabe. 22 Probanden hatten zuvor keine anderen Medikamente erhalten, sechs Kinder erhielten zuvor Reserpin, ein Kind zusätzlich zu Reserpin noch das Antiepileptikum Comital® (Diphenylhydantoin), ein weiteres Kind zusätzlich Glyboral® (ebenfalls Diphenylhydantoin) und Luminal®. Die Dosierung des Perphenazins reichte von täglich 3 × 4 mg bis 6 × 8 mg.[459]

Die bei den einzelnen Kindern in der Spalte Wirkung und Verträglichkeit vermerkten Beobachtungen werden hier im originalen Wortlaut wiedergegeben. Durch die Verwendung der Pronomen „er" oder „sie" kann auf das Geschlecht geschlossen werden (die Altersangaben in Klammern sind aus der Liste hinzugefügt):

- (9) Stark verändert. Nackensteifigk. Opisthotonus [tonischer Krampf der Rückenmuskulatur mit Rückwärtsbeugung des Rumpfes]. Kopf gerötet. Blickkrampf nach links oben. Mimik- und bewegungsarm. Rigor beider Arme. Nach mehrstündigem Schlaf Wiederholung des Anfalles am Abend.
- (ca. 8) Plötzlich Schreikrämpfe. Die li. Seite war wie gelähmt, der Mund schief, die li. Hand kalt und weiß, feucht. Schlief mehrere Stunden. Abds., ohne weitere Mittel, erneut Schreikrämpfe. Am nächsten Morgen in der Schule Wiederauftreten mit Nackenstarre [,] unsicherem Gang, feuchtkalten Händen.
- (9) Psychisch stark verändert, schrie mehrmals laut. Die Zunge war wie gelähmt. Steht apathisc[h] herum. Das Gesicht ist mimikarm völlig

---

458 Vgl. MA, L10/168, 3 Blätter mit der Überschrift: Behandlung mit T57, handschriftliches Datum 28.1.1958.
459 Vgl. ebd.

verändert. Faßt sich immer wieder an die Zunge, unsicherer Gang, taumelt. Tiefer Schlaf.

- (8) Blickkrämpfe. Nackensteifigkeit Schreikrämpfe. Benommenheit. Vermehrter Schlaf. Nach vorübergehender Unterbrechung eine Woche lang ohne jede Wirkung[.] Die Unruhe blieb. Nach erneuter Behandl. mit 8 mg (4 Tabl.) Schrei- und Blickkrämpfe. Torsionsspasmen. Meningismus.
- (8) Schreikrämpfe, die sich mehrmals wiederholten. Roter Kopf. Rötung der [sic!] Konjunktiven. Nackensteifigkeit. Mund geöffnet, rund und gespannt.
- (8) Schrei- und Blickkrämpfe. Mund rundlich geöffnet.
- (ca. 8) Keine sichere Wirkung. Unruhe unverändert.
- (5) Nach 3 Tagen keine sichtbare Beruhigung oder erkennbare Wirkung. [handschriftlich hinzugefügt:] Bettnässen Unruhe unverändert.
- (8) In den ersten Tagen keine Wirkung. Dann plötzl. Klagen über starke Nackenschmerzen. Hat laut geschrien. Rötung der Konjunktiven. Nach nächt[l.] Schlaf am anderen Morgen noc[h] benommen.
- (7) Bekommt es seit Wochen und ist allmählich ruhiger, ansprechbarer geworden, währ. Serpasil [Reserpin] nicht anschlug.
- (10) Eintreten einer Starre. Das Gesicht veränderte sich, er biß auf die herabhängende Zu[n]ge, als ob er kein Gefühl hätte u. klagte über Müdigkei[t]
- (8) Glasige Augen. Krampfartig steife Hände. Der Kopf fiel nach vorn herüber. Weinte heftig. Mehrere Stunden tiefer Schlaf.
- (7) Außer roten Augen und Müdigkeitsgefühl keine Wirkung.
- (13) Der vorher sehr unruhige Sch[laf] ist besser, sonst keine Anzeichen.
- (7) Starre in Armen und Beinen. Aufgedunsenes Gesicht. Legte erschöpft den Kopf auf den Tisch, war weinerlich. Vom Nachm. bis zum anderen Morge[n] fest durchgeschlafen.
- (11) Wurde nach der 1. Tabl. lebendig und rebellisch, nach der 3. auffallend ruhig und verlangsamt. Schlafbedürfnis[.] Am anderen Tag Klagen über Nackenschmerzen mit Steifhei[t,] Blässe, Übelsein. Nach mehrstündigem Schlaf Besserung.
- (8) Brach plötzl. zusammen. Starr[.] Konnte nicht mehr laufen, Streckte li. die Finger von sich. Schlief mehrere Stunden[,] nach dem Aufstehen noch mal derselbe Zustand. Erst am nä[ch]sten Morgen Besserung.

- (9) Nach 1 ½ Tag plötzl. Starr[e.] Klagte über Schmerzen. Nach mehr-stünd. Schlaf. Klagen über die gleichen Schmerzen[.] Besserung nach nächtl. Schla[f.]
- (9) Kam aus der Schule, ging schief zur Seite und konnte nicht mehr spre-chen. Nach einigen Std. Schlaf Besserung.
- (8) Schlechtes Aussehen. Geschwollene Augen. Verlangsamt, dösig.
- (13) Kein Erfolg. Die Unruhe hat sich nicht gelegt. Auch der Schlaf war nicht besser.
- (13) In den ersten Tagen Keine [sic!] Wirkung. Nach längerer Zeit nach Wochen, ist er ruhiger geworden, war nicht benomme[n,] nicht mehr so laut. Nebenbei erh. er noch 3 × tägl. 1 Luminal* 0,1.
- (8) Anfangs kein Erfolg. Allmäh[.] wurde sie ruhiger. Nachlassen der Krämpfe.
- (13) Am 3. Tag war er morgens hinfällig. Mittags Nackensteifheit mit Schmerzen, di[e] 2 Tage anhielten."[460]

Zu den nächsten Probanden (ohne Altersangabe) wurde angegeben: „Bei diesen vieren kein nennenswerter Erfolg."[461]

Die folgende Abbildung 1 zeigt den Heimarzt des Franz Sales Hauses, Dr. Strehl, in den 1950er Jahren bei der Untersuchung von Heimkindern.

---

460 MA, L10/168, 3 Blätter mit der Überschrift: Behandlung mit T57, handschriftliches Datum 28.1.1958.
461 Ebd.

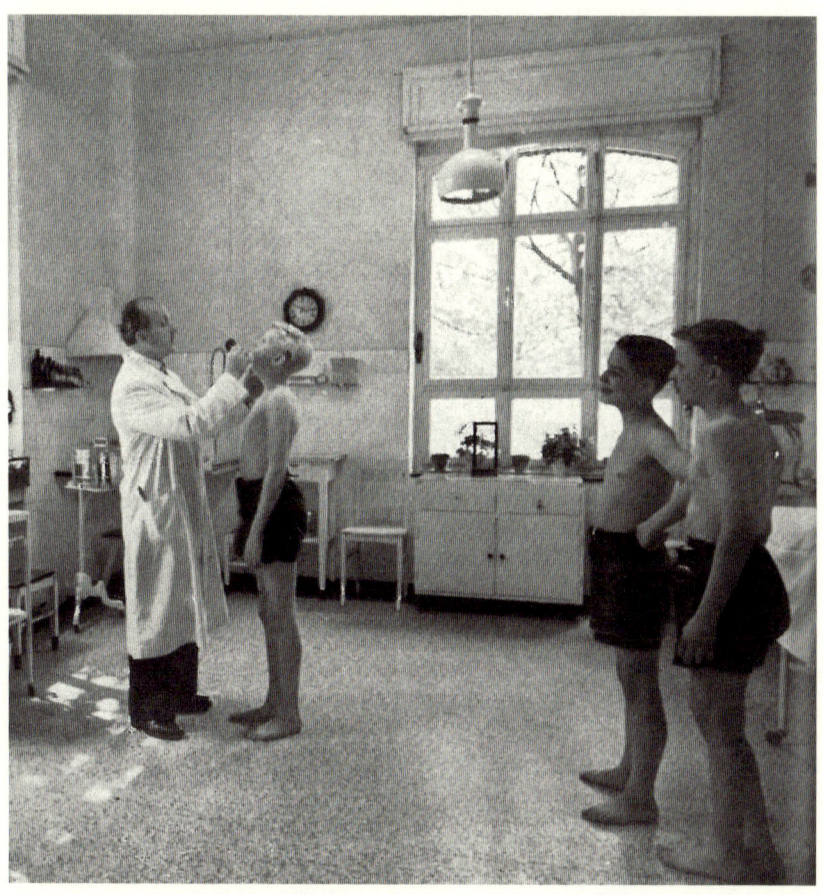

Abbildung 1:   Dr. Strehl bei der Untersuchung von Heimkindern in den
             1950er Jahren[462]

---

462 Foto: Franz Sales Haus.

Bei den beschriebenen Erscheinungen in diesem Bericht handelt es sich offenbar um extrapyramidale Nebenwirkungen, die bei zu hoher Dosierung von Neuroleptika auftreten. Im Archiv der Firma Merck finden sich weitere Dokumente zu diesem Vorgang. Ein interner Besuchsbericht, datiert vom 29.01.1958, also einen Tag später als das auf der Liste vermerkte Datum, wird hier komplett wiedergegeben, da er sich auf die „Nebenwirkungen" bezieht:

„Betr.: Besuch bei Dr. W. St., Facharzt für Nerven- und Gemütsleiden, Leitender Arzt des Franz-Sales-Hauses, Essen (…), gemeinsam mit Apoth. J. am 29. Januar 1958

Dr. St. berichtete uns ausführlich über seine Erfahrungen mit Decentan bei ca. 40 Kindern und Jugendlichen (Alter von 5 bis 13 Jahren). Die für uns recht deprimierenden Ergebnisse sind in der beiliegenden Zusammenstellung [vermutlich die oben angeführte Liste] ausführlich geschildert. Wir verschwiegen nicht, dass wir die Dosierung von 3–6 × 8 mg für viel zu hoch hielten und verwiesen auf unser Präparateblatt, in dem wesentlich niedrigere Dosen empfohlen wurden.

Dr. St., der übrigens keineswegs unfreundlich war und offenbar an medikamentösen Nebenwirkungen bei seinen Zöglingen einiges gewöhnt ist, hielt dem entgegen, dass er mit niedrigeren Dosen keinen Effekt sehe, das Präparat somit seiner Meinung nach eine geringe therapeutische Breite habe. Hinzu kommt, dass es sich bei seinen Patienten meist um erethischen Schwachsinn handelt, also Unruhezustände, die mit organischen Deffekten [sic!] einhergehen. Offenbar fehlt nicht selten das anatomische Substrat, auf das Decentan bei den Psychosen Erwachsener einwirkt. Es gibt aber auch Fälle, da wirken 3 × 1 mg Reserpin nicht so gut wie z. B. 3 × 4 mg Decentan. Diese sind jedoch bei seinem Krankengut selten.

Mit Megaphen und/oder Reserpin (3 × 6 mg bei Kindern keine Seltenheit) erzielt man in den meisten Fällen gute Ruhigstellung, Schulfähigkeit und vor allem weniger bedrohliche Begleitsymptome. Dr. St. macht persönlich und fachlich einen sehr guten Eindruck, so dass wir an seinen Aussagen eigentlich nicht zweifeln möchten. Er scheint überdies über reichliche Erfahrungen mit Megaphen und Reserpin zu verfügen. Für die Einführung in der Praxis hält er Decentan ungeeignet, wobei wir allerdings zu bedenken gaben, dass man es dort mit anderen Indikationen zu tun habe und unsere bisherigen Erfahrungen wesentlich besser seien als die seinen.

[...] wir versuchten, Dr. St. für Hexobion 300 mg zu erwärmen, was leider nicht gelang. Er wich jedes Mal aus. [...]."[463]

Die hier angegebene Zahl von ca. 40 Kindern ist deutlich höher als die Zahl der auf der Liste aufgeführten Kinder (24 Kinder plus ein Erwachsener plus 4 Probanden ohne Altersangabe). Über die Wirkung bzw. Verträglichkeit von Decentan® bei diesen weiteren Kindern ist nichts bekannt.

Für die Dosierung gab es von der Firma Merck unterschiedliche Empfehlungen bei Kindern. In dem bereits oben erwähnten internen Rundschreiben vom 4.9.1957 wurden als „erste Informationen über die Dosierung in der Kinderheilkunde"[464] angegeben:

1. Kinder von 1–4 Jahren: Einzeldosis 2 mg
   Tagesdosis 6–8 mg
2. Kinder von 4–8 Jahren: Einzeldosis 2 mg
   Tagesdosis 6–12 mg
3. Kinder über 8 Jahre: Tagesdosen bis zu 16 mg

Im Produktblatt vom Dezember 1957 waren keine speziellen Dosierungen für Kinder angegeben. Allgemein wurde eine Maximaldosierung von 64 mg aufgeführt.[465]

Das Produktblatt vom April 1958 enthielt folgende Dosierungshinweise[466]:

1. Kinder von 1–4 Jahren: Einzeldosis 1 mg
   Tagesdosis 4 mg
2. Kinder von 4–8 Jahren: Einzeldosis 2 mg
   Tagesdosis 6–8 mg

---

463 MA, L10/159; Besuchsbericht bei Dr. St. am 29.1.1958; Schreiben vom 11.2.1958 (Namen im Original ungekürzt).

464 MA, L10/157; Rundschreiben Nr. 113/57 vom 4.9.1957. Betr.: T57 (Dosierung in der Kinderheilkunde).

465 Vgl. MA, W38/193(a); Produktblatt Decentan®; Dezember 1957.

466 MA, W38/193(a); Produktblatt Decentan®; April 1958.

3. Kinder über 8 Jahre: Einzeldosis 2–4 mg
„Applikation noch höherer Dosen nur bei stationärer Behandlung!"[467]
[Eine maximale Tagesdosis wird nicht angegeben; wenn man jedoch berücksichtigt, dass bei den anderen Altersstufen die Tagesdosis das Vierfache der Einzeldosis beträgt, wäre die Höchstdosis bei Kindern über 8 Jahre 16 mg; dies entspricht der Angabe in dem Rundschreiben von September 1957.]

Es fällt auf, dass die Dosierungsangaben im Produktblatt von April 1958 für die ersten beiden Altersstufen deutlich niedriger liegen als im Rundschreiben vom September 1957.

Die höchste der von dem Heimarzt verabreichten Tagesdosis betrug in der zweiten Altersgruppe (Kinder von 4–8 Jahren) 48 mg (6 × 8 mg). Sie überschritt damit die im Produktblatt vom April 1958 empfohlene Höchstdosis um das Sechsfache. Bei der dritten Altersgruppe (Kinder über 8 Jahre) betrug die maximale Dosis 32 mg (4 × 8 mg). Die Einzeldosis war also doppelt so hoch wie im Produktblatt April 1958 empfohlen (mit Ausnahme höherer Dosen bei stationärer Behandlung).

Bei einigen Kindern ist auf der Liste unter der Dosierung der Hinweis „3 Tage"[468] vermerkt, sodass davon auszugehen ist, dass das Präparat danach entweder niedriger dosiert oder abgesetzt wurde. Bei einem Kind findet sich der Vermerk „bekommt es seit Wochen"[469], auch ein weiteres Kind bekam es über Wochen. Es ist nicht bekannt, wann die Medikation genau begann.

In dem Besuchsbericht der Firma Merck werden „die für uns recht deprimierenden Ergebnisse"[470] angemerkt. Zwar wurde der Heimarzt laut Bericht auf die viel zu hohe Dosierung hingewiesen, doch schien er an die medikamentösen Nebenwirkungen bei seinen Zöglingen gewöhnt zu sein.[471]

---

467 Ebd.
468 MA, L10/168, 3 Blätter mit der Überschrift: Behandlung mit T57, handschriftliches Datum 28.1.1958.
469 Ebd.
470 MA, L10/159; Besuchsbericht bei Dr. St. am 29.1.1958; Schreiben vom 11.2.1958 (Namen im Original ungekürzt).
471 Vgl. ebd.

Ein weiterer interner Bericht der Firma Merck ist auf den 14.2.1958 datiert und wurde ca. zwei Wochen nach dem ersten Besuchsbericht verfasst.[472] Hier wird aufgeführt, dass die Erfahrungen der Firma mit Decentan® bei „erethischen Schwachsinnigen" noch nicht ausreichen würden, um „diese Indikation mit gutem Gewissen [...] in den Prospekt aufnehmen"[473] zu können. Trotzdem findet sich die pädiatrische Indikation im Produktblatt Decentan® vom April 1958 wieder.[474] Im Besuchsbericht schildern die Firmenvertreter weiter, dass sie der Besuch aufgrund der zahlreichen aufgetretenen Nebenwirkungen ernüchtert habe, die auf eine zu hohe Dosierung zurückgingen: „Tabletten zu 8 mg dürften unweigerlich, wenn sie wie üblich 3 mal täglich gegeben werden, zu unerwünschten Begleitsymptomen führen."[475]

Der Bericht lässt vermuten, dass es bei der „Prüfung" des Präparates im Franz Sales Haus um eine mögliche Indikationserweiterung für erethisch schwachsinnige Kindern ging.

Im dritten internen Besuchsbericht vom 7. März 1958, also gut fünf Wochen nach dem ersten Besuchsbericht, bemerkt der Apotheker J.:

„Bei unserem heutigen Besuch bei Herrn Dr. med. W. St., Essen, Franz-Sales-Haus, erfuhren wir, daß Dr. St. gute Erfolge mit Decentan 4 mg bei den Kindern seines Hauses erzielte. Er arbeitet mit 4 mg Drg. in der Dosierung 3–5 × tgl. 1 Drg. und hat die 8 mg-Tabl. abgesetzt. Die Schwestern des Hauses fordern laufend die 4 mg-Dragees nach, da sie somit endlich Ruhe auf den Stationen haben und die Kinder auch tadellos schulfähig gehalten werden. Es gibt natürlich auch Fälle, wo Dr. St. mit Decentan nicht weiterkommt, d. h., die bei einer Dosierung von 24 mg Nebenerscheinungen, andererseits bei einer Tagesdosis von 20 mg keinen medikamentösen Erfolg zeigen. Er machte im Lauf der Unterhaltung interessante Ausführungen betr. der Herstellung von Kombina-

---

472 MA, L10/158; Schreiben vom 14.2.1958, Decentan®/Dr. F. v. O., Gescher/Westf. Heilanstalt Haus Hal[l]; (offensichtlich ein internes Schreiben, Name im Original ungekürzt).

473 Ebd.

474 Vgl. MA, W38/193(a); Produktblatt Decentan®; April 1958.

475 MA, L10/158; Schreiben vom 14.2.1958, Decentan®/Dr. F. v. O., Gescher/Westf. Heilanstalt Haus Hal[l]; (offensichtlich ein internes Schreiben, Name im Original ungekürzt).

tionspräparaten, die wir aber bei unserer Anwesenheit in Darmstadt mit Ihnen direkt besprechen werden."[476]

Augenscheinlich hatte Strehl die Dosierung des Präparates reduziert.

Bei keinem der Kinder ist eine Diagnose angegeben. Bei drei Kindern der Liste finden sich Hinweise auf Unruhe bzw. starke Unruhe[477] (nur in dem Besuchsbericht der Firma Merck vom 29.01.1958 ist eine Aussage des Heimarztes notiert, dass seine Patienten meist unter „erethischem Schwachsinn"[478] litten). In der Spalte „Wirkung und Verträglichkeit" sind außer den Nebenwirkungen nur Hinweise zu finden wie:

„Die Unruhe blieb; Unruhe unverändert; keine sichtbare Beruhigung; ist allmählich ruhiger, ansprechbarer geworden, während Serpasil nicht anschlug; kein Erfolg, die Unruhe hat sich nicht gelegt; nach Wochen ist er ruhiger geworden; allmählich wurde sie ruhiger."[479]

Eine Heilabsicht in Bezug auf eine Krankheit ist nicht angegeben.

Eine Einordnung dieser Untersuchung als „Arzneimittelprüfung" ist schwierig. Es fehlen Daten zum Beginn des Einsatzes des Präparates (vor oder nach der Markteinführung?) im Franz Sales Haus. Es kann in dem Zusammenhang gesehen werden, dass in den 1950er und frühen 1960er Jahren die Übergänge der klinischen Prüfung vor und nach der Einführung eines Arzneimittels fließend waren (s. Abschn. 2.4). Diese Praxis wird in einem internen Bericht der Firma Merck deutlich, in dem noch etwa dreieinhalb Monate vor der Markteinführung eine Forcierung der Prüfung des Präparates angestrebt wird.[480] Auf der Liste aus dem Franz Sales Haus wird das Versuchspräparat mit T57 bezeichnet.

---

476 MA, L10/158; Betr.: Decentan® 4 mg (Bes. Ber. J. Nr. 407); Schreiben vom 7.3.1958 (Namen im Original ungekürzt).

477 Ebd. MA, L10/168, 3 Blätter mit der Überschrift: Behandlung mit T7, handschriftliches Datum 28.1.1958.

478 MA, L10/159; Besuchsbericht bei Dr. St. am 29.1.1958; Schreiben vom 11.2.1958 (Namen im Original ungekürzt).

479 MA, L10/168, 3 Blätter mit der Überschrift: Behandlung mit T7, handschriftliches Datum 28.1.1958.

480 Vgl. MA, L 10/157, Rundschreiben Nr. 107/57, Betr.: T57 (Versuchspräparat), 14.8.1957.

Schepker und Kölch sehen darin einen Hinweis „für eine kostenlose Überlassung des Versuchspräparats durch die Firma"[481].

Es konnten weder Hinweise auf eine Einwilligung der gesetzlichen Vertreter der Kinder zur Verabreichung des Präparates noch auf eine Publikation der Untersuchung gefunden werden.

Dieser Fall mag ein Extrembeispiel sein. Doch ein weiterer interner Bericht aus dem Archiv der Firma Merck belegt, dass auch in anderen Einrichtungen ein unkritischer Umgang mit Arzneimitteln nicht ungewöhnlich war.

Kaufbeuren

In der Heil- und Pflegeanstalt Kaufbeuren, in der während der NS-Zeit Tuberkulose-Impfexperimente an Kindern durchgeführt wurden (s. Abschn. 2.3), wurde Decentan® seit Oktober 1957, also vor der Markteinführung, vom Leiter der Kinderabteilung Dr. v. H. geprüft.[482] In einem Bericht der Firma Merck anlässlich eines Besuchs dieser Einrichtung, datiert vom 10.1.1958, wird angemerkt, dass Dr. v. H. mit der Wirkung von T57 bei neun postenzephalitisch gestörten Kindern sehr zufrieden gewesen sei.[483] In einem anderen Besuchsbericht vom Februar 1958 wird das Alter von neun mit Decentan® behandelten Patienten (vermutlich dieselben wie im ersten Besuchsbericht) mit 4–17 Jahren angegeben.[484] Die Dosierung betrug durchschnittlich 20 mg. Auch hier wurde demnach, wie schon im Franz Sales Haus in Essen, die von der Firma Merck im internen Rundschreiben von September 1957 empfohlene Dosierung bei Kindern (16 mg bei Kindern über 8 Jahren) überschritten. Nebenerscheinungen wurden laut Bericht nicht beobachtet.[485] Diese Aussage wird jedoch durch folgenden Absatz im Besuchsbericht widerlegt:

---

481 Schepker & Kölch 2017, S. 422.
482 Vgl. MA, L 10/161a; internes Schreiben; Betr.: Besuch bei Dr. S., Heil- und Pflegeanstalt, Kaufbeuren, gemeinsam mit dem Apotheker F. (Namen im Original ungekürzt) am 24.2.1958.
483 Vgl. MA, L 10/161a; internes Schreiben; Betr.: Decentan® (T57) Heil- und Pflegeanstalt Kaufbeuren/Kinderstation; vom 10.1.1958 (Name im Original ungekürzt).
484 Vgl. MA, L 10/161a; internes Schreiben; Betr.: Besuch bei Dr. S., Heil- und Pflegeanstalt, Kaufbeuren, gemeinsam mit dem Apotheker F. (Namen im Original ungekürzt) am 24.2.1958.
485 Vgl. MA, L 10/161a; internes Schreiben; Betr.: Decentan® (T57) Heil- und Pflegeanstalt Kaufbeuren/Kinderstation; vom 10.1.1958.

„Bei einem 16-jährigen Kind, das in einem Dauerschlaf gehalten werden musste und das alle zwei Stunden 4 mg erhielt, traten Parkinson-Symptome auf, die sich zuerst an der Zunge zeigten. Nach Absetzen der Tabletten gingen die Nebenerscheinungen sofort wieder zurück. Das Auftreten von Parkinson wird in der Anstalt nicht besonders tragisch genommen bzw. ist schon von Megaphen her bekannt und in manchen Fällen sogar erwünscht. Aufregend ist dieses Symptom lediglich für die Eltern, wenn sie zufällig ein Kind unter der Behandlung zu sehen bekommen [...] Herr Dr. v. H. warnt vor T57-Tabletten, weil er der Meinung ist, daß ebenso wie nach Megaphen-Tabletten Reizerscheinungen an der Mundschleimhaut auftreten können."[486]

Trotzdem wird im selben Schreiben berichtet: „Man ist mit dem Präparat sehr zufrieden und hat die Absicht, es in die Therapie einzuführen."[487] Der Hinweis auf die Reaktion der Eltern legt nahe, dass sie nicht über die möglichen Nebenwirkungen aufgeklärt wurden. Ob sie überhaupt über die Verabreichung des Präparates unterrichtet waren oder der Verabreichung zugestimmt hatten, bleibt zweifelhaft.

Bei einem erneuten Besuch (am 24.2.1958) in Kaufbeuren wurde der leitende Arzt nicht angetroffen, sondern lediglich seine Vertretung, Dr. S.[488] Dieser bestätigte, ähnlich wie in Essen, „dass Decentan bei Kindern relativ häufig und rasch zum Kulenkampff-Syndrom[489] führt (2 von 9 Fällen), doch konnte häufig auch mit gut verträglichen Dosen eine ausreichende psychische Ruhigstellung erzielt werden"[490].

Der vertretende Arzt berichtete von einem 17-jährigen Jungen, der wegen Alkoholismus in einen Dämmerschlaf versetzt wurde und der pro Tag 110 mg

---

486 Ebd. (Name im Original ungekürzt).

487 Ebd.

488 Vgl. MA, L 10/161a; internes Schreiben; Betr.: Besuch bei Dr. S., Heil- und Pflegeanstalt, Kaufbeuren, gemeinsam mit dem Apotheker F. (Namen im Original ungekürzt) am 24.2.1958.

489 Hier ist wahrscheinlich das Kulenkampff-Tarnow-Syndrom gemeint. Die beiden Forscher beschrieben 1956 erstmals dyskinetische Bewegungen im oralen Bereich nach einer Megaphenbehandlung (Kulenkampff & Tarnow 1956).

490 MA, L 10/161a; internes Schreiben; Betr.: Besuch bei Dr. S., Heil- und Pflegeanstalt, Kaufbeuren, gemeinsam mit dem Apotheker F. (Namen im Original ungekürzt) am 24.2.1958.

[Decentan®] + 1 × 0,1 Luminal® erhielt. In einem internen Schreiben des Unternehmens Merck wird dazu festgehalten: „Die hypnotische Wirkung war gut, jedoch traten am 4. Tage schwere Dyskinesien, vor allem Gähnkrampf, auf, die nach Verabreichung eines Versuchspräparates der Ciba zur Parkinsonbehandlung prompt abklangen (Einzelheiten über das Ciba-Präparat erfuhren wir nicht)."[491]

Hier wurden die Nebenwirkungen des einen Versuchspräparats mit einem anderen Versuchspräparat „behandelt". Dr. S. sehe in Decentan® Vorzüge gegenüber dem „steif, wie eingefroren"[492] machenden Reserpin.

Der erwähnte Dauerschlaf bzw. Dämmerschlaf ist unter der Berücksichtigung der damaligen Vorstellung zu bewerten, dass bei einer Schlafkur eine psychotherapeutische Behandlung im veränderten Bewusstseinszustand möglich sei.[493] Dabei spielten vermutlich „traditionelle Vorstellungen vom ‚Heilschlaf‘"[494] eine Rolle.

Andere Einrichtungen und weitere Dokumente zum Umgang
mit Perphenazin (Decentan®)
Einen anderen Umgang mit den Nebenwirkungen des Präparates praktizierte die Universitäts-Nervenklinik Gießen. In einem internen Schreiben der Firma Merck vom 24.7.1958 wird berichtet: „Die Verwendung von Decentan wurde in der Universitäts-Nervenklinik Gießen vom Direktor verboten."[495]

Es seien öfter sehr bedrohliche „Tetanus-ähnliche Krampfzustände" mit schweren Atemstörungen beobachtet worden, die eine weitere Verwendung des Präparates nicht mehr rechtfertigten.[496] „Man hatte sich mit den neurologischen Kliniken in Heidelberg und Marburg in Verbindung gesetzt, wo die gleichen Beobachtungen gemacht wurden und das Präparat auch nicht mehr verwendet werden darf."[497]

---

491 Ebd.
492 Ebd.
493 Vgl. Tölle & Schott 2010.
494 Ebd.
495 MA, L 10/158; internes Schreiben; Betr.: Decentan®; vom 24.7.1958.
496 Vgl. ebd.
497 Ebd.

Der kritische Umgang mit dem Medikament legt nahe, dass die Verabreichung innerhalb der empfohlenen Dosierung erfolgte und somit die Nebenwirkungen bei einem bestimmungsgemäßen Gebrauch auftraten. Da in diesem Bericht Kinder nicht erwähnt werden, handelt es sich vermutlich um Anwendungen bei Erwachsenen.

In Bethel setzte Dr. D. T57 auch an Kindern im Haus Mara ein. In einem Schreiben vom 14.11.1957, also vor der Markteinführung, heißt es über einen dortigen Besuch: „T57 bisher mangels geeigneten Patientenguts noch wenig verwandt."[498] In einem Schreiben von Dr. D. vom 24.2.1958 an die Firma Merck heißt es, dass sich das Präparat T57 in einer Dosierung von 2 mg auf der Kinderstation bewährt habe.[499] Man sei dankbar, wenn weitere Versuchsmengen zur Verfügung gestellt werden könnten. Am 24.7.1958 berichtet die Firma Merck intern:

„Angesichts der noch geringen Erfahrungen mit Decentan in der Kinderheilkunde und der recht unterschiedlichen Beurteilung wäre uns sehr daran gelegen, wenn Sie Dr. D. bald einmal aufsuchen könnten, um von ihm Näheres über Indikationen und Dosierung von Decentan in der dortigen Anstalt zu erfahren. Ob er bereit sein wird zu publizieren, halten wir für zweifelhaft. Man sollte ihn aber einmal daraufhin ansprechen."[500]

Knapp acht Monate nach der Markteinführung werden die Erfahrungen in der Kinderheilkunde mit dem Präparat als gering eingestuft und der Hersteller bemüht sich um weitere Erkenntnisse zu Indikationen und Dosierungen. Das Interesse der Firma an einer Publikation aus der Pädiatrie wird deutlich.

Ein Besuchsbericht, datiert vom 2.12.1957, in der Heil- und Pflegeanstalt München/Haar thematisiert die Prüfung von T57 durch Dr. M., den Leiter der dortigen Kinderabteilung.[501] Das Datum des Berichts legt nahe, dass die Prü-

---

498 MA, L10/157; Abschrift vom 14.11.1957 B.B. Nr. 1094/Bk.
499 Vgl. MA, L10/157; Schreiben von Dr. D., Bethel an Merck vom 24.2.1958 (Name im Original ungekürzt).
500 MA, L 10/157; Schreiben von Merck Hannover vom 24.7.1958; 184/58 Dr. Bo/Schm.
501 Vgl. MA, L10/161a; internes Schreiben; Betr.: T57/Heil- und Pflegeanstalt Haar bei München; vom 2.12.1957 (Name im Original ungekürzt).

fung vor der Markteinführung am 1.12.57 begann. Dr. M. verabreichte T57 als Sirup an Heranwachsende im Alter von 10–14 Jahren.[502]

Ebenso kam es in einer ganzen Reihe weiterer Einrichtungen zu Untersuchungen mit diesem Präparat, wobei nicht immer deutlich wird, ob es vor oder nach der Markteinführung geprüft wurde.[503] Zudem finden sich Dokumente mit dem Hinweis, dass ein Interesse bestünde, das Präparat zu testen, ohne weitere Dokumente, die eine Prüfung tatsächlich belegen. Diese Fälle wurden hier nicht berücksichtigt. Zur Testung von Decentan® in den Rotenburger Anstalten siehe Abschnitt 5.2.2.

5.1.10 Periciazin, Propericiazin (B 1409) – Bayer Archivalien

Jacobs hat über die Prüfung des Neuroleptikums Periciazin (Aolept®) in der kinder- und jugendpsychiatrischen Abteilung des LKH Schleswig-Hesterberg in einer Publikation berichtet (s. Abschn. 5.1.6). Im Archiv der Bayer AG in Leverkusen gibt es darüber hinaus Hinweise zur Prüfung des Präparats in weiteren Einrichtungen. Aus der Pfälzischen Nervenklinik Landeck liegt ein Bericht über klinische Untersuchungen des Neuroleptikums Bayer 1409 (B1409) vom 17.12.1964 vor.[504] B1409 war die Bezeichnung des Versuchspräparates Periciazin. Auf einzelnen Blättern finden sich insgesamt 88 Kasuistiken von Erwachsenen und Jugendlichen. Die losen Blätter der Kasuistiken sind höchstwahrscheinlich dem Deckblatt der Nervenklinik Landeck zuzuordnen. Periciazin kam 1965 unter der Bezeichnung Aolept® auf den Markt (s. Abschn. 5.1.6). Aus den Fallbeschreibungen geht hervor, dass die Jugendlichen das Präparat ein bis drei Jahre vor der Markteinführung erhielten.[505] Beispielhaft sind hier einige Kasuistiken aufgeführt:

---

502 Vgl. ebd.

503 So z. B. „Prüfung" von Decentan in Wunstorf durch Heinze sen. (Vgl. MA, L10/160; internes Schreiben; Betr.: Decentan/Dr. med. habil. U. G. (Nachname im Original ungekürzt), Badearzt und Kinderarzt Chefarzt der Kurklinik für Kinder und Jugendliche Bad Oeynhausen vom 5.3.1958); vgl. auch Hähner-Rombach & Hartig 2019, S. 124.

504 Bay Arch, 367/617; Pfälzische Nervenklinik Landeck; 3. Bericht über klinische Untersuchungen des Neuroleptikums Bayer1409 unter besonderer Berücksichtigung der Behandlung von „Troubles caracteriels" bei psychotischen Krankheitsverläufen; vom 17.12.1964.

505 Vgl. ebd.

„„Fall 27‘

M. Rosemarie, 16 Jahre alt. Hebephrenie. Symptomarmer Wesenswandel. Stationäre Wiederaufnahme am 1.7.1964. Seit dieser Zeit keine akuten psychotischen Symptome, blander Verlauf, sehr schwierig in der Krankengemeinschaft, aufsässig, undiszipliniert, fahrig, getrieben, oft pseudomanisch enthemmt, leicht erregbar, stimmungslabil, aggressiv. Pat. erhiel[t] vom 17.9.1964 ab zunächst 3 mal 10 mg B1409, vom 23.9. ab 3 mal 20 mg. vom [sic!] 12.–16.10.1964 3 mal 30 mg. Dosis am 26.10.1964 auf 3 mal 25 mg reduziert. Im Verhalten der Pat. war unter dieser Medikation insgesamt keine Änderung zu beobachten. Sie konnte zwar, wie vorher auch arbeitstherapeutisch eingesetzt werden, blieb jedoch immer schwierig, undiszipliniert, streitsüchtig. Nebenerscheinungen oder Unverträglichkeitsreaktionen wurden nicht festgestellt."[506]

Bei dem „Fall 85" (16-jähriges Mädchen) werden Störungen durch ihre laute, lärmende Unruhe thematisiert, weshalb sie „auch in den letzten Jahren immer wieder mit neuroleptischen Mitteln ruhiggestellt"[507] worden sei.

In der Kasuistik eines 17-jährigen Mädchens („Fall 87") wird als Grund für ihre Unterbringung „Verwahrlosungsgefahr und Neigung zu asozialen Verhaltensweisen"[508] angeführt. Sie sei ein „psychopathisch veranlagtes Mädchen, auch sexuelle [sic!] verwahrlost, Neigung zu psychopathischen Primitiv- und Trotzreaktionen, insbes. Unruhe- und Erregungszuständen. Schwer in einer größeren Krankengemeinschaft zu halten. Immer wieder Konflikte, sehr streitsüchtig, leicht erregbar."[509] Sie erhielt ab dem 19.1.1962 3 × 3 Tabl. des Neuroleptikums.[510] Nach einer über zehnwöchigen Behandlung sei sie „im ganzen etwas ausgeglichener und ruhiger; bot seither keine stärkeren pflegerischen Schwierigkeiten mehr"[511]. In der Zusammenfassung wird notiert: „Befriedi-

---

506 Bay Arch, 367/617; Fall 27) M. Rosemarie, 16 Jahre alt.
507 Bay Arch, 367/617; Fall 85) Sch. Brigitte, 16 Jahre.
508 Bay Arch, 367/617; Fall 87) K. Roswitha, 17 Jahre.
509 Ebd.
510 Vgl. ebd.
511 Ebd.

gende sedierende Wirkung."[512] Der gleiche Wortlaut findet sich auch in der Zusammenfassung der Kasuistiken anderer jugendlicher Mädchen.

Ein weiteres Dokument belegt die „Prüfung des Präparates Bayer 1409"[513] in der Psychiatrischen und Neurologischen Klinik (Forschungsabteilung) der Freien Universität Berlin. Danach wurden im ersten Halbjahr 1962, also ca. drei Jahre vor der Markteinführung, „52 psychiatrische Kranke auf den geschlossenen Stationen der Klinik mit dem Präparat behandelt"[514]. Dazu erhielten 19 männliche und 33 weibliche Kranke im Alter von 14–69 Jahren Dosen zwischen 10 und 250 mg pro Tag für die Dauer von 5–91 Tagen.[515] Ein 14-jähriger Junge mit der Diagnose „Pubertätskrise – Verdacht auf Schizophrenie"[516] erhielt B1409 für 13 Tage. Initial bekam er einige Injektionen, sonst per os bis 40 mg pro Tag. Wiederholt seien „dyskinetische Syndrome im Oral-Hals-Nacken-Bereich mit Aufwärtsrollen der Augäpfel"[517] eingetreten, woraufhin die Medikation abgesetzt worden sei.[518]

In einer „Besprechung im LKH Schleswig am 23. Juli 1965" mit drei Teilnehmern (Prof. Dr. Döhner, Schleswig; Dr. Eckmann, Schleswig und Dr. Sommer, Leverkusen) ging es nach Unterlagen aus dem Bayer-Archiv „um die immer wieder auftretende Frage eventueller Spätschäden nach langjähriger Neuroleptika-Therapie"[519]. Laut Aufzeichnungen hatte Prof. Degkwitz von der Nervenklinik Frankfurt eine Rundfrage an alle größeren Kliniken und Anstalten gerichtet, um „eventuelle Spätschäden extrapyramidaler Art"[520] zu sammeln. Schleswig wolle „eine Untersuchungsreihe anlaufen lassen mit genauer klinischer Überprüfung der Schwachsinns- und Idioten-Patienten, einer Abteilung, die praktisch seit 1956 ständig unter Neuroleptika gestanden"[521] habe. Prof. Degkwitz

---

512 Ebd.
513 Bay Arch, 367/616; Prüfung des Präparats Bayer 1409; handschriftliches Datum 27.9.62.
514 Ebd.
515 Vgl. ebd.
516 Ebd., Kasuistik Nr. 16.
517 Ebd.
518 Vgl. ebd.
519 Bay Arch 367/622; Aufzeichnung: Leverkusen, den 26.7.65; Besprechung im Landeskrankenhaus Schleswig am 23. Juli 1965. Handschriftlich ist auf dem Schreiben „1409" vermerkt.
520 Ebd.
521 Ebd.

und Prof. Ule, der Lehrstuhlinhaber für Neuropathologie in Heidelberg, würden eine Zusammenarbeit anstreben, „wobei Gehirne von Verstorbenen, die lange unter Neuroleptika gestanden haben, systematisch durchuntersucht werden sollen"[522]. Ob es dazu gekommen ist, ist nicht bekannt.

5.1.11 Propericiazin (8909 R. P.) – Bayer Archivalien

Im Archiv der Bayer AG findet sich auch ein Bericht über Versuche mit dem Neuroleptikum Propericiazin (8909 R. P.) in Tropfenform in der psychiatrischen Klinik (es geht aus den Dokumenten nicht hervor, um welche psychiatrische Klinik es sich handelte).[523] Propericiazin ist identisch mit Periciazin (Aolept®, s. Abschn. 5.1.10).[524] Warum es hier unter einer anderen Bezeichnung geführt wird, ist nicht klar. Eventuell handelt es sich bei Propericiazin um ein „Prodrug", das heißt um eine inaktive oder weniger aktive Vorstufe des eigentlichen Wirkstoffs. Ein Prodrug wird im Körper durch Metabolisierung in die eigentliche Wirksubstanz überführt.

Laut der Schilderung habe man prüfen wollen, „ob 8909 R. P. in Tropfenform die gleiche therapeutische Wirkung besitzt wie die Tabletten und Kapseln, und ob diese Arzneiform irgendwelche Besonderheiten hinsichtlich Anwendungsmöglichkeiten, Verträglichkeit und Nebenwirkungen aufweist"[525]. In einer Kasuistik heißt es:

„Beob. 19. Frl. Lec…, 19 Jahre
Das Mädchen stammt aus einer zerrütteten Familie; es ist mehrfach davongelaufen und wesensgestört. Körperliches Befinden mangelhaft. Bei der Einlieferung feindlich, antwortet einsilbig mit gesenktem Kopf, stösst die Worte heraus, das Gesicht ist verdriesslic[h.] Beim Hinausge-

---

522 Ebd.
523 Bay Arch, 367/616; Bericht über Versuche mit dem Neuroleptikum 8909 R. P. (Propericiazin) in Tropfenform in der psychiatrischen Klinik (ohne Datum, vermutlich 1962). Es geht aus den Dokumenten nicht hervor, um welche psychiatrische Klinik es sich handelt.
524 Vgl. Benkert & Hippius 1986, S. 168.
525 Bay Arch, 367/616; Bericht über Versuche mit dem Neuroleptikum 8909 R. P. (Propericiazin) in Tropfenform in der psychiatrischen Klinik (ohne Datum, vermutlich 1962).

hen knallt sie die Tür zu, verweigert jegliche Hilfeleistung, benimmt sich grob und schwierig.
30 Tropfen 8909 R. P. abends."[526]

Bei einem 12-jährigen Jungen ist vermerkt, dass er seit anderthalb Jahren 5 mg 8909 R. P. erhielt, wodurch sich die Verhaltensstörungen teilweise abgeschwächt hätten und eine psychomotorische Schulung möglich geworden sei.[527]

5.1.12 Penfluridol (R16341) – Rheinisches LKH Düsseldorf

Das Rheinische LKH Düsseldorf wurde 1876 als Provinzial-Heil- und Pflege-anstalt Grafenberg gegründet. Träger der Einrichtung ist der LVR. Die Einrich-tung gehört gleichzeitig auch zu den Kliniken der Heinrich-Heine-Universität Düsseldorf.

In der Akte einer ehemaligen Bewohnerin (Frau W.) des Rheinischen LKH finden sich für das Jahr 1971 zwei Hinweise auf eine Medikation mit einem Ver-suchspräparat: „1 × pro Woche R16341".[528] R16341 war die Bezeichnung von Penfluridol, dem ersten oral applizierbaren Depotneuroleptikum,[529] in der Ver-suchsphase.[530] Das hochpotente Neuroleptikum aus der Gruppe der Diphenyl-butylpiperidine wurde 1968 von der Firma Janssen synthetisiert.

Die Auszüge aus der Akte stellte Frau W. freundlicherweise zur Verfügung. Frau W. ist 1956 geboren und kam direkt nach der Geburt in ein Heim. Mit 14 Jahren, Ende 1970, kam sie in das Rheinische LKH Düsseldorf auf die Sta-tion der Kinder- und Jugendpsychiatrie. In einem Arztbericht von 1972 wird als Diagnose angegeben: „Verhaltensstörung und Minderbegabung auf dem Boden einer frühkindlichen Hirnschädigung, wobei daneben auch milieureaktive Faktoren (häufiger Heimwechsel) für das Fehlverhalten des Mädchens ursäch-lich eine Rolle spielen."[531] In der Akte liegt eine Einverständniserklärung ihrer

---

526 Bay Arch, 367/616; Beob. 19.
527 Vgl. Bay Arch, 367/616; Beob. 28.
528 Akte W., Rheinische Landesklinik Düsseldorf 1971.
529 Vgl. Brandenberger 2012, S. 131.
530 Vgl. Janssen et al. 1970.
531 Akte W., Rheinische Landesklinik Düsseldorf, Arztbericht vom 8. (oder 9.) 8.1972.

Mutter vom 7.3.1973 zur Durchführung einer Lumbalpunktion vor, aber keine Einwilligung zur Verabreichung von Medikamenten oder eines Prüfpräparates. Dies lässt vermuten, dass für die Verabreichung von R16341 keine Einwilligung eingeholt wurde. Auch Frau W. gibt an, nicht über die Verabreichung eines Prüfpräparates unterrichtet gewesen zu sein.

Friedrich Panse (1899–1973)[532], der das LKH von 1955–1967 leitete[533], richtete 1963 die Station für Kinder- und Jugendpsychiatrie ein. Die Leitung der Station hatte Landesobermedizinalrat Dr. Heinz Krebs inne. Krebs zitiert Stutte 1967 in einem Beitrag im ersten Heft der wissenschaftlichen Informationsschriften des Allgemeinen Fürsorgeerziehungstages (AFET), deren Herausgeber Stutte war, folgendermaßen: „Psychopharmaka-Therapie kann die Heilpädagogik nicht ersetzen, sie vermag jedoch vielfach die pädagogische Angriffsfläche zu verbreitern und erst die Voraussetzungen zu schaffen für eine gezielte pädagogische oder psychotherapeutische Hilfe."[534] Krebs gibt die genaue Quelle nicht an, nennt aber im Literaturverzeichnis drei Schriften Stuttes. Daraus geht hervor, dass Krebs sich auf die Publikation von Stutte aus dem Jahr 1966 in der *Therapiewoche*[535] bezieht. Anders als im Originalzitat von Stutte fehlt hier aber der Hinweis auf das „enzephalopathische Kind" (das Originalzitat von Stutte lautet: „Zweifellos lässt sich durch die Anwendung psychotroper Substanzen auch die pädagogische Angriffsfläche beim enzephalopathischen Kind verbreitern und vielfach erst die Voraussetzung schaffen für eine gezielte Psychotherapie."[536]).

5.1.13 Weitere Dokumente zum Einsatz von Neuroleptika
In diesem Abschnitt werden Hinweise aus weiteren Dokumenten zum Einsatz von Neuroleptika aufgeführt, die aus verschiedenen Gründen nicht den

---

532 Der Psychiater Panse war ab 1940 „T4-Gutachter". Zur Behandlung von Kriegsneurotikern setzte er galvanischen Strom in hohen Dosierungen ein (vgl. Klee 2007, S. 449).
533 Vgl. LVR-Klinikum Düsseldorf o. D.
534 Krebs 1967, S. 51.
535 Stutte 1966.
536 Ebd., S. 1504.

„Arzneimittelprüfungen" im Sinne dieser Arbeit zugerechnet werden, aber wichtige Eindrücke hierfür liefern.

Reserpin – Franz Sales Haus u. a.
In einem Artikel über „Erfahrungen mit Reserpin bei der Behandlung von unruhigen und überaktiven Kindern und Jugendlichen"[537] im Franz Sales Haus beschreibt Strehl 1958, dass die psychotherapeutische Behandlung solcher Kinder und Jugendlichen sehr zeitraubend und in vielen Fällen mit unüberwindlichen äußeren Schwierigkeiten assoziiert sei.[538] Er glaube, dass deshalb „eine medikamentöse Therapie solcher Unruhezustände in den meisten Fällen nicht zu umgehen"[539] sei. Hier macht Strehl deutlich, dass der Einsatz der Präparate keine Psychotherapie ermöglichen, sondern diese aus Zeitmangel ersetzen sollte.

Strehl erklärt: „Bei der Erprobung neuer geeigneter Präparate hat sich uns das seit mehr als 2 Jahren hier eingeführte Rauwolfia-Alkaloid Reserpin, das unter dem Namen Serpasil® bekannt wurde, sehr gut bewährt."[540] Behandelt wurden 137 Kinder und Jugendliche im Alter von 3–20 Jahren.[541] Die Kinder würden selbst registrieren, „dass sie sich langsam in die Gewalt bekommen und bitten deshalb häufig von sich aus um eine Fortsetzung der Behandlung"[542]. Strehl merkt an, dass „bei der Auslese der für die Reserpinbehandlung in Frage kommenden Kranken [...] weniger die Art der Diagnose als vielmehr die Besonderheit der Symptomatik entscheidend"[543] gewesen sei. Zu diesen Symptomen zählt er „allgemeine psychomotorische Unruhe mit gesteigerter Ablenkbarkeit und Konzentrationsschwäche [sowie] sozietäre Anpassungsschwierigkeiten mit Neigung zu aggressivem Verhalten"[544].

Über die Erfahrungen mit dem Präparat im Franz Sales Haus und anderen Einrichtungen wurde ebenfalls auf der 4. Ärztlichen Fortbildungstagung des

---

537 Strehl 1958.
538 Vgl. ebd., S. 271.
539 Ebd.
540 Ebd.
541 Vgl. ebd., S. 272.
542 Ebd., S. 271.
543 Ebd., S. 273.
544 Ebd.

LVR im Oktober 1962 referiert.[545] In der Bonner Jugendpsychiatrischen Klinik wurden Reserpin und Megaphen® beispielsweise „von Anfang an auf breiter Basis"[546] angewandt. Die Beurteilung der Reserpin-Wirkung fiel dort jedoch weniger günstig aus als in anderen Einrichtungen; zudem wurde die ungenügende Sedierung bemängelt:

> „Zuweilen zeigte sich sogar eine vermehrte Unruhe und zwar mit einer Note des Weichen, Amorphen und mit einer Verwässerung der kindlichen Individualität. Wir erlebten auch durchweg nicht eine Besserung des sozialen Kontaktes, und mit einer verhangenen Mimik waren wir ebenso unzufrieden wie mit einem Ausdruck von Gleichgültigkeit und Apathie oder gar einer organisch stigmatisierten Hypomimie als Zeichen eines beginnenden Parkinsonsyndroms."[547]

Dem Megaphen® stand man in dieser Einrichtung aufgrund der bekannten Nebenwirkungen von Anfang an „mit einer betonten Reserve"[548] gegenüber.

Dixyrazin (Esucos®) – Franz Sales Haus

In einer Publikation aus dem Jahr 1964 mit dem Titel „Erfahrungen aus der Praxis – Behandlung unruhiger und konzentrationsgestörter Kinder"[549] berichtet Strehl aus dem Franz Sales Haus: „Wir hatten hierbei die Möglichkeit, das Präparat Esucos® (mit der UCB Grundsubstanz 3412) zu prüfen."[550] In einer Fußnote dazu wird angegeben: „Hersteller: UCB Chemie GmbH, Köln-Braunsfeld."[551] Esucos® (Wirkstoff: Dixyrazin) ist ein schwach potentes Neuroleptikum aus der Gruppe der Phenothiazine[552], das in Deutschland seit 1962 auf dem Markt war.[553] Obwohl Strehl von einer „Prüfung" spricht, fällt die Einordnung

---

545 Vgl. Schmitz 1962, S. 107.
546 Ebd.
547 Ebd.
548 Ebd.
549 Strehl 1964.
550 Ebd., S. 68 f.; vgl. hierzu auch Wagner 2017, S. 177.
551 Strehl 1964, S. 68 (Fußnote 1).
552 Vgl. Benkert & Hippius 1986, S. 172.
553 Vgl. Linde 1992, S. 63.

als „Arzneimittelprüfung" im Sinne dieser Arbeit nicht leicht, da nicht genau bekannt ist, ob die Prüfung vor oder nach der Markteinführung begann und kein Studiendesign (z. B. Einteilung der Probanden in Gruppen) erkennbar ist. Strehl schreibt, dass in mehreren Fällen – und nicht routinemäßig bei allen Teilnehmern – Blutbildkontrollen durchgeführt wurden. In der Publikation bezeichnet er das Franz Sales Haus als eine Heilerziehungsanstalt mit „700 Betten"[554]. Für die Prüfung des Esucos® seien von den 700 Kindern und Jugendlichen der Einrichtung 96 Kinder im Alter von 6 bis 14 Jahren ausgesucht worden, „die durch ihr unruhiges und störendes Verhalten in der Gemeinschaft auffielen (…)"[555]. Bei 20 Kindern hätten nur mäßige Erfolge verzeichnet werden können. Trotz der deutlich sichtbaren Sedierung hätten sich laut Strehl die „charakterlichen Abartigkeiten, wie die Neigung zum Lügen, Stehlen und Herumquerulieren"[556] nicht gebessert. Eine solche Wirkung sei von einem Pharmakon auch „wohl kaum"[557] zu erwarten. Die Medikamente könnten „nur Hilfsmittel für die Erzieher"[558] sein.

„Nur" bei zwei Kindern seien zu Beginn der Behandlung „bereits nach 30 mg Esucos extrapyramidale Störungen auf[getreten], so daß die Behandlung abgebrochen werden mußte"[559]. Bei einigen „organisch geschädigten Kindern mit erheblicher Unruhe" seien „höhere Dosen" bis 4×25 mg täglich erforderlich gewesen, die „zwar zu einer Dämpfung der Unruhe, aber auch zu einem Nachlassen der allgemeinen psychischen Leistungsfähigkeit mit vermehrtem Schlafbedürfnis"[560] geführt hätten.

Wie Jacobs in Schleswig (s. Abschn. 5.1.7) versucht auch Strehl zugleich einen liebevollen Umgang mit den Kindern und Jugendlichen zu zeichnen: „Das Wichtigste in der Erziehung ist die Herstellung eines echten menschlichen Kontaktes zwischen Erzieher und Kind. Hinzu kommt in geeigneten Fällen eine tiefenpsychologisch orientierte psychotherapeutische Behandlung durch den

---

554 Strehl 1964, S. 68.
555 Ebd., S. 68 f.
556 Ebd., S. 69.
557 Ebd.
558 Ebd.
559 Ebd.
560 Ebd.

Arzt."[561] Er berichtet, dass die Kinder das Esucos® gerne genommen hätten. Die Esucos®-Wirkung vergleicht Strehl mit einer „leichten, steuerbaren medikamentösen Leukotomie"[562].

Im Sinne Stuttes schreibt Strehl nochmals direkt: „Die modernen Neuroleptika können die erzieherische Arbeit keineswegs ersetzen. Sie können aber wohl die Voraussetzungen für eine erfolgreiche erzieherische Arbeit schaffen."[563]

5.1.14 Hinweise auf weitere Arzneimittelprüfungen

Zusammenfassend bestätigte die Methode der systematischen Suche über die medizinische Datenbank medline zwar die bis dahin bekannten Publikationen der Neuroleptika (bis auf die eine Ausnahme; Dipiperon®), aber insgesamt waren hier lediglich vier von den elf beschriebenen Prüfungen gelistet. Von den übrigen Untersuchungen scheint es keine Publikationen in Fachzeitschriften zu geben.

So wurde das Präparat „T 57" zwar in mehreren Einrichtungen geprüft, es konnte jedoch keine Publikation zu einer Versuchsreihe an Heimkindern gefunden werden. Nur die Dokumente im Archiv des Unternehmens Merck deuten auf die Untersuchungen. Auch die Prüfungen mit dem Neuroleptikum 8909 R.P. (Propericiazin, Berichte aus dem Archiv der Bayer AG) und die Verabreichung der Substanz R16341 (Penfluridol, Eintragungen in der Bewohnerakte von Frau W.) wurden offenbar nicht in Publikationen thematisiert.

Möglich ist sicherlich, dass eine Veröffentlichung nicht gefunden wird, was man normalerweise natürlich auch nicht weiß. Diese Schwierigkeit kann anhand der Prüfung des Nootropikums Piracetam im Franz Sales Haus aufgezeigt werden. In einer zunächst gefundenen Publikation zu diesem Wirkstoff aus dem Jahr 1975 berichten die Autoren, dass Strehl „bei 44 Heimsonderschul-Kindern im doppelten Blindversuch eine Zunahme der Lernfähigkeit und der sozialen Anpassung beobachtet"[564] habe. Im Literaturverzeichnis des Artikels ist dazu angeführt: „*Strehl, W.:* Klinische Beobachtungen über die Wirkung von

---

561 Ebd., S. 69 f.
562 Ebd., S. 70. Leukotomie: psychochirurgische Hirnoperation.
563 Ebd.
564 Tacke et al. 1975, S. 83.

UCB 6215 bei 44 Schulkindern im doppelten Blindversuch. Unveröffentlichter Bericht."[565] Dies weist zunächst auf eine fehlende Publikation hin. Tatsächlich gab es jedoch bereits drei Jahre vor dem angeblich „unveröffentlichten Bericht" eine Publikation zu dieser Untersuchung.[566] Der Hinweis aus dem Jahr 1975 schien sich jedoch zunächst zu bestätigen, da daraufhin anfangs erst ab diesem Datum nach einer Veröffentlichung gesucht wurde.[567]

Die lückenhafte Datenlage erschwert die systematische Untersuchung der Neuroleptika-Prüfungen. Neben nicht publizierten Prüfungen (oder evtl. nicht gefundenen Publikationen) kommt hinzu, dass pharmazeutische Unternehmen, Einrichtungen oder Behörden nach eigenen Angaben zum Teil viele Unterlagen vernichtet haben, sie nicht mehr auffindbar sind oder es wird kein Zugang zu den Archiven gewährt. So ist von einem deutlich umfangreicheren Ausmaß der Prüfungen als hier dargestellt auszugehen.

Es ist anzunehmen, dass durch fokussierte Recherchen in bestimmten Einrichtungen weitere Funde möglich sind, wie dies am Beispiel von Schleswig (interne Schriftenreihe) deutlich wird. Auch Zeitzeugen, wie Unternehmensmitarbeiter, Ärzte oder Betreuer aus den Einrichtungen und ehemalige Heimkinder sind weitere mögliche Quellen.

5.2 Rotenburger Anstalten der Inneren Mission

5.2.1 Hintergrund

Auf der Basis von Aussagen eines ehemaligen Bewohners, der im Jahr 2015 berichtete, er habe als Kind und Jugendlicher in den 1960er und frühen 1970er Jahren in den Rotenburger Anstalten in großem Umfang sedierende Medikamente erhalten, wurde eine Recherche im Archiv der Einrichtung durchgeführt.

Die Rotenburger Werke sind eine diakonische Einrichtung für Menschen mit geistiger Behinderung in Rotenburg/Wümme, die 1878 zunächst als „Ver-

---

565 Ebd.

566 Strehl & Brosswitz 1972.

567 Die eigentliche Publikation konnte schließlich in Kooperation mit der Arbeitsgruppe Uwe Kaminsky, Katharina Klöcker und Julia van der Linde gefunden werden.

ein zur Pflege Epileptischer" gegründet wurden.[568] 1905 kamen Diakonissen des Ev.-luth. Diakonissen-Mutterhauses Bethesda aus Hamburg nach Rotenburg und übernahmen die Pflege der damals 300 Bewohner. 1930 lebten 1050 Bewohner in der Einrichtung, davon waren ungefähr 210 unter 14 Jahre alt.[569] Im Februar 1958 waren von den 1123 Bewohnern 436 im Kindesalter, die von 78 Pflegepersonen betreut wurden.[570]

Der ehemalige Vorsteher der Rotenburger Werke, Pastor Wilhelm Unger (1905–1983), beschreibt die Jahre von 1955–1970 mit einer „quälenden Platznot" und einer größeren Belegungsdichte, als wünschenswert gewesen sei.[571] Die Menschen waren in großen „Stationen" mit bis zu 40 Personen in großen Schlafsälen untergebracht. Dr. Dieter Wolff (*1941), der von 1976–2005 als Nervenarzt in den Rotenburger Anstalten bzw. Rotenburger Werken tätig war, schreibt über diese Zeit: „In diesen für schwer- und schwerstbehinderte Menschen völlig ungeeigneten Räumlichkeiten entstehen die Reibungsflächen, hier wachsen mannigfaltige ‚Verhaltensstörungen' heran."[572] Diese Situation führte zu Konflikten und Aggressionen. Die beeinträchtigten Menschen trafen auf Betreuer, die oftmals nicht über eine pädagogische Ausbildung verfügten; die „dominierenden diakonischen Fachkräfte"[573] waren durchweg pflegerisch ausgebildet. Wolff schildert:

> „Einzel-‚Therapien', prophylaktische morgendliche Verabreichungen von Schlägen mit Stock und Handfeger, aggressive Drohungen, ‚ausgerutschte Hände' und ‚langer Hafer' sind über einige Jahrzehnte hinweg zu beobachten, wiewohl in den Dienstanweisungen eindeutig darauf hingewiesen wird, dass Schläge verboten sind."[574]

---

568 Vgl. Reiter 2011, S. 237.
569 Vgl. ebd., S. 238.
570 Vgl. ARW 367, Dokument mit Statistiken zu den Rotenburger Anstalten aus dem Jahre 1958.
571 Vgl. Hollmann 2011, S. 18.
572 Wolff 2011, S. 155.
573 Hollmann 2011, S. 19.
574 Wolff 2011, S. 157.

Insgesamt bestand in den Rotenburger Anstalten, wie wohl in den meisten Einrichtungen für Menschen mit geistiger Behinderung der damaligen Zeit, eine medizinisch-psychiatrische Ausrichtung.

Mit seiner Aussage, dass „Heilpädagogik letztlich angewandte Kinderpsychiatrie"[575] sei, war Hermann Stutte einer der Hauptakteure der Vereinnahmung der Behindertenpädagogik durch Vertreter der Kinder- und Jugendpsychiatrie. Deren eugenisch-psychiatrisches Denken wurde von der Pädagogik weitgehend kritiklos übernommen und dominierte über die Fürsorgeerziehung hinaus das sozialpädagogische Denken (vgl. Abschn. 2.1).[576] Laut Stutte sollte ein heilpädagogischer Erziehungsplan auf einer klaren Diagnose aufgebaut sein. Eine klare ärztliche Diagnose und gegebenenfalls Behandlung sind sicherlich wichtig, da psychische Probleme oder Verhaltensauffälligkeiten auch organische, physiologische und genetische Ursachen haben können. Offensichtlich dominierte in dieser Zeit aber der medizinische Aspekt gegenüber heilpädagogischen und psychologischen Ansätzen.

In den Rotenburger Anstalten gab es noch bis 1995 einen „leitenden Chefarzt", der auch Vorstandsmitglied war. Die Ärzte, im Jahr 1965 gab es beispielsweise vier Planstellen für Ärzte,[577] waren nicht nur für die medizinische Betreuung der Bewohner zuständig, sondern beeinflussten auch das alltägliche Leben maßgeblich. Eine Mitarbeiterin berichtete:

„Auf jeden Fall noch bis mindestens Ende der 1970er Jahre hatten die damaligen Leitenden Ärzte bzw. Psychiater in den einzelnen Abteilungen die Gesamtaufsicht und sie waren die entscheidenden ‚Bestimmer', wenn es um die medizinisch-pflegerische Ausrichtung der Betreuung von Menschen mit Behinderung ging. Dies bedeutete häufig auch, dass diese Ebene Einfluss nahm auf die Alltagsbegleitung der Männer und

---

575 Stutte 1968, S. 495. Die Spannung zwischen der Kinder- und Jugendpsychiatrie einerseits und der Heilpädagogik andererseits war für die Entwicklung beider Wissenschaftsfelder sowie der Landschaft der wissenschaftlichen Fachgesellschaften von Anfang an von immenser Bedeutung. Vgl. Fangerau et. al 2017.

576 Vgl. Kappeler 2016, S. 22–25.

577 Vgl. Wilke 2018, S. 113 f. Seit 1953 war auch eine Ärztin in der Einrichtung tätig (Wilke 2018, S. 115), doch wird auch hier, wie damals üblich, eine nicht geschlechtergerechte Sprache benutzt.

Frauen, der Kinder und Jugendlichen auf den einzelnen ‚Stationen'. So musste der Leitende Abteilungsarzt gefragt werden, wenn es um Veränderungen in den Wohnräumen ging, wie z. B. um das Anbringen eines Bildes an der Wand."[578]

Die Ärzte wohnten auf dem Gelände und waren 24 Stunden täglich „im Dienst"[579]. Jeden Morgen fand eine Visite statt. „Dabei wurden besondere Vorkommnisse im Ablauf des Betreuungstages beleuchtet, pflegerische Probleme besprochen und vor allem Fragen zur Medikation geklärt."[580] Auch auf die „Erziehung" der Kinder und Jugendlichen hatten die Ärzte Einfluss. Dazu gehörte beispielsweise die Anordnung von Einzelarrest, wie ein Vorfall aus dem Jahre 1974 belegt: „Gegen 16.00 Uhr versuchte Manfred[581] wieder abzuhauen. Dr. Wolfgang Günther (*1911)[582] ordnete an, Manfred auf Station 2/13 [Isolierstation] zu bringen. Manfred blieb dort 2 Tage."[583] Eine andere Strafpraxis der Anstaltsärzte waren Schläge. Dafür steht das folgende Beispiel:

„Am 10.2.72 kam Dirk H. unaufgefordert von der Hofkolonne auf Station. Als ich ihn aufforderte wieder zurück zu gehen, wurde er aufsessig [sic!]. Daraufhin rief ich Dr. [Johann-Christoph] Dresler an, und stellte ihn [sic!] Dirk vor. Nach vielen zureden [sic!] gab Dr. Dresler Dirk H. zwei Ohrfeigen und forderte ihn auf, unverzüglich in die Hofkolonne zurück zu gehen. Nach dieser Unterredung hatte ich keinerlei Schwierigkeiten mehr mit Dirk H."[584]

---

578   Hollmann 2011, S. 15.
579   Wolff 2011, S. 153.
580   Hollmann 2011, S. 29.
581   Alle Namen von Bewohnern wurden in dieser Arbeit anonymisiert.
582   Er war ab April 1949 als Nervenarzt in den Rotenburger Anstalten tätig.
583   ARW, B 6908, Berichtsbogen, Eintrag v. 28.5.1974.
584   ARW, B 6933, Berichtsbogen 2, Jahr 1972. Dr. Dresler räumt ein selbst Ohrfeigen an Bewohner ausgeteilt zu haben. Wenn dies nötig gewesen wäre, dann habe *er* das selber tun wollen; er habe „einen breiteren Rücken" gehabt als das Personal. Auch habe er verhindern wollen, dass das Personal unkontrolliert schlug. Jeder Fall sei dokumentiert worden. Telefonische Auskunft von Dr. Johann-Christoph Dresler an Prof. Schmuhl, 18.1.2018.

Anfang der 1970er Jahre änderte sich u. a. durch die Gründung einer Fachschule für Heilerziehungspflege in den Rotenburger Anstalten die Situation in Richtung einer eher pädagogisch-psychologischen Professionalisierung der Betreuung mit dem Ziel, den in der Einrichtung lebenden Menschen „Entwicklungen zu ermöglichen, die sie zu einer selbstbestimmteren Teilhabe am Leben in der Gemeinschaft befähigen"[585]. Die bis dahin üblichen Begriffe wie „Patient" und „Station" wurden infrage gestellt und die Bezeichnungen „Bewohnerin" bzw. „Bewohner" und „Wohngruppe" eingeführt.[586]

5.2.2   Arzneimittelprüfungen in den Rotenburger Anstalten
Arzneimittelprüfungen mit nicht näher definierten Substanzen
Unterschiedliche Quellen belegen, dass in den Rotenburger Anstalten Arzneimittel getestet wurden. Dabei handelte es sich um Präparate gegen Bettnässen, zur Verbesserung des Hirnstoffwechsels, zur Sedierung, zur Gewichtsreduzierung sowie zur Dämpfung des Sexualtriebes. Diese Informationen finden sich vorwiegend direkt in Bewohnerakten, außerdem in Dokumenten aus dem Archiv der Firma Merck und in der Publikation einer Prüfung.[587] Einige Bewohnerakten enthalten Hinweise zum Einsatz von Versuchspräparaten, ohne dass ersichtlich wird, um welche Substanzen es sich handelt. Ein Beispiel aus der Akte eines 11-jährigen Mädchens:

> „Auf Grund der starken psychischen Spannungen und des häufigen Einnässens wird bei Maria ein Medikamentenversuch der Firma Sandoz durchgeführt. Es gelang nicht, bei ihr das notwendige Blut für die dazugehörigen Untersuchungen abzunehmen."[588]

---

585 Kiss 2011, S. 84 f.
586 Vgl. ebd., S. 85.
587 Vgl. Heinze & Stöckmann 1964.
588 ARW, B 7376, Verlaufsbogen, Eintrag v. 4.12.1969.

Bei einem 9-Jährigen heißt es im Januar 1970:

„Der Versuch der Fa. Sandoz, der im Dez. 69 begonnen wurde, ist heute mit einem Teilerfolg abgeschlossen. Erich nässt seit dem 4. Präparat nur noch 1 × nachts ein …"[589]

Einige Wochen später findet sich der Eintrag:

„Obwohl Erich seit Wochen weiterhin Kapseln des Sandoz-Versuches erhält, nässt er wieder stärker nachts- und auch tagsüber ein. Die letzten Kapseln sind offenbar nicht die richtigen gewesen (doppelter Blindversuch)."[590]

Aber nicht nur gegen Bettnässen scheint es Versuchspräparate der Firma Sandoz gegeben zu haben. So wird in der Akte eines 10-Jährigen Jungen notiert: „Der Versuch mit einem Präparat der Firma Sandoz ist heute abgeschlossen. Auffälligkeiten konnten jedoch in keiner Richtung seiner Persönlichkeit u. seines Verhaltens beobachtet und festgestellt werden."[591] Bei einem 11-Jährigen Mädchen findet sich der Hinweis: „Beginnt mit einer Kur wegen Gewichtszunahme BC-105 Nr. 15 3 × 5 ml tgl."[592]

Bei einem anderen Mädchen ist der gleiche Eintrag zu finden, nur wird hier nicht BC-105 Nr. 15, sondern BC-105 Nr. 12 verabreicht in der Dosierung 3 × 6 ml täglich.[593] Die Bezeichnung BC-105 lässt vermuten, dass es sich um ein Präparat handelte, das noch nicht auf dem Markt war. Auch ein 10-jähriger Junge erhielt den Saft: „Nachdem Achim den Sirup BC-105 bekommt, ist er immer sehr müde und abgespannt."[594] Alle drei Kinder erhielten den Saft Anfang 1970.

BC-105 war die Bezeichnung von Pizotifen in der Versuchsphase. Doch bleibt unklar, ob es sich hier tatsächlich um diese Substanz handelte, zumal die

---

589   ARW, B 7184, Verlaufsbogen, Eintrag v. 8.1.1970.
590   ARW, B 7184, Verlaufsbogen, Eintrag v. 26.2.1970.
591   ARW, B 6972, Verlaufsbogen, Eintrag vom 12.5.1969.
592   ARW, B 7376, Berichtsbogen, Eintrag v. 15.2.1970.
593   Vgl. ARW, B 7058, Berichtsbogen aus dem Jahr 1970.
594   ARW, B 6950, Berichtsbogen, Eintrag v. März 1970.

verschiedenen Bezeichnungen (BC-105 Nr. 12 und Nr. 15) auf unterschiedliche Substanzen hindeuten. Pizotifen ist ein Antihistaminikum und Antiallergikum und hemmt den Botenstoff Serotonin im Gehirn. Daher wurde es zur Behandlung von Migräne und bei Appetitmangel eingesetzt. Dies passt nicht zu einer Therapie wegen einer Gewichtszunahme. Pizotifen wirkt aber auch beruhigend, was wiederum mit den geschilderten Beobachtungen bei dem Jungen übereinstimmt.

Perphenazin (Decentan®)

Im Archiv der Firma Merck ist in einem Besuchsbericht der Firma vom Mai 1958 in den Rotenburger Anstalten vermerkt, dass Dr. G. über die Ergebnisse seiner Erprobung mit Decentan® bei Jugendlichen außerordentlich beeindruckt gewesen sei.[595] Er gab an, in allen Fällen nur die Hälfte bis ein Drittel der sonst benötigten Tablettenmenge Megaphen® gebraucht zu haben, um einen vergleichbaren, zum überwiegenden Teil sogar besseren Effekt zu erzielen.[596] Nach Angaben des Arztes verbrauchte die Heil- und Pflegeanstalt pro Quartal über 30.000 Megaphen®-Tabletten. Dies entspricht einem täglichen Verbrauch von mehr als 330 Stück. Da nicht erwähnt wird, ob es sich dabei um den Verbrauch in der gesamten „Anstalt" oder nur im Kinder und Jugendbereich handelt, kann der Pro-Kopf-Verbrauch nicht bestimmt werden, doch scheint die Verabreichung recht hoch gewesen zu sein. Worin der Effekt bestand, geht aus dem Besuchsbericht nicht hervor.

Aus den Aufzeichnungen wird nicht eindeutig klar, ob die Erprobung vor oder nach der Markteinführung des Präparates begann. Eine klare Definition der Medikamentengabe als klinischer Versuch ist in diesem Fall schwierig. In dem Besuchsbericht der Firma Merck heißt es weiter:

> „Bei einem weiteren Gespräch mit dem 1. Assistenten der Gynäkologischen Abteilung des gleichen Hauses, Herrn Dr. med. Fritz P., erklärte sich dieser bereit, Decentan in der Geburtshilfe zu erproben. Insbeson-

---

595 Vgl. MA, L 10/160, Internes Schreiben der wissenschaftlich Abteilung Hannover nach Darmstadt, betr.: Decentan®, 13.5.1958 (Name im Original ungekürzt).
596 Vgl. ebd.

dere interessiert hierbei die Möglichkeit einer Prämedikation bei Tbc.-kranken Schwangeren. [...] Dr. P. hat uns ein Gutachten zugesagt."[597]

Ob das Präparat bereits vorher an Schwangeren getestet wurde, ist nicht bekannt.

Pyrithioxin (Encephabol®)[598]

Pyrithioxin (entspricht Pyritinol; Encephabol®) der Firma Merck ist in Deutschland seit dem 15. Mai 1963 im Handel.[599] Bei Pyrithioxin handelt es sich um ein Vitamin B_6-Derivat. In Werbeschriften wurde das Präparat für hirngeschädigte Kinder empfohlen: „Encephabol® dynamisiert und ökonomisiert den Gehirn-Stoffwechsel."[600] In einer ausführlicheren Werbung heißt es:

> „Hirnorganische Schädigungen im Kindesalter stellen eine starke Belastung für Eltern und Pflegepersonal dar. Bei Funktionsausfällen des kindlichen Nervengewebes mit Hirnleistungsschwäche, z. B. nach Geburtstraumen oder nach Enzephalitiden, kommt es zu geistigen und psychischen Entwicklungsstörungen im Sinne einer Retardierung. Hier gilt es, die gestörten Stoffwechselfunktionen des Gehirns wieder zu dynamisieren. Wenn die Energiezufuhr durch Encephabol verbessert wird, nimmt die Leistung der Hirnzelle zu. Die psychische Aktivität wird gesteigert, die affektive Ansprechbarkeit angehoben. Nach Gabe von Encephabol über Monate kann eine Harmonisierung der gesamten Persönlichkeitsstruktur und eine Besserung der Sozialkontakte des hirngeschädigten Kindes erzielt werden."[601]

---

597 Ebd. (Namen im Original ungekürzt).
598 Vgl. zu diesem Abschnitt auch Wagner 2016.
599 Vgl. MA, K15/355, Anmeldevordruck zur Eintragung einer Arzneispezialität in das Spezialitätenregister, undatiert.
600 MA W 38/202(g), Aufstellung, Encephabol®: Hilfe bei hirnorganischen Schädigungen im Kindesalter, September 1969.
601 Werbung Encephabol®, in: Praxis der Kinderpsychologie und Kinderpsychiatrie (1970), 19 (6).

Zu der Prüfung von Encephabol® liegt eine gemeinsame Publikation von Dr. Hans Heinze (1923–2012, jun.)[602] aus der Jugendpsychiatrischen Klinik in Wunstorf und Dr. Fritz Stöckmann, dem damaligen leitenden Arzt der Rotenburger Anstalten vor.[603] Die Publikation erschien 1964 in der Zeitschrift „*Medizinische Klinik*". Außerdem fanden sich in drei Bewohnerakten Hinweise zur Prüfung dieses Präparats. Auch Dokumente im Archiv der Firma Merck weisen auf die Untersuchungen hin. Laut Publikation sei die therapeutische Wirksamkeit des Pyrithioxins an „einer größeren Anzahl hirnorganisch geschädigter Kinder und Jugendlicher"[604], zum Teil placebokontrolliert, untersucht worden.

Als Stöckmann, ein ausgebildeter Neurologe, Psychiater und Jugendpsychiater, im Jahre 1960 die Anstellung als Leitender Chefarzt in den Rotenburger Anstalten antrat, war er zuvor ungefähr fünf Jahre als Oberarzt an der Jugendpsychiatrischen Klinik Wunstorf tätig gewesen.[605] Sein Engagement und seine Äußerungen erscheinen recht widersprüchlich. Laut der damaligen Mitarbeiterin Maria Kiss (*1939) war sein Leitsatz: „The doctor is the captain on board."[606] Er befürwortete eine medizinisch geprägte Therapie der Bewohner und engagierte sich für den Bau einer Kinder- und Jugendpsychiatrie auf dem Gelände der Rotenburger Anstalten,[607] was jedoch aus unbekannten Gründen nicht realisiert wurde. Gleichwohl setzte er sich Anfang der 1970er Jahre erfolgreich für die Gründung einer Fachschule für Heilerziehungspflege in den Rotenburger Anstalten ein.[608] Dies führte zu einer eher pädagogischen und psychologischen Ausrichtung der Betreuung der Bewohner und zu einem Abrücken vom medi-

---

602 Dass es sich hier um Hans Heinze jun. handelt, geht aus Unterlagen der Firma Merck und aus dem Zeitpunkt der Prüfung hervor. Heinze jun. war wie sein Vater Psychiater (Castell et al. 2003, S. 364). Er wechselte 1961 von der Nervenklinik der Universität Gießen an die Abteilung für Kinder- und Jugendpsychiatrie des LKH Wunstorf (Universität Giessen 2017). Hans Heinze sen. war von 1954 bis Oktober 1960 in der Klinik in Wunstorf tätig. Die Studie wurde erst danach durchgeführt.

603 Heinze & Stöckmann 1964.

604 Ebd., S. 1913.

605 Vgl. Walter 2005, S. 472.

606 Interview mit Maria Kiss, 26.8.2015. Maria Kiss war Unterrichtsschwester, Diplom-Pädagogin, Lehrkraft an der Fachschule für Heilerziehung (1972–1979), Vorstandsmitglied der Rotenburger Werke (1980–1999).

607 Vgl. ebd.

608 Vgl. Kiss 2011, S. 84.

zinisch geprägten Menschenbild in der Einrichtung. Frau Kiss beschreibt Stöckmann als einen „Menschenfreund"[609].

In einem Gespräch mit der Zeitschrift „*Lebenshilfe*" im Jahr 1962 unter dem Titel „Die eugenische Sterilisation"[610] wird eine andere Seite Stöckmanns sichtbar. Hier gibt er drei Indikationen, die eine Unfruchtbarmachung eines Mannes oder einer Frau rechtfertigen, an: die medizinische, die soziale und die eugenische. Bei der eugenischen Indikation handele es sich nach Stöckmann „um die Verhinderung der Fortpflanzung erbkranker Personen mit erblicher Taubheit, Blindheit, erblichen körperlichen Missbildungen, Geisteskrankheiten, erblichen Schwachsinnszuständen u. a."[611]. Diese Aufzählung entspricht exakt den Kriterien des Gesetzes zur Verhütung erbkranken Nachwuchses von 1933.[612] Ferner äußert Stöckmann: „Leider hat das Ansehen der Erbgesundheitspflege durch das Dritte Reich bei uns stark gelitten."[613] Inwieweit seine Einstellungen für ihn selbst widersprüchlich waren, muss offen bleiben. Sichtbar wird die Kontinuität des eugenischen Denkens bis zumindest in die 1960er Jahre. Die Prüfung von Encephabol® an Kindern, für die es keine Hinweise auf Einwilligungen gibt, ist sicherlich der medizinisch-psychiatrischen Ausrichtung Stöckmanns zuzuordnen.

Neben der Publikation von Heinze und Stöckmann gibt es weitere Dokumente zu der Prüfung des Präparates. So geht aus einem internen Schreiben der Firma Merck vom 10. September 1963 hervor, dass die beiden Mediziner etwa zwei Jahre zuvor und damit etwa eineinhalb Jahre vor der Registrierung des Präparates damit begonnen hatten, Encephabol® an Kindern zu prüfen.[614] Beide waren im April des Jahres 1963 aufgrund positiver Ergebnisse bereit, gemeinsam zu publizieren. In dem Schreiben wird fortgefahren:

„Auch wäre in beiden Fällen wohl eine finanzielle Aktivierung erforderlich. Da nach der Einführung von Encephabol WA [Wissenschaft-

---

609 Interview mit Maria Kiss, 26.8.2015.
610 Lebenshilfe 1962.
611 Ebd. Vgl. hierzu Petersen 2003, S. 141.
612 Vgl. Gütt et al. 1934, S. 56 f.
613 Lebenshilfe 1962, S. 18.
614 Vgl. MA, L10/80b, Internes Schreiben der Firma Merck, „von: MPA-Medizin", betr.: Publikation über Encephabol® in der Pädiatrie, 10.9.1963 (Namen im Original ungekürzt).

liche Abteilung] für die Honorierung von Publikationen verantwortlich zeichnet, bitte ich um Äußerung, ob wir durch ein handfestes Angebot bei Dr. H. und Dr. S. erneut einen Anlauf machen sollen. Erfahrungsgemäß werden sich die vorhandenen trägheitsbedingten Widerstände nur dann überwinden lassen, wenn man jedem der beiden Herren ein Honorar von DM 1.000,-- in Aussicht stellt. Angesichts der Tatsache, dass eine pädiatrische Encephabol-Arbeit aus Deutschland bisher nicht vorliegt, dürfte diese Summe gerechtfertigt sein."[615]

Angefügt ist ein Zettel: „Nach Rücksprache mit Dr. Ba. [Mitarbeiter der Firma Merck] wurde der Betrag für Dr. H. um DM 500,-- erhöht, da er die Hauptlast der Niederschrift übernommen hatte."[616] Darüber hinaus existieren im Zusammenhang mit der Encephabol®-Prüfung Belege über weitere Zahlungen an H.[617]

In der Publikation von Heinze und Stöckmann werden fünf kasuistische „Beispiele" beschrieben. Anhand der Initialen und Geburtsdaten konnten zwei dieser Probanden durch den Vergleich mit Akten von ehemaligen Bewohnern der Rotenburger Anstalten identifiziert werden. Unabhängig davon fand sich in der Akte eines damals 14-jährigen Mädchens der Hinweis, dass bei ihr „seit dem 12.3.1962 auch ein Versuch mit 3 × 1 Tablette B6 II gemacht worden"[618] sei (B6 II war die Bezeichnung des Präparates als Prüfsubstanz). Die Publikation beschreibt einen 6-jährigen Jungen mit „Wutausbrüchen und erethischer Bewegungsunruhe"[619], der täglich dreimal 100 mg Encephabol® erhalten habe. Laut Veröffentlichung verarmte das Kind mit zunehmender Dauer der Encephabol®-Gabe an Antrieb, verlor seine Spielfreude und beschäftigte sich nicht mehr. Nach 11 Monaten wurde das Präparat schließlich abgesetzt.[620] In der Bewohnerakte findet sich davon abweichend zwei Mal der Eintrag, dass der Junge zweimal täglich 1 B6 II bekam. Ein dritter, handschriftlicher Eintrag berichtet ohne Mengenangabe, dass der Junge B6 II erhielt und zunehmend „adynamisch" und

---

615 Ebd. (Namen im Original ungekürzt).
616 Ebd. (Namen im Original ungekürzt).
617 Vgl. MA, L10/65, Herr B., Firma Merck an H., 3.4.1962, 26.4.1962, und 3.10.1962 (Namen im Original ungekürzt).
618 ARW, B 5822, Verlaufsbogen, Eintrag v. 3.5.1952.
619 Heinze & Stöckmann 1964, S. 1914.
620 Vgl. ebd.

„apathisch" wurde.[621] Etwa zwei Jahre später findet sich der Eintrag, dass sich das Verhalten des Jungen deutlich gewandelt habe. Er wird als ausgeglichener, angepasster und wesentlich wenig führungsschwierig bezeichnet. Zu der Zeit erhielt er das Präparat H 94, da es nach Angaben der Stationsschwester noch besser angepasst sei.[622] Die Bezeichnung H 94 legt nahe, dass es sich wiederum um eine Prüfsubstanz handelt. In der Akte findet sich der Hinweis, dass sich die Eltern rührend um den Jungen kümmerten, dagegen fehlt ein Hinweis, dass die Eltern über den Einsatz der Prüfpräparate unterrichtet wurden.

Bei einem 7-jährigen Mädchen wird in der Publikation als Erstes die uneheliche Geburt thematisiert.[623] Laut den Autoren wies das Mädchen eine ausgeprägte motorische Unruhe auf. Bei einer Encephabol®-Behandlung mit 3 × 100 mg pro Tag trat eine Wirkung 14 Tage nach Therapiebeginn ein. „Das Kind wurde im Wesen beständiger und ausgeglichener und ordnete sich besser in die Kindergemeinschaft ein."[624] Die Behandlung dauerte gut zwei Monate. In der Bewohnerakte der Rotenburger Werke steht lediglich, sie sei „immer noch sehr unruhig. Sie bekommt mittags und abends 1 Truxal und 3 × tägl. 1 B6 II. Leidenschaftlich liebt sie ihre Pantoffeln und die der anderen Kinder. Am liebsten möchte sie jeden Tag neue haben."[625] Auch bei diesem Mädchen findet sich in der Akte keine Einwilligung der Eltern oder der gesetzlichen Vertreter. Auffällig in den Eintragungen ist die zum Teil liebevolle, empathische Verhaltensbeschreibung der Kinder.

Stöckmann und Heinze sahen laut Publikation durch die Beobachtungen ihre Vermutung bestätigt, dass Pyrithioxin beim Menschen einen therapeutischen Effekt zeige. Eine Ausdehnung der Erprobung in möglichst großem Umfang erschien ihnen empfehlenswert, um das Wirkungsspektrum von Encephabol® im Sinne einer Ausrichtung auf sogenannte Zielsyndrome näher abzugrenzen. Die Bedeutung der Publikation für die Firma Merck wurde bereits

---

621 Vgl. ARW, B 6259, Verlaufsbogen, Eintrag v. 10.9.1962.
622 Vgl. ARW, B 6259, Verlaufsbogen, Eintrag v. 27.6.1964.
623 Bei nichtehelichen Kindern galt von vornherein eine „drohende Verwahrlosung" als gegeben, was als Grund für eine Einweisung in ein Heim ausreichen konnte. Ob nichteheliche Kinder oder Kinder ohne Kontakt zu Verwandten eher zu Arzneimittelstudien herangezogen wurden, bleibt zu untersuchen.
624 Heinze & Stöckmann 1964, S. 1915.
625 ARW, B 7628, Berichtsbogen, Eintrag v. 30.8.1962.

durch die Notiz erkennbar, die aufgrund des Fehlens einer pädiatrischen Ence-phabol®-Arbeit aus Deutschland die Summe der Honorierung für gerechtfer-tigt hielt. Weitere Dokumente aus dem Archiv des Unternehmens belegen die Entwicklung des Präparates mit zunächst schwierigen Vermarktungsaussichten zu einem letztendlich erfolgreichen Produkt. In einem offensichtlich internen Rundschreiben der Firma Merck vom 6. November 1962 mit der Überschrift „Vergleich mit Vitamin B$_6$" wird zum Ausdruck gebracht, dass diese Frage „sicher nicht ganz einfach zu beantworten"[626] sei. Weiter wird berichtet:

> „Eine Eigenwirkung des Pyrithioxins gibt es offenbar nicht. Es wirkt lediglich im Sinne eines Regulativums auf einen bereits vorhandenen pathologischen Prozeß: Voraussetzung für den Effekt sind wahrschein-lich Stoffwechselprozesse, die durch Pyrithioxin kompensiert werden."[627]

In klinischen Prüfungen konnten keine positiven Resultate erzielt werden, wie interne Berichte des Unternehmens zeigen:

> „Die bisher von deutschen Klinikern erzielten negativen therapeuti-schen Erfolge sind nicht ermutigend für eine Einführung des Präparates B6 II in Deutschland […]. Das Präparat bei uns – trotz negativer Urteile deutscher Kliniker – einzuführen, halte ich für riskant."[628]

Anfang 1961, zwei Jahre vor der Einführung des Präparates in Deutschland stand der Abbruch der Prüfungen kurz bevor.[629] Doch die Bemühungen um das Präparat hielten an. Offensichtlich wollte man das Projekt aufgrund der bis dahin aufgebrachten erheblichen Forschungskosten und der langwierigen Prüfung nicht aufgeben.[630] In einer Aktennotiz über B6 II vom November 1961 wird erwähnt, dass die Ergebnisse der klinischen Prüfung in Deutschland nach

---

626 MA, L10/81, Rundschreiben Nr. 127/62, 6.11.1962.

627 Ebd.

628 MA, K15/355, Offensichtlich internes Schreiben, „prof. ho-ro" an T., Betr.: B6 II, 25.1.1961.

629 Vgl. MA, L10/80b, Internes Schreiben, „dr.bo-schm-ln", betr.: Klinische Prüfung von B6 II, 5.1.1961, S. 5.

630 Vgl. MA, L10/80b, Vgl. Vortrag B. (Name im Original ungekürzt), Werberichtlinien für Encephabol®, gehalten a. d. WD-Tagung am 4. April 1963.

wie vor zu wünschen übrigließen.[631] Danach standen die bisher aufgewandten Versuchsmengen von 300.000 Dragees an rund einhundert Prüfstellen in keinem Verhältnis zu den gewonnenen spärlichen Resultaten.[632] Ein sorgfältiger doppelter Blindversuch in Graz belegte die fehlende Förderung der zerebralen Durchblutung durch B6 II. Trotz dieser entmutigenden Ergebnisse in Deutschland, glaubte Dr. Ha. (Mitarbeiter des Unternehmens),

> „dass im Hinblick auf die inzwischen gewonnenen Erfahrungen in Spanien und die sich langsam abzeichnenden positiven Ergebnisse in Deutschland das Präparat aus geschäftspolitischen Gründen auch in Deutschland eingeführt zu werden verdient."[633]

Im November 1961 wurde beschlossen: „die klinische Prüfung mit dem Ziel positiver Publikationen bis zum Frühjahr fortzusetzen, um B6 II im Herbst 1962 in Deutschland einzuführen."[634] Offensichtlich hatte man Erfolg. Nach der Markteinführung im Mai 1963 in der BRD übertraf das Präparat sogar die Erwartungen.[635] Allein im November 1963 betrug der Encephabol®-Umsatz 289.000 DM.[636] Es ist anzunehmen, dass „positive Publikationen" wie die von Heinze und Stöckmann, an dieser Entwicklung beteiligt waren, indem sie dem Präparat die Tür zu verschiedenen Einrichtungen öffneten. Hinzuzufügen ist noch, dass Mitarbeiter des Unternehmens Merck letztlich „einen nicht unerheblichen Anteil an dem schließlich publizierten Manuskript"[637] hatten.

Auch in Rotenburg wurde Encephabol® nach der Markteinführung eingesetzt. Weiter trugen zu dem Erfolg des Produktes auch geschickte Werberichtlinien bei. Der neu kreierte Begriff des „Vigilitätstonus"[638] wurde in den Mit-

---

631 Vgl. MA, K15/353, Vgl. Aktennotiz einer Aussprache über B6 II (Bonifen) am 10. November 1961.
632 Vgl. ebd.
633 Ebd.
634 Ebd.
635 Vgl. MA L10/80b, Vgl. Bericht WD-Tagung, Encephabol®, 14.–16.10.1963.
636 Vgl. MA, K15/353, Aktennotiz, Betr.: Encephabol®/Besprechungen in Firma Bracco, Mailand, 14.12.1963.
637 Hähner-Rombach & Hartig 2019, S. 71.
638 MA L10/80b , Vgl. Bericht WD-Tagung, Encephabol®, 14.–16.10.1963.

telpunkt der Werbemaßnahmen gestellt. In einer Notiz wird vermerkt, dass der Begriff zwar kritisch aufgenommen und als unverständlich oder schwülstig empfunden werde, doch würden nunmehr auch andere Firmen ihre Präparate mit diesem Begriff bewerben. Eine weitere interne Notiz bringt es auf den Punkt: „Professor E. in Münster, mit dem wir vor kurzem hierüber sprachen, meinte ganz offen, je weniger man sich unter einem Begriff vorstellen könne, umso besser sei er für die Werbung und erinnerte an das Attribut ‚doppelt fermentiert' der Firma Reemtsma."[639]

Cyproteronacetat (Androcur®)

Am 15. Mai 1973 wurde der Wirkstoff Cyproteronacetat von der Firma Schering unter dem Warenzeichen Androcur® in den Handel eingeführt.[640] Als Antiandrogen hemmt Cyproteronacetat die Wirkung männlicher Sexualhormone (Androgene). In der Produkthistorie der Firma ist vermerkt: „Dieses Mittel bietet erstmals die Möglichkeit, auf medikamentösem Weg einen krankhaft gesteigerten Sexualtrieb beim Mann zu dämpfen."[641]

Das Grundgesetz der BRD garantiert die freie Entfaltung der Persönlichkeit, wobei die Sexualität als wesentlicher Aspekt der Persönlichkeit gilt.[642] Andererseits war die Einstellung zur Sexualität in den 1950er und 1960er Jahre geprägt von rigiden religiösen und moralischen Vorstellungen. Dies spiegelte sich auch in der FE wider. Die unbestimmten Begriffe der sexuellen „Verwahrlosung" oder gar „drohenden Verwahrlosung" reichte für Mädchen als Grund für eine Heimeinweisung aus. Bei nichtehelichen Kindern galt von vornherein eine „drohende Verwahrlosung" als gegeben. Besonders bei Jungen fürchtete man in den Erziehungseinrichtungen hetero- und homosexuelle „Verfehlungen", die man präventiv zu verhindern versuchte und denen man mit Verurteilung und Bestrafung begegnete.[643] Die gleiche Einstellung hatte man gegenüber der Selbstbefriedigung.

---

639 Ebd (Name im Original ungekürzt).
640 Vgl. SchA-S1-229, Produkthistorie Pharma; Androcur® 1982.
641 Ebd.
642 Vgl. Laschet 1973.
643 Vgl. Swiderek 2011.

Nach dem „Gesetz über die freiwillige Kastration und andere Behandlungsmethoden" vom 15. August 1969 war eine Kastration definiert als „eine gegen die Auswirkungen eines abnormen Geschlechtstriebes gerichtete Behandlung, durch welche die Keimdrüsen eines Mannes absichtlich entfernt oder dauernd funktionsunfähig gemacht werden", [644] während die „anderen Behandlungsmethoden" vorausblickend schon die Behandlungsmöglichkeit mit Cyproteronacetat, das bei Verabschiedung des Gesetzes noch nicht auf dem Markt war, berücksichtigte. Anders als bei der Kastration sollte durch eine „andere Behandlungsmethode" nur eine vorübergehende Funktionsunfähigkeit der Keimdrüsen erreicht werden.[645] Während eine Kastration erst ab Vollendung des 25. Lebensjahres durchgeführt werden durfte, war für eine „andere Behandlungsmethode" keine Altersbeschränkung vorgesehen. Beide Arten der „Behandlung" durften jedoch nur mit Einwilligung nach einer Aufklärung erfolgen (für Sexualstraftäter, auf die dieses Gesetz in erster Linie abzielte, gab es unter bestimmten Voraussetzungen Ausnahmen). Zur Durchführung einer „anderen Behandlungsmethode" bei Minderjährigen war in jedem Fall die Einwilligung des gesetzlichen Vertreters gefordert. War der gesetzliche Vertreter nicht gleichzeitig auch Sorgeberechtigter oder gab es neben ihm noch einen weiteren Sorgeberechtigten, so musste auch dessen Einwilligung eingeholt werden. Da man keine Erfahrungen zur Reversibilität der Einschränkung des Geschlechtstriebs, der sexuellen Potenz und der Zeugungsfähigkeit bei einer Behandlung vor Abschluss der Pubertät besaß[646], mussten Personen unter 21 Jahren über eine Informierung und Einwilligung hinaus vor Behandlungsbeginn von einem ärztlichen Mitglied einer Gutachterstelle untersucht werden.[647]

Auch in einer Ausgabe der *„Medizinische Mitteilungen Schering"* griff man die rechtlichen Aspekte einer Androcur®-Behandlung auf:

---

644 Gesetz über die freiwillige Kastration und andere Behandlungsmethoden vom 15.08.1969, in: Bundesgesetzblatt I, 11–43.
645 Vgl. ebd. Auch die folgenden Angaben über die rechtliche Situation hiernach.
646 Vgl. Laschet 1973.
647 Vgl. Gesetz über die freiwillige Kastration und andere Behandlungsmethoden vom 15.08.1969, in: Bundesgesetzblatt I, 11–43.

„Die Sexualität ist ein wesentlicher Aspekt der Persönlichkeit, deren freie Entfaltung im Grundgesetz der BRD garantiert ist. Die Androcur-Behandlung hemmt die Sexualität und greift damit in die Intimsphäre der Persönlichkeit einschränkend ein. Vor Beginn einer Androcur-Behandlung besteht daher volle Informationspflicht gegenüber dem Patienten und gegebenenfalls gegenüber seinem gesetzlichen Vertreter über die erwünschte Wirkung und unerwünschten Nebenwirkungen der Androcur-Behandlung, insbesondere über die Einschränkung des Geschlechtstriebs, der sexuellen Potenz und der Zeugungsfähigkeit unter Berücksichtigung der Reversibilität der Wirkung. [...] Wir kennen die Reversibilität der Androcur-Wirkung bei geschlechtsreifen Männern. Es liegen z. Z. aber noch keine ausreichenden Erfahrungen darüber vor, wie sich eine Androcur-Behandlung auf die spätere Fertilität auswirken kann, wenn die Behandlung vor Abschluß der Pubertät – also vor dem Vorliegen eines nach wissenschaftlichen Erkenntnissen fertilen Ejakulats – begonnen wird. Das heißt, dass die Behandlung in diesen Fällen der Genehmigung durch den Gutachterausschuss bedarf, wenn sie gegen die Auswirkung eines abnormen Geschlechtstriebs gerichtet ist.“[648]

Da bekannt war, dass sich Cyproteronacetat ungünstig auf das Wachstum auswirken kann, wurde in derselben Schrift darauf hingewiesen, dass eine Behandlung mit Cyproteronacetat bei jugendlichen Patienten erst nach Abschluss des Längenwachstums angebracht ist.[649]

Trotzdem wird bereits in einer Publikation aus dem Jahr 1971, und damit zwei Jahre vor Markteinführung, über die Anwendung dieses Präparats in mehreren namentlich nicht genannten Einrichtungen für Kinder und Jugendliche berichtet.[650] Als „Nebenerscheinungen“ wurden hier psycho-physisches Erschöpftsein mit eingeschränkter Leistungsfähigkeit, vermehrte Ermüdbarkeit und depressive Verstimmungen aufgeführt.[651] „Gelegentlich“ werde von einer

---

648 Laschet 1973.
649 Vgl. Mothes et al. 1973.
650 Vgl. Ritzel 1971.
651 Vgl. ebd., S. 167.

Gynäkomastie (ein- oder doppelseitige Vergrößerung der Brustdrüse beim Mann) und „relativ häufig" von Gewichtsschwankungen berichtet.[652]

In den Rotenburger Anstalten war die Einstellung zu Sexualität sicherlich vergleichbar mit der in anderen Einrichtungen.[653] Männer und Frauen waren strikt getrennt. Ehemalige Mitarbeiter berichten:

> „Die Frauen und Männer durften nicht oder nur sehr selten ohne Aufsicht miteinander reden. Freundschaften oder gar Partnerschaften bis hin zu Eheschließungen waren ebenso verboten. Den Menschen wurde auch keine eigene Sexualität zugebilligt, dieses änderte sich erst Mitte der 1980er Jahre, als einhergehend mit entsprechenden Fortbildungsangeboten für die MitarbeiterInnen, auch in der Anstalt diesbezüglich eine Bewusstseinsänderung herbeigeführt wurde."[654]

Stöckmann äußerte sich zur Sexualität geistig behinderter Menschen aus ärztlicher Sicht: „Ausgehend von der Aussage, dass der Mensch mit Behinderung ein Recht auf sexuelle Verwirklichung hat, haben wir die (ethische) Pflicht, ihm dazu zu helfen."[655] Im selben Beitrag erwähnt er aber auch, dass bei Männern mit geistiger Behinderung ein Antiandrogen, gezielt und befristet eingesetzt, sexuelle Auffälligkeiten günstig beeinflussen könne.[656] Auch hier zeigt sich die Widersprüchlichkeit in Stöckmanns Aussagen. Das Gebiet der Sexualität bei geistig Behinderten sei sehr umfassend und setze in der Regel vorab eine ärztliche Untersuchung voraus.[657] Auch der sexuelle Bereich wurde so durch die Medizin vereinnahmt. Die Anwendung von Cyproteronacetat in den Rotenburger Anstalten bei drei männlichen Jugendlichen (ab 1969) kann anhand der Kasuistiken aufgezeigt werden. Dabei werden z. T. die Lebensgeschichten der Betroffenen etwas näher beleuchtet, um die Entwicklung, die schließlich bis hin zu dem Einsatz bzw. Prüfung des Präparates führte, aufzuzeigen.

---

652 Vgl. ebd., vgl. auch Mothes et al. 1973, S. 37.

653 Vgl. hierzu auch Schmuhl & Winkler 2018, S. 285–385.

654 Uffen-Klose & Klose 2011, S. 123.

655 Stöckmann 2005, S. 60, (6. Aufl.). In der ersten, 1983 erschienenen Auflage fehlt der Beitrag von Stöckmann.

656 Vgl. ebd., S. 64.

657 Vgl. ebd., S. 61.

5.2.3   Fallbeispiele[658]

Neben Fritz Stöckmann, dem leitenden Chefarzt der Einrichtung (1960–1974), spielt in diesen Kasuistiken auch Dr. Johann-Christoph Dresler (*1924), der ab 1965 als Chefarzt für die „Männerseite" tätig und damit auch für die Jungen in den Rotenburger Anstalten zuständig war, eine wesentliche Rolle. Eine ehemalige Mitarbeiterin berichtet, dass Dresler nur im weißen Kittel und mit Lederstiefeln „rumgerannt" sei.[659] Außerdem schildert sie:

> „Überall hat er sich in den Alltag eingemischt. Wenn die Mitarbeiter ein Bild aufgehängt haben, hat er die Nägel aus der Wand gerissen. Das Basteln mit Schere und Messer war verboten, weil er es für zu gefährlich hielt. Auch Blumen waren nicht erlaubt, weil die Bewohner das Wasser hätten trinken können.[660] Von Menschen, die in der Einrichtung verstorben waren, seien Schädelöffnungen auf seine Initiative vorgenommen und die Kollegen und mittlere Leitungsebene dazu eingeladen worden. Es sei doziert worden, dass Fachleute die geistige Behinderung lokalisieren könnten. Diese Schädelöffnungen seien im Haus Göttingen der Einrichtung durchgeführt worden."[661]

Neben einem paternalistischen ärztlichen Selbstverständnis (vgl. Abschn. 2.3) wird hier auch ein forschendes Interesse deutlich. Für die folgenden Kasuistiken bieten diese ärztlichen Haltungen sicherlich eine Grundlage.

---

658 Da mit diesen Fallbeispielen der Einsatz und die Prüfung des Cyproteronacetats aufgezeigt werden sollen, finden sich an dieser Stelle nur Berichte über männliche Bewohner. Wie zuvor dargestellt, erhielten auch Mädchen Arzneimittel zum Zwecke der Sedierung und es wurden Arzneimittel an ihnen getestet wurden.

659 Vgl. Interview mit Maria Kiss, 26.8.2015.

660 Dr. Dresler weist diese Darstellung zurück. Ganz im Gegenteil habe er bei der Eröffnung eines neuen Hauses – seiner Erinnerung nach handelte es sich um Haus Göttingen – angeregt, die Wände mit Bildern der Rotenburger Anstalten zu schmücken. Telefonische Auskunft von Dr. Johann-Christoph Dresler an Prof. Schmuhl, 18.1.2018.

661 Interview mit Maria Kiss, 26.8.2015. Frau Kiss hat in einer E-Mail vom 2.12.2016 an die Autorin dieser Dissertation die Angaben aus dem Interview präzisiert und diese Version autorisiert. Der ehemalige Mitarbeiter der Rotenburger Anstalten, Herr Franz Rosemeier (*1944, Name anonymisiert), berichtet über Dr. Dresler, dass er Sedativa in großen Mengen habe verabreichen lassen (vgl. Wagner 2018a, S. 334).

Das Fallbeispiel Manfred D.

Manfred D., Ende 1958 geboren, kam 1967 als 8-Jähriger in die Rotenburger Anstalten.[662] Laut Akte sprachen die Ergebnisse einer EEG- und einer Röntgenuntersuchung des Gehirns dafür, dass bei Manfred ein „hirnorganischer Residualzustand", d. h. eine nachhaltige Beeinträchtigung der Hirnfunktion nach einer akuten hirnorganischen Störung vorlag.[663] Obwohl Manfred ehelich geboren war, war den Eltern das Sorgerecht wegen äußerst ungünstiger Familienverhältnisse entzogen worden. Die Mutter war wegen „Geistesschwäche und Haltlosigkeit"[664] entmündigt worden und wurde häufig wegen Trinkerei in einem LKH behandelt. Das Sorgerecht für Manfred hatte das Jugendamt Göttingen.[665]

Direkt nach seiner Geburt kam er in ein Heim. Die Eltern kümmerten sich praktisch nie um ihn. Laut Bewohnerakte gab es noch zwei Geschwister, die anscheinend auch in Heimen lebten. Anfangs entwickelte sich Manfred einem Bericht zufolge gut, sei „nicht erziehungsschwierig, auffallend anhänglich und meistens fröhlich"[666]. Die Anhänglichkeit Manfreds wurde zwar wahrgenommen, aber offenbar nicht als typisches Symptom einer Deprivation („psychischer Hospitalismus") interpretiert und entsprechend reagiert.[667] Durch die Massenpflege in den Säuglingsheimen der damaligen Zeit ohne eine tatsächliche Bezugsperson konnte es zu einer lebenslang anhaltenden Unfähigkeit zum Aufbau einer echten Bindung kommen. Carlo Burschel (*1962) schreibt über Säuglingsheime, „dass grundlegende ‚Deformierungen' der sozialen Integrationsfähigkeit der Kinder und Jugendlichen im ‚Heimsystem' selbst erfolgten, von ‚diesem' zudem stetig ignoriert wurden und dadurch letztlich verstärkt wurden"[668]. Eine potenzielle Folge für die Säuglingsheimkinder war die Hemmung ihrer intellektuellen Entwicklung bis zur „Pseudodebilität"[669].

---

662 Alle Angaben zu Manfred D. stammen aus der Akte: ARW, B 6908.

663 Vgl. ARW, B 6908, Meyer u. Specht, Kinderpsychiatrischer Bericht, Nervenkliniken der Universität Göttingen, Psychiatrische Klinik und Poliklinik, 12.10.1966.

664 ARW, B 6908, Informationsbogen vom 14.12.1970.

665 Vgl. ebd.

666 Ebd.

667 Vgl. Burschel 2010, S. 331.

668 Ebd., S. 308.

669 Vgl. ebd., S. 331.

Bei Manfred spielten diese Faktoren sicherlich eine entscheidende Rolle. In einem Städtischen Heim bekam er aufgrund seiner freundlichen Wesensart anfänglich den Spitznamen „Schäker"[670]. Gegen Ende des 5. Lebensjahres begann er jedoch laut einem kinderpsychiatrischen Bericht unruhig zu werden:

> „Seit Mitte Mai 1966 hat er täglich 1 Stunde am Unterricht der Pestalozzischule teilgenommen, benahm sich aber auch dort unruhig und teilweise aggressiv. In den letzten Wochen vor der stationären Aufnahme war sein Verhalten dann vollkommen impulsiv-ungesteuert: Er rannte urplötzlich aus dem Heim fort, beging in den Lebensmittelgeschäften der Umgebung Diebstähle, schlief nur noch sehr wenig, wurde fortwährend aggressiv, beachtete keine Gefahren mehr und kletterte u. a. in die höchsten Baumwipfel."[671]

Der kinderpsychiatrische Bericht gibt auch Auskunft über den Beginn von Manfreds medikamentöser Behandlung im Alter von sieben Jahren. Danach erhielt er ab September 1965 aufgrund eines EEG-Befundes Antiepileptika (Maliasin®, Tegretal®). Seine Unruhe versuchte man während eines knapp achtwöchigen Aufenthaltes (vom 13. August bis zum 4. Oktober 1966) in der Kinder- und Jugendpsychiatrie Göttingen mit neuroleptischen Medikamenten (Lyogen®, Glianimon®) sowie mit Valium® zu beherrschen. Trotzdem „musste" Manfred, „um ihn selbst und die Umgebung zu schützen, zeitweilig fixiert werden"[672]. Schließlich konnte man durch eine Tropfinfusion eines starken Beruhigungsmittels (Distraneurin®) in einer Dosierung oberhalb der Erwachsenendosis einen leichten Schlafzustand aufrechterhalten. In der Folge bekam er Distraneurin® in Tablettenform und häufig zusätzlich intramuskuläre Haloperidol-Injektionen. Das Verhalten „besserte" sich erst durch die Gabe von Aolept® bei gleichzeitiger Reduzierung der Distraneurin®-Dosis. Im Bericht wurde festgehalten:

---

670 ARW, B 6908, Meyer u. Specht, Kinderpsychiatrischer Bericht, Nervenkliniken der Universität Göttingen, Psychiatrische Klinik und Poliklinik, 12.10.1966.
671 Ebd.
672 Ebd.

„Es ließ sich deutlich beobachten, wie er Schritt für Schritt die Kontrolle über seine Aktivität zurückgewann und sich auch wieder auf die Umgebung einstellen konnte, schließlich sogar ausgesprochen freundlich, ruhig und folgsam war."[673]

Neben Antiepileptika (Maliasin®, Tegretal®) erhielt Manfred somit bereits als 7-Jähriger Neuroleptika (Glianimon®, Lyogen®, Haloperidol, Aolept®), die teilweise auch in Kombination gegeben wurden. Glianimon® (Benperidol) war zu dieser Zeit mit einer neuroleptischen Potenz von 200 das stärkste verfügbare Neuroleptikum.[674] Die intramuskuläre Verabreichung von Haloperidol erzeugt einen langanhaltenden Effekt, der es unmöglich macht, auf eventuelle Nebenwirkungen durch Absetzen des Präparates rasch zu reagieren.

Ein normales Kinderheim kam für Manfred nicht mehr in Frage. Im Dezember 1966 bat die Psychiatrische Klinik Dr. Stöckmann, Manfred möglichst bald in die Rotenburger Anstalten zu übernehmen.[675] Dies geschah Anfang 1967. Schon im Aufnahme-Status lautete hier der psychische Befund:

„Bei der Aufnahme recht umtriebiger, unruhiger Junge, der sich dann aber in die Kindergemeinschaft einfügte. Er erhält z. Z. die zuletzt in der Nervenklinik Göttingen verordneten Medikamente: Aolept 35 - 35' - 50 mg[676], Calmonal abends 2 Tabl., Akineton 3 × ½ Tabl. Und 3 × 10 Tr. Kobalt-Ferrlecit. Intelligenzprüfung nach Binet-Kramer [...] IQ = 78."[677]

Am selben Tag wurde handschriftlich ein Körpergewicht von 29,6 kg eingetragen.[678] Für das Neuroleptikum Aolept® wurde in der Roten Liste von 1967 für Kinder eine tägliche Dosierung von 0,25–0,5 mg/kg Körpergewicht

---

673 Ebd.
674 Vgl. Mutschler 1991, S. 128.
675 Vgl. ARW, B 6908, Specht an Stöckmann, 2.12.1966.
676 Offensichtlich wurden Tropfen verabreicht. Da nach der Roten Liste von 1967 ein Tropfen Aolept® 1 mg Wirkstoff enthielt, bedeutet die Dosierungsangabe morgens 35 Tr., mittags 35 Tr. und abends 50 Tr. eine Tagesdosis von 120 mg.
677 ARW, B 6908, Verlaufsbogen, Eintrag v. 8.2.1967.
678 Vgl. ebd.

angegeben.[679] Manfred hätte also pro Tag maximal 14,8 mg des Wirkstoffs erhalten dürfen (29,6 × 0,5). Die verabreichte Dosis von 120 mg pro Tag lag somit um gut das Achtfache über der in der Fachliteratur empfohlenen Dosierung.[680]

Akineton® (Biperiden) ist ein Präparat, das u. a. zur Behandlung extrapyramidal-motorischer Nebenwirkungen von Neuroleptika eingesetzt wurde. Calmonal® (Meclozin) ist ein Antihistamin mit sedierendem Effekt,[681] das abends zum Schlafen verabreicht wird. Bei Kobalt-Ferrlecit handelt es sich um ein Kobalt-Eisen-Präparat, das man zur Behandlung von Anämien einsetzte.

Laut Akte erhielt Manfred einige Tage später 3 × 50 mg Aolept® und schlief dadurch schon vor dem Abendessen ein[682], was eine Reduzierung der Dosis auf 3 × 25 mg zur Folge hatte. Trotzdem bestand weiterhin eine starke psychomotorische Unruhe. Beim Singen schaukelte Manfred mit dem Oberkörper.[683] Eine motorische Unruhe wie das Schaukeln mit dem Oberkörper gilt als typische Erscheinung des Hospitalismus von Kindern, die schon als Säuglinge im Heim untergebracht waren. Obwohl diese Symptome als Ausdruck eines Deprivationssyndroms zu dieser Zeit bereits bekannt waren, begegnete man ihnen häufig – statt mit einer gezielten Psychotherapie – mit einer medikamentösen Sedierung der Kinder.

Im Februar 1968 wurde Aolept® abgesetzt und Manfred erhielt nun täglich 3 × 4 Tropfen Glianimon®. Unter dieser Behandlung war Manfred zwar deutlich ruhiger, da aber als Nebenwirkungen jetzt Speichelfluss und eine starre Mimik auftraten, erhielt er wieder zusätzlich Akineton®.[684] Bis zum August desselben Jahres wurde die Glianimon®-Dosis auf 3 × 7 Tropfen erhöht und zusätzlich Atosil® (3 × 5 Tropfen) verordnet. Für Erwachsene war in der Roten Liste von 1967 für Glianimon® als Anfangsdosierung bis zu 45 Tropfen pro Tag und als

---

679 Vgl. Rote Liste 1967, S. 73.

680 Dr. Dresler erklärt zur Dosierung der Medikamente, dass es damals üblich gewesen sei, zunächst mit einer hohen Dosierung einzusteigen, um sie dann allmählich herabzusetzen. Telefonische Auskunft von Dr. Johann-Christoph Dresler an Prof. Schmuhl, 18.1.2018.

681 Vgl. Rote Liste 1967, S. 161.

682 Die Dosis beträgt hier mehr als das Zehnfache der in der Roten Liste von 1967 empfohlenen Dosierung.

683 Vgl. ARW, B 6908, Verlaufsbogen, Eintrag v. 17.8.1967.

684 Vgl. ARW, B 6908, Verlaufsbogen, Eintrag v. 12.2.1968.

Langzeitbehandlung bis zu 15 Tropfen pro Tag angegeben.[685] Eine Dosierungsempfehlung für Kinder oder Jugendliche gab es dort nicht. Manfred war zum Zeitpunkt der Verabreichung neun Jahre alt. Da trotz der hohen Dosierung keinerlei Beruhigungseffekt eintrat, wurden versuchsweise alle Sedativa abgesetzt, ohne eine wesentliche Steigerung der Unruhe. Trotzdem erhielt er bereits im September 1968 erneut Atosil®. Es wurde notiert: „Manfred ist durch seine ausgesprochene motorische Unruhe mit bizarren Bewegungsabläufen und Grimassieren auffällig. Der Zustand behagt ihm in keiner Weise, sondern die Zwangsbewegungen stören ihn sehr."[686] Häufig wurden Jaktationen [Schaukel- oder Schleuderbewegungen] des Körpers beim Singen und Einschlafen beobachtet.[687] Grimassieren und gestörte Bewegungsabläufe sind bekannte Nebenwirkungen von Neuroleptika. Eine motorische Unruhe aufgrund einer Deprivationserfahrung wurde durch die Medikamente eventuell noch verstärkt. Obwohl Manfred die Bewegungen störten, wurde nicht nach den Ursachen geforscht. Die Gabe eines weiteren Präparates (Akineton®) gegen die Nebenwirkungen zeigte keinen nachhaltigen Erfolg.

Im Februar 1970 wird vermerkt, dass Manfred „furchtbar hinter Feuer her"[688] sei. Er entwendete aus dem Schwesternzimmer Streichhölzer und versuchte, vor dem Badezimmer ein Feuer zu machen.[689] Als Medikation erhielt er daraufhin neben den beiden Neuroleptika Sedalande® und Atosil® 2 × 5 ml BC105 Sirup. Dieser Sirup war offensichtlich ein Versuchspräparat (s. Abschn. 5.2.2). Immer wieder wurde die Dosis der Medikamente verändert, andere Neuroleptika und andere Kombinationen gegeben. Da Manfred jedoch morgens in der Schule einschlief „beziehungsweise durch stärkere Müdigkeitsreaktionen mit missmutigem Verhalten"[690] aufgefallen sei, wurde die Dosis der Neuroleptika erneut reduziert und Valium® abgesetzt. Ein Schulbericht vom Sommer 1970 beschreibt Manfred als „ein extrem unruhiges und zappeliges Kind"[691]. Gelang ihm eine Arbeit nicht, „explodierte" er. Er sprang wütend umher, schimpfte, schrie, lief aus der Klasse

---

685 Vgl. Rote Liste 1967, S. 512 f.
686 ARW, B 6908, Verlaufsbogen, Eintrag v. 25.9.1968.
687 Vgl. ARW, B 6908, Verlaufsbogen, Eintrag v. 24.11.1969.
688 ARW, B 6908, Berichtsbogen I Jahr 1970, Eintrag v. 16.2.1970.
689 Vgl. ebd.
690 ARW, B 6908, Verlaufsbogen, Eintrag v. 20.5.1970.
691 ARW, B 6908, Verlaufsbogen, Eintrag v. 20.6.1970.

und zerstörte sich und anderen im Extremfall die Arbeit. Trotz aller Unruhe erledigte er alle schriftlichen Arbeiten sauber und konzentriert und hörte nicht eher auf, bis er alles geschafft hatte. Diktate waren fehlerfrei, Abschreibübungen mit wenigen Fehlern. An anderer Stelle ist vermerkt, dass er zeitweise bei kleinsten Anlässen unberechenbar und aggressiv reagierte und in anderen Perioden dagegen ausgeglichen.[692] Ende 1970 wurde notiert, dass Manfred jeden Tag in der Pause vom anstaltseigenen Schulhof entwich und eine Fensterscheibe einschlug. Deshalb sei „er für ungefähr eine Woche aus der Schule genommen und medikamentös stark sediert"[693] worden. Weiterhin wurden verschiedene Neuroleptika und Antiepileptika in unterschiedlicher Kombination verabreicht. Im März 1971 erhielt er Melleril®, wirkte unter der Medikation jedoch vollkommen verstört. Daher erfolgte wieder eine Umstellung auf Aolept® und Valium®.[694]

Die ständige Umstellung der Präparate belegt in diesem Fall die Wahrnehmung einer unzureichenden Wirksamkeit der Medikation und kann infolge dessen als ein Ausprobieren interpretiert werden. Manfreds Ausflüge in den Schulpausen dehnten sich immer weiter aus. Er lief in die Stadt, wo er in Kaufhäusern Süßigkeiten entwendete. Auf diese Diebstähle und „seine immer stärker werdende Umtriebigkeit"[695] reagierte die Einrichtung im Februar 1971 mit sonderpädagogischer Einzelbetreuung. Manuell erwies er sich sehr geschickt und bei praktischen Arbeiten, besonders an Basteln und Malen, interessiert und ausdauernd. Da er bei solchen Arbeiten oft Lob bekam, hatte er viel Spaß daran und seine Grundstimmung änderte sich in solchen Situationen immer zum Positiven.[696] Beim Sport verhielt er sich nahezu ausgeglichen.[697] Seine anfängliche Umtriebigkeit verschwand ganz, kleinere Eigentumsdelikte kämen nur noch vereinzelt vor.

Obwohl die sonderpädagogische Betreuung im Gegensatz zu der medikamentösen Therapie eine deutliche Besserung seines Verhaltens und seiner Grundstimmung bewirkte, blieb dieser Bericht eine Ausnahme. Schon bald

---

692 Vgl. ARW, B 6908, Verlaufsbogen, Eintrag v. 19.10.1970.
693 ARW, B 6908, Verlaufsbogen, Eintrag v. 26.11.1970.
694 Vgl. ARW, B 6908, Verlaufsbogen, Eintrag v. 29.3.1971.
695 ARW, B 6908, Verlaufsbogen, Eintrag v. 1.2.1971.
696 Vgl. ARW, B 6908, Berichtsbogen I; September [vermutlich 1971].
697 Vgl. ARW, B 6908, Verlaufsbogen, Eintrag v. 17.7.1971.

standen wieder Manfreds Unruhe und Unausgeglichenheit sowie die medizinische Behandlung im Vordergrund. Ob die sonderpädagogische Einzelbetreuung eingestellt wurde und falls ja, warum, darüber gibt die Akte keine Auskunft. Ende 1971 im Alter von 13 Jahren zeichnete sich eine weitere negative Entwicklung ab. In Erregungszuständen zerstörte Manfred wiederholt Dinge.[698] Außerdem wurden sexuelle Übergriffe erwähnt: „In letzter Zeit versucht er sexuelle Spielereien mit anderen Kindern anzufangen, stößt dabei meist jedoch auf Ablehnung."[699]

Schließlich suchte man nach anderen Lösungen. Im Dezember 1971 bat Stöckmann das Niedersächsische Landessozialamt in Hannover um eine Verlegung in eine geschlossene jugendpsychiatrische Einrichtung. Er beschrieb Manfreds Symptome als „einen hirnorganischen Residualzustand mit erethischem Syndrom und leichtem Intelligenzrückstand"[700], Stöckmann schrieb weiter:

> „Für eine baldige Verlegung des Jungen wären wir dankbar, damit weiteren kriminellen und dissozialen Fehlverhaltensweisen Einhalt geboten werden kann. Wir halten es für dringend erforderlich, dass das Land Niedersachsen eine geschlossene jugendpsychiatrische Abteilung für bildungs- und erziehungsfähige geistig Behinderte mit den notwendigen sonderpädagogischen Hilfen und einer differenzierten personellen Besetzung einrichtet, damit auch diese Kinder – soweit sie geschlossen untergebracht werden – die ihnen zustehenden Hilfen nach dem BSHG [Bundessozialhilfegesetz] erhalten."[701]

Hier wird der entscheidende Punkt deutlich: Für Stöckmann war Manfred offenbar kein geistig behinderter Junge mit einer Verhaltensauffälligkeit, der in der Behinderteneinrichtung richtig aufgehoben gewesen wäre, sondern ein massiv verhaltensgestörter Junge mit einer geistigen Behinderung, der in eine geschlossene psychiatrische Abteilung gehörte. Stöckmann engagierte sich selber – nicht nur in dem Schreiben – für den Bau einer kinder- und jugendpsychiatrischen

---

698 Vgl. ARW, B 6908, Verlaufsbogen, Eintrag v. 15.12.1971.
699 ARW, B 6908.
700 ARW, B 6908, Stöckmann an das Nieders. Landessozialamt, 3.12.1971.
701 Ebd.

Einrichtung auf dem Gelände der Rotenburger Anstalten. Ausgehend davon, dass Manfreds Auffälligkeiten hauptsächlich aus einer Vernachlässigung und unzureichenden Förderung schon im Säuglingsalter resultieren, wäre eine Unterbringung in einer jugendpsychiatrischen Einrichtung vielleicht tatsächlich angemessener gewesen, als die Unterbringung in einer Einrichtung für geistig behinderte Menschen. Eine Studie zum St. Johannes-Stift, einem „Fachkranken-haus für Kinder- und Jugendpsychiatrie" in der Trägerschaft des Landschafts-verbandes Westfalen-Lippe im sauerländischen Niedermarsberg, deutet aber darauf hin, dass auch in solchen Einrichtungen katastrophale Zustände herrsch-ten und eine angemessene Betreuung, Erziehung, Beschulung und berufliche Förderung der Kinder und Jugendlichen mit Verhaltensauffälligkeiten plus geis-tigen Beeinträchtigung kaum stattfand. Im St. Johannes-Stift war man bemüht, diese Klientel an Einrichtungen der Behindertenhilfe abzuschieben.[702]

Mit der Schilderung der Dringlichkeit des Falles verlieh Stöckmann seiner Forderung zur Einrichtung einer geschlossenen jugendpsychiatrischen Station Nachdruck. Warum er eine „geschlossene" Unterbringung Manfreds und den Bau einer „geschlossenen" Einrichtung forderte, wird hier nicht deutlich. Etwa neun Wochen nach dem Anschreiben, am 8. Februar 1972, schrieb Stöckmann zusammen mit einem Psychologen der Einrichtung erneut an das Niedersäch-sische Landessozialamt. Darin führte er auf, dass sich in der Zwischenzeit die Betreuungsschwierigkeiten weiter verstärkt hätten. Manfred zeige zusätzlich zu den bereits erwähnten Verhaltensauffälligkeiten in zunehmendem Maße aggressive sadistische Verhaltensweisen gegenüber anderen Kindern, sodass er in seiner Wohngruppe nicht länger tragbar sei.[703] Eine Antwort ist nicht archi-viert und möglicherweise nie erfolgt.

Nachdem die geplante Verlegung offenbar nicht möglich war, suchte Stöck-mann nach einer anderen Lösung. Am 23. Februar 1972 wandte er sich mit einem Schreiben an Prof. Friedrich Specht (1924–2010), den damaligen Leiter der Abteilung für Kinder- und Jugendpsychiatrie an der Nervenklinik der Uni-versität Göttingen. In dem Schreiben schilderte Stöckmann, dass im Gespräch mit dem Niedersächsischen Landessozialamt und aufgrund anderer Über-

---

702 Vgl. Kersting & Schmuhl 2018, bes. S. 25–30, 90–100.
703 Vgl. ARW, B 6908, Stöckmann an das Nieders. Landessozialamt, Betr.: Manfred D., 8.2.1972.

legungen die Frage aufgetaucht sei, ob bei Manfred nicht ein stereotaktischer Eingriff[704] angebracht sei. Bei der derzeitigen Medikation sei Manfred sowohl für die Gruppe wie auch für die Station nicht tragbar. Bei einer Steigerung der medikamentösen Maßnahmen sei Manfred nicht mehr in der Lage, am Unterricht in ihrer Sonderschule teilzunehmen. Schließlich bat Stöckmann in Bezug auf einen stereotaktischen Eingriff:

> „Bevor wir uns zu einer solchen Maßnahme entschließen bzw. die notwendigen Schritte einleiten, wäre ich Ihnen sehr dankbar, wenn Sie einmal zu dieser Frage Stellung nehmen würden, evtl. auch den Jungen für einige Tage zur Beobachtung aufnehmen könnten."[705]

Im April kam von Specht die Antwort, dass er „die Angelegenheit mit Professor Orthner besprochen"[706] habe. Dieser halte bei Manfred D. aufgrund des Gesamtbefunds eine stereotaktische Amygdalotomie durchaus für angezeigt. Er selber meine aber, dass sie „– vielleicht auch mit einer persönlichen Vorstellung des Jungen – darüber noch einmal ein Konsilium abhalten sollten"[707]. Das Jugendamt Göttingen wurde als Betreuer von Manfred D. am 16. Juni 1972 von Stöckmann über eine geplante stereotaktische Hirnoperation unterrichtet und um Einwilligung gebeten.

Die Risiken des Eingriffs wurden in dem Schreiben mit denen einer Blinddarmoperation verglichen. Das widersprach deutlich dem bereits damaligen

---

704 Das stereotaktische Operationsverfahren gehört zu den psychochirurgischen Eingriffen, die auf der Annahme basieren, dass sich jede psychische Erkrankung einem bestimmten Hirngebiet zuordnen lässt. Durch einen gezielten chirurgischen Eingriff in dem morphologisch „gesunden" Hirngebiet sollte die psychische Erkrankung beeinflusst werden (vgl. Adler & Saupe 1979, S. VI.). Die Methode der stereotaktischen Operation beruht auf einer gezielten „Elektrokoagulation von winzigen Hirnarealen mit Hilfe eines hochfrequenten Wechselstroms" (Sigusch 1977, S. 5.) Zu stereotaktischen Operationen s. auch Wagner 2018a, S. 329–333.
705 ARW, B 6908, Stöckmann an Specht, 23.2.1972.
706 ARW, B 6908, Specht an Stöckmann, 22.4.1972. Hans Orthner (1914–2000) war Neuropathologe und während der NS-Zeit SS-Hauptsturmführer sowie Stabsarzt. Im Jahre 1942 war er in der „Außenabteilung Gehirnforschung" des „Luftfahrtmedizinischen Forschungsinstituts" des Reichsluftfahrtministers in Berlin-Buch tätig (Klee 2007, S. 445). Seit 1945 war er an der Universitätsnervenklinik Göttingen beschäftigt.
707 ARW, B 6908, Specht an Stöckmann, 22.4.1972.

Wissen um die Risiken einer solchen Operation.[708] Gleichzeitig wurde in dem Schreiben für den Fall einer Operation eine weitere Betreuung in der Einrichtung in Aussicht gestellt. Eine Einwilligung liegt in der Akte nicht vor, allerdings lässt ein späteres Schreiben des Jugendamtes darauf schließen, dass diese erteilt wurde.[709] Bereits zwei Wochen nach dem Schreiben an das Jugendamt, am 30. Juni 1972, fand der Eingriff in der neurochirurgischen Klinik in Bremen statt.[710] Manfred war 13 Jahre alt. Drei Tage später berichtete der durchführende Chirurg, Dr. Klaus Aebert (1919–2013), in einem Brief an Dr. Dresler über die Einzelheiten der rechtsseitigen Operation und schlägt eine zweite Operation auf der anderen Hirnhälfte vor. Schließlich hat er noch eine Bitte:

„Könnte man erethische Kinder so weit sedieren, dass sie bei Eintreffen hier sich ohne Widerstand ins Bett legen lassen? Es ist für alle Teile unangenehm, wenn zum Empfang hier zuerst eine mehr oder minder gewaltsame medikamentöse Ruhigstellung notwendig wird. Manfred D. ist, kaum nachdem er hier war, davongegangen, hat sich den Bahnhof angeblich angesehen und fand sich nach 2 Stunden wieder ein. Da wir ein offenes Krankenhaus sind, ist die kontinuierliche Überwachung verständlicherweise schwierig."[711]

Auch die Wiederaufnahme in die Rotenburger Anstalten gestaltete sich schwierig, wie der Akte zu entnehmen ist:

„Manfred kommt aus der neurochirurgischen Klinik zurück. Er ist erheblich unruhig, zeigt regredientes Verhalten. Wegen seiner erheblichen Unruhe muss Pat. fixiert werden. Da die bisher in Bremen eingeleitete Therapie vom [sic!] 20 mg Valium in sechsstündigen Abständen

---

708 Vgl. Wagner 2018a, S. 329–333.
709 Vgl. ARW, B 6908, Schreiben des Jugendamts der Stadt Göttingen, Betr.: stereotaktische Operation, 6.6.1973.
710 Vgl. ARW, B 6908, Orthner an Stöckmann, 19.4.1973.
711 ARW, B 6908, Aebert an Dresler, 3.7.1972.

offensichtlich nicht ausreicht, wird hier alle 6 Stunden 25 mg Neurocil gegeben. Dieses scheint zunächst ausreichend."[712]

In den folgenden Tagen wurde Manfred ruhiger. Im Vordergrund stand jetzt sein sprunghaftes, widersprüchliches Verhalten. Es kam vor, dass er kurz nachdem er ins Bett gegangen war, um zu schlafen, wieder aufstand, herumlief und behauptete, nicht mehr müde zu sein.[713] Am 5. September 1972, gut zwei Monate nach der Operation wurde in der Akte notiert:

> „Seit der Gehirnoperation hat Manfred sich körperlich stark entwickelt. Schambehaarung und Akne haben plötzlich und stark eingesetzt. Außerdem onaniert er 5 bis 6-mal am Tag. Er bekommt ab sofort eine SH 714. Gleichzeitig wird Neurocil von 4 × täglich auf 3 × täglich herabgesetzt. (3 × 25 mg)."[714]

Spätestens seit 1957 war bekannt, dass die Hypersexualität eine typische Folge einer psychochirurgischen Amygdala-Operation ist. Trotzdem wurde der Eingriff durchgeführt. Bei der Substanz SH 714 handelt es sich nach Unterlagen der Firma Schering um das Antiandrogen Cyproteronacetat, das erst am 15. Mai 1973 auf dem Markt eingeführt wurde.[715] Mit 13 Jahren war bei Manfred zum Zeitpunkt der Medikation das Wachstum noch nicht abgeschlossen. Die ungünstige Wirkung des Präparates auf das Längenwachstum und die Gefahr der irreversiblen Schädigung des Hodengewebes bei Verabreichung

---

712 ARW, B 6908, Verlaufsbogen, Eintrag v. 3.7.1972.

713 Vgl. ARW, B 6908, Verlaufsbogen, Eintrag v. 11.7.1972.

714 ARW, B 6908, Verlaufsbogen, Eintrag v. 5.9.1972. Zwei Mitarbeiter, die Anfang der 1970er Jahre in Bruckberg und Polsingen (Dependancen der Diakonissenanstalt Neuendettelsau) arbeiteten, berichteten ebenfalls, dass Bewohnern, die in „schamverletzender" Weise onanierten, ein triebdämpfendes Mittel verabreicht wurde. Dieses Mittel, das im Verdacht stand, ein Versuchspräparat zu sein, trug keinen Namen, sondern lediglich eine Nummer. Die Mitarbeiter erinnerten sich an die Bezeichnungen „SH 114", „SH 716" und „SH 718". Vgl. Winkler & Schmuhl 2014, S. 89.

715 Vgl. SchA-S1-229, Produkthistorie Pharma, Androcur® 1982. Ein weiterer Eintrag in der Bewohnerakte bestätigt, dass es sich bei SH 714 um Cyproteronacetat handelt. Vgl. ARW, B 6908, Verlaufsbogen, Eintrag v. 7.3.1973.

vor Abschluss der Pubertät waren bekannt. In den Akten findet sich kein Hinweis auf eine Information oder Einwilligung des Betroffenen, der Eltern oder des Jugendamtes Göttingen als Vormund des Jungen. Ebenso wenig wird eine Untersuchung durch einen ärztlichen Gutachter erwähnt. Manfred erhielt das Präparat nicht wegen sexueller Übergriffe, sondern, wie der Akte zu entnehmen ist, als Reaktion auf sein Onanieren. Bald nach der Operation war er wieder sehr unruhig und erhielt 100 mg Neurocil® täglich.[716] Schließlich wurde die Dosis der Neuroleptika wieder erhöht und verschiedene Kombinationen wurden gegeben. Die Behandlung spiegelt die gleiche Hilflosigkeit wie vor der Operation im Umgang mit Manfred wider. Ein Eintrag in seiner Bewohnerakte Ende 1972 charakterisiert die weitere Veränderung Manfreds nach der Operation:

> „Vor seiner Operation konnte er sich länger beschäftigen, wenn man ihm eine Anregung gab. Heute läuft er meistens ziellos auf der Station umher und kann sich nur kurze Zeit bei einer Beschäftigung aufhalten. […]. Seit seiner Operation hat Manfred sich körperlich sehr schnell entwickelt. […]. Zum Teil versucht er andere Kinder durch kleine Geschenke zu geschlechtlichen Aktivitäten zu überreden."[717]

Die Einstellung der Betreuer und Betreuerinnen ihm gegenüber wird in handschriftlichen Notizen Anfang 1973 deutlich. Danach war Manfred sehr unausgeglichen, suchte mit allen anderen Kindern Streit und weigerte sich, irgendetwas zu machen. Im Berichtsbogen findet sich der Eintrag einer Pflegekraft: „Mir gegenüber ist er im Moment so frech wie nie zuvor."[718]

In seiner Bewohnerakte wurde Manfred nach wie vor als umtriebig und schwer zu fixieren charakterisiert.[719] Unter der Antiandrogen-Behandlung war Manfred laut Akteneintrag nicht mehr sexuell auffällig,[720] entwickelte aber eine leichte Gynäkomastie. Trotzdem wurde das Medikament weiter verordnet.[721]

---

716 Vgl. ARW, B 6908, Verlaufsbogen, Eintrag v. 11.9.1972.
717 ARW, B 6908, Verlaufsbogen, Eintrag v. 22.12.1972.
718 ARW, B 6908, Berichtsbogen I, 6.1.1973.
719 Vgl. ARW, B 6908, Verlaufsbogen, Eintrag v. 19.11.1973.
720 Vgl. ARW, B 6908, Verlaufsbogen, Eintrag v. 14.5.1973.
721 Vgl. ARW, B 6908, Verlaufsbogen, Eintrag v. 5.6.1973.

Erst am 30. Mai 1974 wurde Cyproteronacetat nach insgesamt fast zwei Jahren abgesetzt.[722] Die Eintragungen in den Verlaufsbögen tragen bis dahin meist die Kürzel Stöckmanns und Dreslers. Hinter diesem Eintrag steht erstmals das Kürzel „Dr. G" für Dr. Wolfgang Günther, der kurz zuvor für zwei Jahre kommissarisch die ärztliche Leitung der Rotenburger Anstalten von Stöckmann übernommen hatte.[723] Gleichzeitig mit Cyproteronacetat wurden die Neuroleptika Neurocil® und Atosil® abgesetzt. Stattdessen erhielt Manfred ab diesem Zeitpunkt Leponex®.[724] Leponex® (Clozapin) ist der erste Vertreter der atypischen Neuroleptika, die sich durch ein geringes extrapyramidal-motorisches Nebenwirkungsprofil auszeichnen (s. Abschn. 5.1.1). Im Gegensatz zu anderen Neuroleptika kommt es aber bei Anwendung von Clozapin häufiger zu Agranulozytosen (starke Verminderung der Granulozyten).

Ende Juli 1974 kam es zu einem Streit zwischen Manfred und Kindern einer anderen Gruppe. Dabei schlug Manfred eine Treppenhaustür so heftig zu, dass eine große Glasscheibe zerbrach. Anschließend habe er sich auf dem Friedhof versteckt, habe ein Mofa gestohlen und sei damit nach Bremen gefahren.[725] Schließlich wurde er von der Polizei aufgefunden und in eine Bremer Klinik eingeliefert. Nach starker Medikation erfolgte am nächsten Morgen der Rücktransport nach Rotenburg. Die Dosierung des Neuroleptikums Leponex® wurde erhöht.[726] In einer Stellungnahme schilderte Dresler:

> „Wegen Platzmangel gelang es uns nicht, die vom Neurochirurgen für notwendig gehaltene zweite Operation durchführen zu lassen. Manfred wurde zunehmend enthemmt, entwich aus der Anstalt, beging Kfz-Diebstähle. Weil wir nicht mehr die entsprechende Aufsicht führen konnten, erfolgte Verlegung in das Psychiatrische Landeskrankenhaus in Göttingen."[727]

---

722 Vgl. ARW, B 6908, Verlaufsbogen, Eintrag v. 30.5.1974.

723 Vgl. Wolff 2011, S. 150; Personalakte Fritz Stöckmann, ARW.

724 Vgl. ARW, B 6908, Verlaufsbogen, Eintrag v. 30.5.1974.

725 Vgl. ARW, B 6908, Verlaufsbogen, Eintrag v. 25.7.1974.

726 Vgl. ebd.

727 ARW, B 6908, „Stellungnahme zur strafrechtlichen Verantwortlichkeit" von Dr. J.-Ch. Dresler, Facharzt für Neurologie und Psychiatrie; Rotenburg (Wümme), in der Strafsache gegen Manfred D. wegen Kfz-Diebstahls, für das Landgericht Verden, 23.4.1975.

Bei der Verlegung am 16. August 1974 war Manfred 15 Jahre alt.[728] Die Verlegung erfolgte aufgrund mangelnder Aufsichtsmöglichkeiten und nicht aufgrund eines psychiatrischen Krankheitsbildes. In der Bewohnerakte findet sich ein Auszug aus der Krankengeschichte des LKH in Göttingen vom Mai 1975. Danach war Manfred weiterhin erheblich aggressiv sowie völlig kritik- und distanzlos. Mehrfach sei er wegen Tobsuchtsanfällen, „in denen er sich wie ein Tier benahm und durch nichts zu beruhigen war",[729] in der Isolierzelle untergebracht worden. Eine hinreichende medikamentöse Einstellung war bis zu diesem Zeitpunkt nicht möglich. Immer wieder entwich Manfred aus der Einrichtung und stahl Fahrzeuge.[730]

Fasst man Manfreds Situation zusammen, wird deutlich, dass in den Heimen damals über einen Zeitraum von mehreren Jahren problematisches Verhalten produziert und immer weiter verstärkt wurde. Grundlage bildete sicherlich Manfreds Säuglingsheimaufenthalt, der eine negative Kette von Kausalitäten nach sich zog. Seine auffallende Anhänglichkeit als Kleinkind wurde nicht richtig gedeutet. Als er Ende des fünften Lebensjahrs begann, unruhig zu werden, reagierte man mit der Gabe von Psychopharmaka. Schließlich war er in einem „normalen" Heim nicht mehr tragbar und kam als 8-Jähriger in die Rotenburger Anstalten. Auch hier versuchte man, ihn mit Psychopharmaka in den Griff zu bekommen. Nach der misslungenen Bemühung, ihn in eine geschlossene psychiatrische Einrichtung „abzuschieben", erfolgte im Alter von 13 Jahren eine stereotaktische Operation, die eine starke körperliche und sexuelle Entwicklung zur Folge hatte. Die darauffolgende „Behandlung" mit dem noch nicht auf dem Markt befindlichen Antiandrogen Cyproteronacetat reduzierte seine sexuellen Aktivitäten, trotzdem blieb der Umgang mit ihm schwierig. Schließlich wurde Manfred im Alter von 15 Jahren in ein psychiatrisches LKH eingewiesen. Eine sonderpädagogische Maßnahme wurde trotz ihres Erfolges nicht weiterverfolgt. Dieser „Fall" ist durch die fortgesetzte Steigerung psychiatrischer Maßnahmen in einer Behinderteneinrichtung charakterisiert und endete in der geschlossenen Psychiatrie.[731]

---

728 Vgl. ARW, B 6908, Schreiben Dr. Dresler v. 23.4.1975 (unbekannter Empfänger).
729 ARW, B 6908, Auszug aus der Krankengeschichte des Niedersächsischen Landeskrankenhauses in Göttingen über Manfred D., 5.5.1975.
730 Vgl. ebd.
731 Leider konnten zu Manfreds weiterem Lebensweg trotz Nachforschungen bisher keine weiteren Dokumente oder Informationen gefunden werden.

Das Fallbeispiel Frank K.

Frank K. wurde 1951 nichtehelich geboren und kam mit vier Jahren in die Rotenburger Anstalten.[732] Über seine Familie und seine Vorgeschichte ist nichts Näheres bekannt. Als Diagnose wurde „Geistesschwäche", ein nicht näher bezeichneter „Anlageschaden" (anlagebedingter, nicht erworbener Schaden) sowie ein depressives Zustandsbild nach dem internationalen Klassifizierungssystem der Krankheiten „ICD-Nr. 311" angegeben.[733] Laut Dreslers Abschlussbericht vom Dezember 1970 kam es bei Frank seit Mitte 1969 häufig zu „gleichgeschlechtlichen Entgleisungen",[734] besonders wesentlich jüngeren Patienten gegenüber. Eine medikamentöse Behandlung mit Antiandrogen brachte keine Besserung im sexuellen Verhalten. Deshalb wurde die vormundschaftsrichterliche Genehmigung zur Verlegung in eine geschlossene Abteilung eingeholt. In einem Brief an das Niedersächsische Landessozialamt berichtete Dresler: „Er verhielt sich frech, verweigerte die Arbeit und entwich aus dem Anstaltsgelände", Frank sei „offensichtlich anstaltsmüde"[735]. Zur medikamentösen Behandlung mit dem Antiandrogen Cyproteronacetat findet sich in der Akte von Frank K. ein neunseitiger ausgefüllter Klinischer Prüfbogen der Schering AG (s. Abb. 2a u. 2b).

---

732 Die Informationen zu Frank K. stammen aus folgender Akte: ARW, B 6514.
733 Vgl. ARW, B 6514, Epikrise, erstellt von Dr. Dresler; 16.2.1970.
734 Ebd.
735 ARW, B 6514, Dresler an das Niedersächsische Landessozialamt, 5.5.1970.

Antiandrogen — Prüfpräparat SH 8.0714

Schering AG
Berlin/Bergkem

| Name des Patienten | Krankenkartei-Nr. 6296 |

Prüfungsbeginn Datum: |1|1|1|1|6|9| Tag Monat Jahr Größe (cm) |1|6|0|

Alter (Jahre): |1|8| Gewicht (kg) |4|5|

Name und Anschrift des Arztes

Geschlecht ♂ ☒ ♀ ☐ Rasse: weiß ☒ schwarz ☐ orientalisch ☐ asiatisch ☐ andere ☐ ▩

Familienstand

ledig = 1
erstmals verheiratet = 2
wiederholt verheiratet = 3
getrennt lebend = 4 |1|
geschieden = 5
verwitwet = 6
in heterosexueller Lebensgemeinschaft = 7
in homosexueller Lebensgemeinschaft = 8

Anzahl der leiblichen Kinder (bei mehr als 9 bitte 9 eintragen!) |0|

Schulbildung

keine = 0
Hilfschule = 1
Sonderschule = 2
Volksschule = 3 |2|
Mittlere Reife = 4
Abitur/Matura = 5
Hochschule = 6

Soziale Anamnese

vorbestraft   nein = 0
wegen sexueller Delikte   ja, einmal = 1 |0|
                   ja, mehrfach = 2

wegen anderer Delikte   nein = 0
                ja, einmal = 1 |0|
                ja, mehrfach = 2

welche Delikte_____

_____

_____

_____

_____

_____

Sicherheitsverwahrung   nein = 0
                  ja, früher = 1 |0|
                  ja, jetzt = 2

Derzeitiger sozialer Status   lebt zu Hause = 1
                    Heiminsasse = 2
                    Patient in psychia- |2|
                    trischer Klinik = 3
                    Strafgefangener = 4

                    steht unter
                    Pflegschaft = 1 |2|
                    steht unter
                    Vormundschaft = 2

Beruf

nicht berufstätig = 0
im erlernten Beruf tätig = 1 |0|
nicht im erlernten Beruf tätig = 2

selbständig = 1
nicht selbständig = 2 |_|

mehrfacher Berufswechsel = 1
häufiger Stellungswechsel = 2 |_|
beruflicher Abstieg = 3

untergeordnete Stellung = 1
mittlere Stellung = 2
gehobene Stellung = 3 |_|
leitende Stellung = 4

Hausfrau ohne berufliche Tätigkeit = 1
Hausfrau mit beruflicher Tätigkeit = 2 |_|

Familienanamnese

Neurologische Erkrankungen* |9|

Psychiatrische Erkrankungen* |9|

Sexualpathologische Auffälligkeiten* |9|

* nein = 0
Vater = 1
Mutter = 2
Geschwister = 3
Kinder = 4
mehrere aus dieser Gruppe = 5
Verwandte 2. und höheren Grades = 6
unbekannt = 9

Sexuelle Eigenanamnese

Alter bei Eintritt der Pubertät (Jahre) |1|4|

Geschlechtskrankheiten   nein = 0 |0|
                  ja = 1

welche_____

_____

_____

_____

83.103 XXIII 92421

Abbildung 2a: Auszug aus Prüfbogen der Schering AG[736]

---

[736] ARW, B 6514, Antiandrogen – Prüfpräparat SH 8.0714.

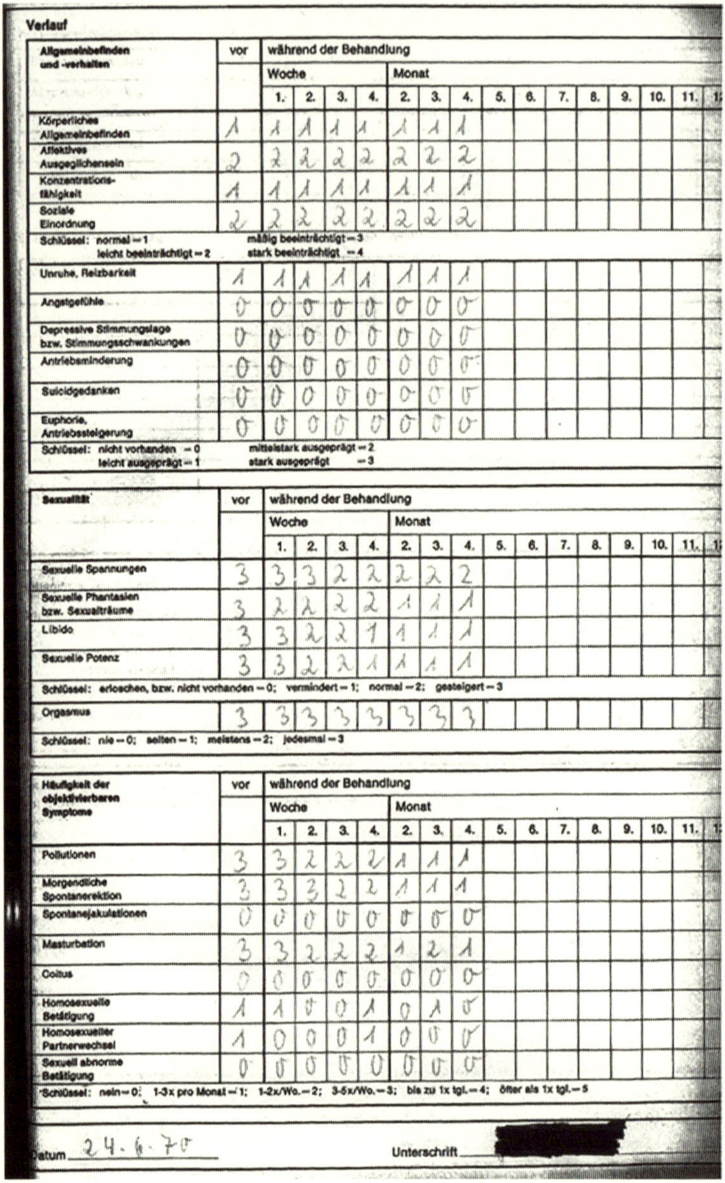

Abbildung 2b: Auszug aus Prüfbogen der Schering AG[737]

---

737 ARW, B 6514, Antiandrogen – Prüfpräparat SH 8.0714.

Laut Angaben in dem Prüfbogen war Frank zu dem Zeitpunkt der Prüfung 18 Jahre alt (zu der damaligen Zeit war man mit Vollendung des 21. Lebensjahres volljährig). Er erhielt das Präparat 141 Tage lang, von November 1969 bis März 1970, gut drei Jahre vor der Markteinführung. Beendet wurde die Behandlung aufgrund der Verlegung in eine psychiatrische Einrichtung. Unterzeichnet ist der Prüfbogen von Dresler. Ein Hinweis auf eine Information oder Einwilligung des Bewohners oder gesetzlichen Vertreters zu der Prüfung und Anwendung fehlt in der Akte, ebenso ein Bericht über die Untersuchung durch einen ärztlichen Gutachter. In dem Prüfbogen ist durch Ankreuzen vermerkt, dass die Behandlung auf Drängen anderer veranlasst wurde. Bei den verschiedenen Items zur subjektiven Einstellung des Patienten zum Behandlungserfolg wurde „keine" eingetragen. In einem Briefwechsel der Rotenburger Anstalten mit dem Niedersächsischen Landessozialamt wurden zwar die sexuellen Übergriffe Franks erwähnt, nicht jedoch die Behandlung mit Cyproteronacetat. In weiteren Schreiben berichtet Dresler von „erheblicher sexueller Triebhaftigkeit (…), die bisher allen Behandlungsmöglichkeiten getrotzt"[738] habe, bzw. von sexuellen „Aggressionen"[739]. Ursula Laschet, die 1967 die erste wissenschaftliche Publikation zur Antiandrogentherapie der pathologisch gesteigerten Sexualität des Mannes veröffentlichte,[740] erklärt:

„Es ist eine weit verbreitete, aber irrige Meinung, dass Aggression androgenabhängig ist [...] Androcur ist daher kein geeignetes Mittel, um Aggressionen abzubauen oder die Aggressivität zu behandeln, es sei denn, dass es sich um sexuell bedingte Aggressionen handelt."[741]

Ebenso ungeeignet ist eine Antiandrogen-Behandlung bei einer übersteigerten Sexualität, die durch Erkrankungen des Gehirns bedingt ist.[742] Durch das Präparat wird lediglich die Androgen-bedingte Sexualität gehemmt. Ob Androcur® geeignet war, die bei Frank K. und anderen Bewohnern auftretende

---

738 ARW, B 6514, Dresler an den Landkreis Rotenburg, Amtsvormundschaft, 16.3.1970.
739 ARW, B 6514, Dresler an das Niedersächsische Landessozialamt, 5.5.1970.
740 Laschet & Laschet 1967. Vgl. Laschet 1986, S. 8.
741 Laschet 1973, S. 16.
742 Vgl. ebd., S. 15.

übersteigerte Sexualität und die Aggressionen zu hemmen, bleibt daher fraglich. Die Ursachen der Aggressionen und sexuellen Übergriffe wurden nicht näher untersucht. Vielmehr versuchte man, die Symptome durch Verabreichung von Tabletten zu beheben. Als diese Strategie bei Frank nicht half, erfolgte die Einweisung in die Psychiatrie.

Das Vorliegen eines kompletten Prüfbogens der herstellenden Pharmafirma in der Akte eines Bewohners ist bisher ein Einzelfall. Es zeigt die wissenschaftlichen Fragestellungen des Unternehmens auf.

Das Fallbeispiel Uwe B.

Uwe B. kam direkt nach der Geburt im Jahr 1959 in ein Säuglingsheim, da die Ehe seiner Eltern zu diesem Zeitpunkt laut einem Schreiben der Städtischen Nervenklinik Bremen an das dortige Jugendamt bereits nicht mehr bestand.[743] Anlass zur Scheidung war die „Trunksucht" des Ehemanns. Im Kleinkindalter wurde Uwe wegen massiver Verhaltensauffälligkeiten, die die verantwortlichen Erzieher vor große Probleme stellten, mehrfach in andere Heime „verlegt".[744] Im Jahre 1969 kam Uwe als 10-Jähriger aufgrund seiner „Debilität unklarer Genese", seines Einnässens und „häufiger aggressiver Durchbrüche sowie wegen sexueller Verhaltensabweichungen"[745] in die Rotenburger Anstalten. Ein frühkindlicher Hirnschaden konnte nicht hinreichend bewiesen werden. Wie bereits geschildert, litten damals Kinder, die schon als Säuglinge ins Heim kamen, aufgrund von Vernachlässigung häufig unter Deprivationserscheinungen. Obwohl dies bekannt war, wurden die Symptome häufig als Debilität fehlinterpretiert. Eine entsprechende Therapie und Förderung fand aufgrund einer solchen Standarddiagnose nicht statt, vielmehr wurden die Kinder häufig in eine Einrichtung für geistig behinderte Menschen eingewiesen. Die Diagnose der Debilität kann im Fall von Uwe B. nicht beurteilt werden.

Uwe hatte keine Verbindung zu seinen Angehörigen.[746] Wenige Tage nach seiner Aufnahme in Rotenburg wurde notiert, dass Uwe sich schnell einge-

---

743 Vgl. ARW, B 7470, Städtische Nervenklinik Bremen an das Jugendamt Bremen, 24.7.1967. Danach auch die folgende Angabe. Alle Informationen über Uwe S. stammen aus dieser Akte.
744 Vgl. ARW, B 7470, Verlaufsbogen, Eintrag v. 20.3.1990.
745 ARW, B 7470, Epikrise v. 7.3.1997.
746 Vgl. ARW, B 7470, Verlaufsbogen, Eintrag v. 28.3.1973.

lebt habe und gleich „zu Hause" gewesen sei. Außer dem Bettnässen, gab es keine besonderen Auffälligkeiten. Etwa drei Wochen nach seiner Aufnahme folgte jedoch dieser Eintrag: „Es handelt sich um einen recht betreuungs- und gemeinschaftsschwierigen Jungen. Medikamente wurden bisher nicht gegeben. Er wird versuchsweise mit einem neuen Präparat der Fa. Sandoz behandelt."[747] Es ist nicht ersichtlich, um welche Substanz es sich handelte. Einen Monat später heißt es:

> „Der Versuch, die Verhaltensstörungen bei Uwe mit einen [sic!] Versuchspräparat der Firma Sandoz zu beeinflussen, sind gescheitert. Es wurde daher abgesetzt. Der Junge bekommt seit 2 Tg. 3 × 15 Tr. Neurocil."[748]

Mehrfach wurde die neuroleptische Medikation umgestellt. Zeitweise erhielt Uwe Aolept®, Atosil® oder Neurocil® und Kombinationen dieser Psychopharmaka. Außerdem bekam er Akineton®, offenbar gegen die extrapyramidalmotorischen Nebenwirkungen der Neuroleptika.[749] In einem Schulbericht von 1969 wird geschildert, dass Uwe den Unterricht störe und Klassengespräche oder Erzählungen biblischer Geschichten durch „abartiges Verhalten" oft unmöglich mache.[750] Wechselnde medikamentöse Einstellungen erzielten nur eine ungenügende Besserung seines Zustandes. Ab November 1969 erhielt Uwe 3 × 1 Tablette Tofranil mite®, „um damit eine Besserung des nächtlichen Einnässens zu erreichen"[751].

Tofranil mite® enthält den Wirkstoff Imipramin, ein Antidepressivum, das jedoch als Nebenwirkung den Harndrang verringert. Es wurde damals häufig gegen Bettnässen verabreicht. Auch andere Bewohner der Rotenburger Werke erhielten Tofranil® aufgrund dieser Indikation. Weil er mit einem anderen Bewohner ein Feuer angefacht hatte, wurde Uwe im Sommer 1970 für drei Tage

---

747 ARW, B 7470, Verlaufsbogen, Eintrag v. 17.4.1969.
748 ARW, B 7470, Verlaufsbogen, Eintrag v. 12.5.1969.
749 Vgl. ARW, B 7470, Verlaufsbogen, Eintrag v. 10.4.1970.
750 ARW, B 7470, Verlaufsbogen, Eintrag v. 25.6.1969.
751 ARW, B 7470, Verlaufsbogen, Eintrag v. 5.11.1969.

zur Disziplinierung auf einer Isolierstation untergebracht.[752] Die Einträge über das geringe und wenig differenzierte Mienenspiel bei Uwe könnte ein Hinweis auf Nebenwirkungen der verabreichten Neuroleptika sein.[753] Offenbar hatte Uwe die Angewohnheit, vor Fahrzeuge (z. B. Autos, Fahrräder) zu springen. Auch daraufhin wurde wieder eine Isolierung erwogen.[754]

Im Juni 1972, als Uwe 13 Jahre alt war, schrieb Dresler an die Mutter und bat um eine Genehmigung zu einer stereotaktischen Operation.[755] Auch Manfred D. war zu dem Zeitpunkt, als Dr. Stöckmann das Jugendamt Göttingen um Einwilligung zur stereotaktischen Operation bat, 13 Jahre alt. Der Brief an das Jugendamt ist sieben Tage später datiert als der Brief an Uwes Mutter und hat einen vollständig gleichen Wortlaut. Nur der Name und das Datum sind verändert. Auch bei Uwe wurde das Risiko des Eingriffs mit dem einer Blinddarmoperation verglichen. Auch bei ihm wurde angedeutet, dass eine Operation die Aussichten auf den Verbleib in der Einrichtung verbessern würde. Laut dem Brief waren Wesensveränderungen nicht zu befürchten und auch Uwe sollte Dr. Aebert vorgestellt werden. Eine Einwilligung der Mutter, unterschrieben am 20. Juni 1972, liegt in der Akte vor. Ob Uwe B. dieser stereotaktischen Operation unterzogen wurde, ist jedoch nicht erkennbar.

Im Juli 1973 findet sich ein Eintrag mit dem Namenskürzel von Dr. Stöckmann, dass Uwe recht unruhig und umtriebig sei und durch aggressive Verhaltensweisen erheblich störe.[756] Es wurde mit einer Ciatyl®-Atosil®-Luminal®-Schlafkur[757] begonnen. Uwe erhielt 3 × 2 Ciatyl® (Neuroleptikum), 3 × 2 Atosil® (Neuroleptikum) sowie 3 × 2 Luminaletten® (Barbiturat). Für Atosil® war in der Roten Liste von 1967 für Erwachsene als Tagesdosis bis zu 3 × 2 Dragees angegeben.[758] Uwe erhielt somit als 14-Jähriger die maximale allgemeine Dosis für Erwachsene. Zudem bekam er zusätzlich noch Ciatyl® und Lumina-

---

752 Vgl. ARW, B 7470, Verlaufsbogen, Eintrag v. 3.7.1970.
753 Vgl. ARW, B 7470, Verlaufsbogen, Eintrag v. 8.3.1972.
754 Vgl. ARW, B 7470, Verlaufsbogen, Eintrag v. 21.5.1973.
755 Vgl. ARW, B 7470, Verlaufsbogen, Eintrag v. 9.6.1972.
756 Vgl. ARW, B 7470, Verlaufsbogen, Eintrag v. 18.7.1973.
757 Anfang der 1920er Jahre hatte der Schweizer Psychiater Jakob Klaesi (1883–1980) die Schlafkur zur Behandlung psychotischer Patienten entwickelt, vgl. hierzu Balz 2010, S. 76; s. auch Michael 2013.
758 Vgl. Rote Liste 1967, S. 105.

letten°. Da Ciatyl° als Tabletten und Dragees in verschiedenen Stärken auf dem Markt waren,[759] die Stärke aber nicht dokumentiert wurde, kann die Dosierung nicht beurteilt werden. Auch die Dosierung der Luminaletten° kann nicht eingeschätzt werden. Wie lange die Schlafkur durchgeführt wurde, geht aus den Einträgen im Verlaufsbogen nicht hervor.

Eineinhalb Jahre nach den ersten Berichten über eine stereotaktische Operation wurde erneut eine Hirnoperation geplant. Es ist jedoch nicht ersichtlich, ob die Operation tatsächlich durchgeführt wurde. Im September 1974 dokumentiert ein Eintrag mit dem Arztkürzel von Dr. Günther, dass Uwe seit etwa sechs Wochen 3 × 1 Tablette Androcur° erhielt. Das Präparat war zwar zu diesem Zeitpunkt schon auf dem Markt, aber es hätte eine Information des Betroffenen bzw. des gesetzlichen Vertreters erfolgen sowie eine Einverständniserklärung derselben eingeholt werden müssen. Beides findet sich nicht in der Akte. Außerdem hätte der damals 15-jährige Uwe von einem ärztlichen Mitglied der Gutachterstelle untersucht werden müssen.

Ungefähr ein halbes Jahr später wurden zunehmende Aggressionen Uwes gegenüber schwächeren Mitpatienten geschildert. Ein bettlägeriger, vollkommen bewegungsunfähiger Patient war erheblich gefährdet. Uwe wurde daraufhin auf die Isolierstation verlegt. Weiter wurde vermerkt:

„Trotz täglicher Gaben von Androcur ließ sich die sexuelle Aktivität kaum einschränken. So kam es auch bei einer Vorstellung im hiesigen Krankenhaus sofort zu Belästigungen von einigen im Wartezimmer sitzenden Frauen. Langfristig gesehen ist wohl doch eine Unterbringung in einer geschlossenen Abteilung des Landeskrankenhauses nicht zu vermeiden, trotzdem der Patient eine gute Sprachfähigkeit und ein relativ gutes Aufnahmevermögen besitzt."[760]

Auch hier wird wieder die Frage nach der Zuständigkeit und Abgrenzung zwischen Heilpädagogik und Psychiatrie deutlich. Patienten, die nicht in das System passten und nicht angepasst werden konnten, sollten in die Psychiatrie abgeschoben werden.

---

759 Vgl. ebd., S. 242.
760 ARW, B 7470, Verlaufsbogen, Eintrag v. 26.2.1975.

Bei Uwe B. wurde Androcur® schließlich auf 3 × 2 Tabletten erhöht, diesmal mit dem Kürzel von Dr. Dresler.[761] Erst ein Jahr später wurde Androcur® wieder auf 3 × 1 Tablette reduziert.[762] Die übliche Dosierung für Männer betrug 2 × 1 Tablette.[763] Uwe erhielt weiterhin Ciatyl® und teilweise auch Neurocil®. Zur Reduzierung der Nebenwirkungen bekam er gleichzeitig Akineton®. Im Oktober 1976 wurde Uwe einem praktischen Arzt vorgestellt, der eine Gynäkomastie diagnostizierte.[764] Sowohl Neuroleptika als auch Cyproteronacetat (Androcur®) können als Nebenwirkung dieses Erscheinungsbild auslösen. 1984 wurde bei Uwe zusätzlich zu der Gynäkomastie ein Mammatumor auf der linken Seite erwähnt,[765] woraufhin im März des Jahres der Drüsenkörper der linken Brust entfernt wurde. Auch die rechte Brust sollte wegen Gynäkomastie operiert werden. Es wird aber nicht deutlich, ob diese Operation tatsächlich erfolgte.[766]

Uwe wurde auf einer geschlossenen Abteilung „gehalten", da er auf dem Weg zur Arbeitstherapie nicht auf den Straßenverkehr achtete.[767] Aufgrund des auffälligen sexuellen Verhaltens wurde Androcur® auf 3 × 50 mg erhöht.[768] Nachdem es Ende 1977 abgesetzt wurde, hatte Uwe das Präparat über einen Zeitraum von etwa dreieinhalb Jahren erhalten. Rückblickend wird 1990 über Uwe berichtet, dass er in den Rotenburger Anstalten in zwanzig Jahren mindestens sechs Gruppenwechsel erlebt hatte.[769] In den vergangenen drei Jahren und nach der baulichen Veränderung der „Gruppe 223" mit deutlicher Reduzierung der Bewohnerzahl hatte sich seine starke Auto- und Fremdaggressivität kontinuierlich abgebaut und seine Persönlichkeit stabilisiert. Nachdem er 1996 ver-

---

761 Vgl. ARW, B 7470, Verlaufsbogen, Eintrag v. 27.2.1975.
762 Vgl. ARW, B 7470, Verlaufsbogen , Eintrag v. 25.2.1976.
763 Vgl. Rote Liste 1974, Nr. 83019.
764 Vgl. ARW, B 7470, Verlaufsbogen, Eintrag v. 21.10.1976.
765 Vgl. ARW, B 7470, Verlaufsbogen, Eintrag v. 8.3.1984.
766 Ein Bericht über eine Gynäkomastie und Mastektomie (Entfernung der Drüsenkörper der Brust) beiderseits findet sich auch in der Akte eines anderen jugendlichen Bewohners. Vgl. Diakoniekrankenhaus Rotenburg an Dresler, 12.4.1973, ARW, B 7746.
767 Vgl. ARW, B 7470, Verlaufsbogen, Eintrag v. 24.2.1977.
768 Vgl. ARW, B 7470, Verlaufsbogen, Eintrag v. 26.7.1977.
769 Vgl. ARW, B 7470, Verlaufsbogen, Eintrag v. 20.3.1990.

sucht hatte, einen Mitbewohner, der ihn zuvor ausgelacht und geärgert hatte, zu erdrosseln, wurde er letztendlich doch in ein LKH eingewiesen.[770]

Resümierend zeigten sich bei Uwe B. massive Verhaltensstörungen und Aggressionen gegen sich selbst und andere. Eine Hirnstörung konnte nicht festgestellt werden. Ob seine Auffälligkeiten alleinige Folgen einer Deprivation aufgrund eines Säuglingsheimaufenthaltes waren, kann nicht beurteilt werden. Wie schon bei anderen Fallbeispielen, so wird auch hier der Kompetenzstreit zwischen Heilpädagogik und Psychiatrie und die ungeklärte Rollenverteilung zwischen Pädagogik und Heilpädagogik deutlich. Die inadäquate Behandlung der Deprivationserfahrungen des Jungen führte zu einer Eskalation von Verhaltensauffälligkeiten und Aggressionen, denen mit einer Einweisung in die Behinderteneinrichtung, immer höheren Dosen von Medikamenten, Isolation, wahrscheinlich durchgeführten Hirnoperationen und schließlich einer Einweisung in ein LKH begegnet wurde. Möglicherweise hätte Uwe B. bei adäquater Fürsorge ein normales Leben führen können, eine Vermutung, die auch auf manch andere Menschen zutreffen dürfte, die in der damaligen Zeit in einer Behinderteneinrichtung untergebracht waren.

---

770 Vgl. ARW, B 7470, Epikrise, Bericht v. 7.03.1997.

6 Rechtliche und ethische Betrachtungen der Arzneimittelprüfungen

6.1 Grundlagen: Rechtliche und ethische Bestimmungen von Arzneimittelprüfungen

In der BRD gab es für den untersuchten Zeitraum kein Gesetz, das explizit den Schutz der Versuchspersonen klinischer Arzneimittelprüfungen festschrieb. Dennoch sind für die Thematik verschiedene rechtliche und ethische Bestimmungen zu berücksichtigen.

Status der Richtlinien von 1931
Die wichtigsten Forderungen der Richtlinien von 1931 waren sowohl für eine neuartige Heilbehandlung wie auch für wissenschaftliche Versuche am Menschen zuvor durchgeführte Tierexperimente, eine Risiko-Nutzen-Abwägung, die Einhaltung der Grundsätze der ärztlichen Ethik, eine schriftliche Dokumentationspflicht sowie eine Aufklärung und Einwilligung der Versuchspersonen (s. Abschn. 2.3).

Über den rechtlichen Status der Richtlinien von 1931, wie auch zu deren Gültigkeit in der BRD gibt es jedoch widersprüchliche Angaben. Bereits im Nürnberger Ärzteprozess diskutierte man über deren Gültigkeit während der NS-Zeit, wobei die Einschätzung je nach Interessenlage unterschiedlich ausfiel.[771] Bis heute sind einige Autoren der Auffassung, dass die Richtlinien gültiges, durchsetzbares Recht darstellten, während andere der Meinung sind, dass sie nur empfehlenden Charakter hatten.[772] Klaus Schepker und Michael Kölch berichten, dass die Bestimmungen 1949 nicht in bundesdeutsches Recht hätten übernommen werden können, da sie nie Gesetzeskraft erlangt hätten.[773] Demgegenüber erläutert der Medizinhistoriker Volker Roelcke, dass die Richtlinien von 1931 formell niemals für ungültig erklärt worden seien, stattdessen seien sie 1961 durch das Arzneimittelgesetz, insbesondere durch die 1964 im § 21

---

771 Vgl. Roelcke 2017b, S. 35.
772 Vgl. ebd.
773 Vgl. Schepker & Kölch 2017, S. 419.

verabschiedeten Änderungen zum Arzneimittelgesetz und die Deklaration von Helsinki des Weltärztebundes im Jahre 1964 ersetzt worden.[774]

In einem zeitgenössischen Aufsatz „Zur Problematik wissenschaftlicher Versuche am Menschen aus gerichtsärztlicher Sicht" kam der Rechtsmediziner Hans-Joachim Wagner (1924–2014) vom Institut für Gerichtliche Medizin der Universität Mainz 1967 zunächst zu dem Schluss, dass diese Richtlinien zwar nur noch wenigen Ärzten bekannt, aber nach wie vor gültig seien.[775] In einem Aufsatz von 1975 berichtet Wagner jedoch: „Nach einer Auskunft des Saarländischen Ministeriums für Arbeit Sozialordnung und Gesundheitswesen sind diese Richtlinien nicht in dem erlassenen Gesetz zur Rechtsbereinigung erwähnt worden, gelten somit nicht als übernommen und als derzeit nicht mehr geltendes Recht."[776] Gleichwohl schlägt er dem Ministerium für Gesundheit, Jugend und Familie, den entsprechenden Länderministerien sowie der Bundesärztekammer vor, „sich ausdrücklich zu diesen Richtlinien aus dem Jahre 1931 zu bekennen"[777].

Da die Richtlinien vom Reichsministerium des Inneren, somit also vom damaligen Reichsgesetzgeber, in Abgrenzung zur jeweiligen Landesgesetzgebung verabschiedet wurden, wäre eventuell zu prüfen, ob sie nicht durch den Alliierten Kontrollrat hätten aufgehoben werden müssen.

Es wird deutlich, dass zu diesem Sachverhalt weitere rechtshistorische Forschungen notwendig sind, um Klarheit über den rechtlichen Status der Richtlinien von 1931 in der BRD zu erlangen. Zumindest im ethischen Diskurs aber scheinen sie präsent gewesen zu sein. Wenn in dieser Arbeit auf die Richtlinien verwiesen wird, ist das auf dem Hintergrund der unklaren rechtlichen Lage zu sehen.

Implizit können als rechtliche Bestimmungen für die Arzneimittelprüfungen sowohl das Grundgesetz der BRD wie auch das Strafgesetzbuch herangezogen werden.

---

774 Vgl. Roelcke 2017b, S. 35.
775 Vgl. Wagner 1967, S. 281.
776 Wagner 1975, S. 26 f.
777 Ebd., S. 27.

Rechtliche Grundlagen: Grundgesetz der BRD und das Strafgesetzbuch

Das Grundgesetz der BRD garantiert jedem Menschen neben der Unantastbarkeit seiner Würde (Art. 1, Abs. 1) und dem Recht auf körperliche Unversehrtheit auch die freie Entfaltung seiner Persönlichkeit inklusive seiner Sexualität (Art. 2 Abs. 1).[778] In einem Kommentar zu Art. 1 des Grundgesetzes formulierte Günter Dürig 1958: Die Menschenwürde „ist getroffen, wenn der konkrete Mensch zum Objekt, zu einem bloßen Mittel, zur vertretbaren Größe herabgewürdigt wird"[779].

Gleichzeitig ist im Grundgesetz auch die Freiheit der Forschung verankert (Art. 5 Abs. 3). Die medizinische Forschung am Menschen stellt somit einen Sonderfall dar, da sie sich im Spannungsfeld dieser beiden Grundrechte bewegt. In diesem Sinne schrieb 1967 der Rechtsmediziner Wagner, dass sich niemand dem wissenschaftlichen Fortschritt in den Weg stellen würde, es werde „nur eine absolute Rücksichtnahme auf die Menschenwürde verlangt"[780].

Neben dem Grundgesetz kann für diese Thematik das Strafgesetzbuch (StGB) herangezogen werden. Nach §223 StGB wurde bereits damals jeder ärztliche Eingriff ohne Einwilligung, auch ein Heileingriff, als Körperverletzung bewertet.[781] Hierzu schreibt der Jurist Egon Müller (*1938):

„Das heutige Arztstrafrecht wird - als ob es als Gesetz in Kraft getreten wäre – auf den 31.5.1894 datiert. An diesem Tag erging jenes vielzitierte Urteil des Reichsgerichts, wonach jeder ärztliche Heileingriff – ob Operation, Injektion, Bestrahlung, Arzneimittelgabe oder diagnostische Untersuchung – den Tatbestand der Körperverletzung erfüllt und nur dann straflos bleibt, wenn er medizinisch indiziert und durch eine wirksame Einwilligung des Patienten gerechtfertigt ist."[782]

Diese juristische Einschätzung wurde noch in dem hier untersuchten Zeitraum von vielen Ärzten kritisch gesehen, weil sie dem ärztlichen Selbstverständnis

---

778 Vgl. Grundgesetz für die Bundesrepublik Deutschland 1949.
779 Dürig 1958, zitiert nach Andorno & Christensen 2014, S. 198 f.
780 Wagner 1967, S. 283.
781 Vgl. Bockelmann 1968, S. 50 f.
782 Müller 1998, S. 155.

und dem im Berufsprofil angelegten Anspruch zu heilen widersprach (vgl. dazu die persönliche Stellungnahme von Prof. Hanfried Helmchen im Anhang, Abschn. 8). Nach § 226a StGB galt eine Therapie auch mit Einwilligung als Körperverletzung, wenn sie gegen die guten Sitten verstieß.[783] In der Rechtsprechung der 1950er Jahre bezog sich die Frage der Körperverletzung als Folge medizinischer Eingriffe jedoch fast ausnahmslos auf Operationen oder invasive Eingriffe wie Elektroschockbehandlungen. Im Zusammenhang mit der Diskussion um die rechtlichen Bedingungen in der „psychiatrischen Praxis" kam es zu den sogenannten „Elektroschockurteilen", wobei sich die Rechtsprechung auf das im Grundgesetz festgelegte Recht auf körperliche Unversehrtheit bezog.[784] In Bezug auf Arzneimittelprüfungen ist der Fall des Mediziners Werner Catel erwähnenswert, der Ende der 1940er und Anfang der 1950er Jahre in der Landeskinderheilstätte „Mammolshöhe" im Taunus an tuberkulosekranken Kindern ein Tuberkulosestatikum getestet hatte, wobei auch Kinder starben. Catel musste sich daraufhin zwar in einem Ehrengerichtsverfahren verantworten, weil er die Erlaubnis der Angehörigen nicht eingeholt hatte.[785] Das Verfahren hatte aber keine negativen Konsequenzen für ihn. Ein Strafverfahren wurde offensichtlich nicht eingeleitet.

Ethische Richtlinien: Nürnberger Kodex und Deklaration von Helsinki
Neben Rechtsvorschriften gibt es auch ethische Richtlinien zur Forschung am Menschen. Dazu zählt der Nürnberger Kodex, der im Rahmen des NS-Ärzteprozesses 1947 verkündet wurde. Er umfasst zehn Punkte und verlangt, wie die Richtlinien von 1931, eine freiwillige Einwilligung der an den Versuchen beteiligten Menschen nach bestmöglicher Aufklärung. Unter Punkt neun wird formuliert, dass es der Versuchsperson während des Versuches freigestellt bleiben müsse „den Versuch zu beenden, wenn sie körperlich oder psychisch den Punkt erreicht hat, an dem ihr eine Fortsetzung unmöglich erscheint"[786]. Der Kodex unterscheidet nicht zwischen wissenschaftlichen Experimenten und therapeutischen

---

783   Vgl. Mueller 1953, S. 160.
784   „Elektroschockurteile" von 1954: BGH, 10.07.1954, VI-ZR-45-54 und 1958: BGH, 09.12.1958, VI-ZR-203-57.
785   Vgl. Beddies 2016, S. 155–157.
786   Mitscherlich & Mielke 1960, S. 272 f.

Versuchen. Auf die Problematik nicht einwilligungsfähiger Personen wie Kinder wird nicht eingegangen. Der Kodex legt nur fest, „dass die betreffende Person im juristischen Sinne fähig sein muss, ihre Einwilligung zu geben [...]"[787]. Die Grenze der Einwilligungsfähigkeit ist nicht definiert. Diese unpräzise Formulierung im Nürnberger Kodex lässt einen Spielraum für unterschiedliche Interpretationen, der sich in der rezenten Diskussion widerspiegelt. So seien beispielsweise nach dem Rechtswissenschaftler Erwin Deutsch[788] sowie dem Medizinhistoriker Dominik Groß[789] de facto Versuche z. B. an Kindern, Jugendlichen und Menschen mit psychischen Erkrankungen ausgeschlossen.

Demgegenüber interpretiert der Medizinhistoriker Paul Weindling die Passage in der Weise, dass der Kodex einen Schutz nicht-einwilligungsfähiger Patienten nicht enthalten würde.[790] In dieser Arbeit wird die gängigere Position von Deutsch, Groß und anderen bezogen, doch ist dies unter Vorbehalt zu sehen.

1964 griff der Weltärztebund wichtige Aspekte des Nürnberger Kodex erneut auf und formulierte mit der Deklaration von Helsinki[791] ethische Grundsätze für die Forschung am Menschen erstmals auf internationaler Ebene. Dies wurde als notwendig erachtet, nachdem sich „nationale Unterschiede in der Bewertung von Kriterien wie einer vollständigen Aufklärung der Versuchsteilnehmer"[792] gezeigt hätten. Die Deklaration fordert eine Nutzen-Risiko-Analyse vor Versuchsbeginn. Versuche an Kindern sind nach der Deklaration nicht generell ausgeschlossen, aber Forschung an ihnen wird nur als zulässig angesehen, „wenn ein direkter Nutzen für die Versuchsperson zu erwarten"[793] sei. Die Eltern oder gesetzlichen Vertreter der Kinder müssen dem Versuch freiwillig zustimmen. Unterschieden werden in der Deklaration außerdem wissenschaftliche Versuche am Menschen in Versuche, „die in erster Linie im Interesse der Behandlung des Patienten vorgenommen werden" („therapeutische Versuche") und Versuche „mit ausschließlich wissenschaftlicher Zielsetzung ohne Bedeutung für die ärztliche Behandlung der Versuchsperson" („nicht-therapeutische

---

787 Nürnberger Kodex 1947, Punkt 1 (in: Mitscherlich & Mielke 1960, S. 272 f).
788 Deutsch 1978a, S. 56.
789 Groß 2014, S. 560.
790 Vgl. Weindling 2004, S. 288.
791 Deklaration von Helsinki 1964.
792 Fangerau 2014, S. 173.
793 Groß 2010, S. 422.

Versuche").[794] Der Versuchsperson oder ihrem gesetzlichen Vertreter muss es jederzeit freistehen, den Versuch abzubrechen. Für nichttherapeutische Versuche soll eine schriftliche Zustimmungserklärung abgegeben werden und der Versuchsleiter muss das Recht jedes Menschen auf geistige und körperliche Unversehrtheit respektieren. Besondere Bedeutung käme „dieser Forderung dann zu, wenn die Versuchsperson in einem Abhängigkeitsverhältnis zu dem Leiter des Versuches"[795] stehe.

Weder der Nürnberger Kodex noch die Deklaration von Helsinki haben einen rechtsverbindlichen Charakter. Sie werden jedoch rechtlich bindend, wenn sie in Rechtsverordnungen wie dem Heilberufekammergesetz oder ähnlichen genannt werden. Explizit fand die Deklaration in der BRD 1985 Eingang in die rechtlich bindende Berufsordnung der Ärzte.

Die Helsinki-Deklaration fungiert als eine Art Grundgesetz für medizinische Forschung am Menschen, auf das sich weltweit in den Gesetzestexten bezogen wird.

Als ein ärztliches Regelwerk kann auf die Richtlinien der Deutschen Gesellschaft für Innere Medizin von 1965 hingewiesen werden, dass aus ärztlichen Gründen Kinder aus klinischen Prüfungen auszunehmen seien, „sofern nicht das Anwendungsgebiet der Prüfsubstanz allein die Pädiatrie darstellt"[796]. Bei diesen Richtlinien handelte es sich jedoch nur um allgemeine Grundsätze ohne rechtsverbindlichen Charakter.[797]

Forschung an (Heim-)Kindern

In Bezug auf Forschung an Heimkindern kann auf die Aussage des Rechtsmediziners Hans-Joachim Wagner in seinem Aufsatz von 1967 (s. S. 162) hingewiesen werden, wonach „Versuche an Gefangenen und zwangsweise eingewiesenen Patienten" unzulässig seien, „weil hier keine absolute Freiwilligkeit gegeben ist"[798]. Der Jurist Ernst Heinitz äußerte sich in der Juristischen Rundschau von 1951

---

794 Deklaration von Helsinki 1964, S. 2534.
795 Ebd.
796 Sturm et al. 1965, S. 699.
797 Vgl. Hasskarl & Kleinsorge 1974, S. 4.
798 Wagner 1967, S. 282.

in ähnlicher Weise.[799] Die Aussagen sind sicherlich auch auf Fürsorgezöglinge anzuwenden, da es sich bei der FE, auch noch nach dem JWG von 1961, ja in der Tat um eine Zwangsmaßnahme des Staates handelte.[800] In diesem Sinne zitierte Reuland in seiner Arbeit eine Zuschrift von „autoritativer Seite" an die *„Berliner Ärzte-Correspondenz"* aus dem Jahr 1913, wobei er den Mediziner Albert Moll als Verfasser vermutet.[801] In dieser Zuschrift geht der Autor auf den Preußischen Erlass von 1900 ein und schildert: „Danach sind Versuche an Kindern in sämtlichen der Aufsicht preußischer Behörden unterstellten Anstalten grundsätzlich verboten (…)."[802] Nach dem in der vorliegenden Arbeit untersuchten Zeitraum wurde das Verbot von Heilversuchen „für auf behördliche Anordnung Verwahrte" 1978 im Arzneimittelgesetz aufgenommen.[803]

In Bezug auf die Thematik dieser Arbeit ist weiter zu berücksichtigen, dass bei Heranwachsenden normalerweise *beide* Elternteile ihre Einwilligung zu einem ärztlichen Eingriff geben mussten.[804]

Der Strafrechtswissenschaftler Paul Bockelmann schrieb 1968: „Ob der gesetzliche Vertreter oder der Inhaber des Rechts der Personensorge die Kompetenz zur Erteilung der Einwilligung hat, ist strittig."[805] Der gesetzliche Vertreter würde dem Leidenden womöglich fernstehen, „man denke an den Amtsvormund des unehelichen Kindes"[806]. Bei Jugendlichen war zudem eine bedingte Einwilligungsfähigkeit individuell zu ermitteln.[807]

Allgemein ist mit Blick auf Arzneimittelprüfungen an Kindern zu sagen, dass es in dem untersuchten Zeitraum keine altersspezifische Anmeldung bzw. Registrierung (s. Abschn. 2.4) der Arzneimittel gab.[808] In der Regel wurden die Präparate an Erwachsenen geprüft und nach der Markteinführung auch an Kindern verabreicht, was letztlich einer „neuartigen Heilbehandlung" im Sinne der

---

799 Vgl. Heinitz 1951, S. 334.
800 Vgl. Esser 2011, S. 50.
801 Vgl. Reuland 2004, S. 38.
802 Zitiert nach Reuland 2004, S. 38.
803 Deutsch 1978b, S. 48.
804 Vgl. Bockelmann 1968, S. 56 f.
805 Ebd., S. 56.
806 Ebd.
807 Vgl. Gebauer 1949, S. 75.
808 Vgl. Schepker & Kölch 2018, S. 2.

Richtlinien von 1931 gleichkam.[809] Erst mit dem Arzneimittelgesetz von 1978 (s. Abschn. 2.4) war für eine kinderspezifische Zulassung der Präparate auch eine Prüfung an diesen gefordert.[810]

Zu berücksichtigen ist bei der Prüfung von Arzneimitteln an Kindern deren von Erwachsenen erheblich abweichende Physiologie und Pathophysiologie,[811] sodass man die Dosierung von Erwachsenen nicht einfach auf sie „herunterrechnen" kann. Bereits 1950 wies der Pädiater Erich Rominger (1886–1967) auf die Schwierigkeit der angemessenen Arzneimitteldosierung bei Kindern hin:

> „In der Kinderheilkunde herrscht von jeher das Bestreben, mit wenigen Arzneimitteln auszukommen, einmal, weil es oft nicht leicht ist, dem Kind Medikamente beizubringen, dann aber auch, weil die Dosierung schwieriger und verantwortungsvoller ist als beim Erwachsenen. Es gibt keine besonderen Maximaldosen für das Kindesalter und kann sie auch gar nicht geben, da die Dosengröße sich von einer Altersstufe zur anderen ändert. Die Dosis ist nun nicht einfach abhängig von Alter und Gewicht, sondern vielmehr von dem Entwicklungsgrad und der persönlichen Empfindlichkeit, und zum Unterschied vom Erwachsenen ist über die Wirkung eines Arzneimittels irgendeine Angabe vom jungen Kind gar nicht zu erhalten, und wir sind auf die eigenen ärztlichen Beobachtungen oder die der Umgebung, also meist der Mutter oder Pflegerin, angewiesen: Hinzu kommt nun noch die Schwierigkeit, daß das Kind im Gegensatz zum Erwachsenen manchen Arzneimitteln gegenüber außerordentlich empfindlich ist, während es andere in verhältnismäßig großen, ja geradezu Erwachsenendosen verträgt und sie sogar braucht, um wirksam behandelt zu werden."[812]

In der folgenden Tabelle 4 werden noch einmal die Bestimmungen zur Durchführung von Arzneimittelprüfungen, die für Kinder und Jugendliche im betrachteten Zeitraum maßgeblich waren, zusammengefasst.

---

809 Vgl. ebd.
810 Vgl. ebd., S. 4.
811 Vgl. Seyberth 2000.
812 Rominger 1950, S. 904.

Tabelle 4: Rechtliche und ethische Rahmung von Arzneimittelprüfungen mit Kindern und Jugendlichen in der BRD im Untersuchungszeitraum

Grundgesetz der BRD von 1949

- Unantastbarkeit der Würde des Menschen
- Recht auf Leben und körperliche Unversehrtheit
- Recht auf die freie Entfaltung der Persönlichkeit (auch Sexualität)

StGB §223

- Jeder ärztliche Eingriff ohne Einwilligung stellt den Tatbestand einer Körperverletzung dar

Richtlinien des Reichsministeriums des Inneren von 1931 (unter dem Vorbehalt der Gültigkeit)

- Informierte Einwilligung (evtl. des gesetzlichen Vertreters)
- Unterscheidung zwischen „wissenschaftlichem Versuch" und „neuartiger Heilbehandlung"
- Einhaltung der Grundsätze der ärztlichen Ethik
- Nutzen-Risiko-Analyse
- Prüfung der Anwendung mit „ganz besonderer Sorgfalt" bei Kindern und Jugendlichen
- Ärztliche Ethik unvereinbar mit Ausnutzung der sozialen Notlage
- Unstatthaftigkeit wissenschaftlicher Versuche an Kindern oder Jugendlichen unter 18 Jahren bei der geringsten Gefährdung
- Schriftliche Dokumentationspflicht (auch der Einwilligung)

Nürnberger Kodex von 1947

- Ethische Richtlinie
- Informierte Einwilligung
- Einwilligungsfähigkeit der Versuchsperson im juristischen Sinne
- Abbruch des Versuchs durch die Versuchsperson jederzeit möglich

Deklaration von Helsinki von 1964

- Ethische Richtlinie
- Informierte Einwilligung
- Nutzen-Risiko-Analyse
- Forschung an Kindern nur bei direktem Nutzen für die Versuchsperson
- Zustimmung der Eltern oder gesetzlichen Vertreter der Kinder
- Unterscheidung wissenschaftlicher Versuche am Menschen in therapeutische und nicht-therapeutische Versuche
- Abbruch des Versuchs durch die Versuchsperson oder durch den gesetzlichen Vertreter jederzeit möglich

Richtlinien der Deutsche Gesellschaft für Innere Medizin (1965)

- Allgemeine Grundsätze, kein rechtsverbindlicher Charakter
- Kinder sind aus klinischen Prüfungen auszunehmen, sofern nicht das Anwendungsgebiet der Prüfsubstanz allein die Pädiatrie darstellt

Zur Verantwortlichkeit im Rahmen von Arzneimittelprüfungen erklärte der Rechtsmediziner Wagner im Jahr 1967, „daß bei Prüfungen neuer, erstmals bei gesunden Versuchspersonen verabreichter Arzneimittel stets der prüfende Arzt und nicht der Hersteller die konkrete rechtliche Verantwortung trägt, was bei der Verschreibung einer Arzneimittelspezialität zu therapeutischen Zwecken keineswegs der Fall sein muß"[813]. Auch die Rechtsmediziner Hasskarl und Kleinsorge hielten 1974 den prüfenden Arzt für die Aufklärung der Versuchspersonen wie für die gesamte klinische Prüfung verantwortlich.[814] Der Arzneimittelhersteller, in dessen Auftrag die klinische Prüfung erfolgte, sei nach ihren Angaben dagegen verpflichtet, „nur einen zuverlässigen und erfahrenen Arzt mit der Prüfung zu beauftragen"[815].

Wie gezeigt werden konnte, waren die wichtigsten Grundsätze ethischer und rechtlicher Bestimmungen im Untersuchungszeitraum ein informiertes Einverständnis sowie eine Nutzen-Risiko-Analyse vor Versuchsbeginn. Deshalb werden die Prüfungen hier in erster Linie unter diesen Gesichtspunkten betrachtet.

6.2 Die Frage der Information und Einwilligung

Die Richtlinien von 1931 schrieben für Versuche am Menschen eine Einwilligung nach Information vor. Nach dem StGB §223 stellte jeder ärztliche Eingriff ohne Einwilligung den Tatbestand einer Körperverletzung dar.

Der Nürnberger Kodex (1947) verlangte eine Einwilligung zu den Prüfungen nach einer Information und es war festgelegt, „dass die betreffende Person im juristischen Sinne fähig sein muss, ihre Einwilligung zu geben [...]"[816]. Faktisch waren damit Versuche z. B. an Kindern, Jugendlichen und Menschen mit psychischen Erkrankungen ausgeschlossen (s. Abschn. 6.1). Erst die Deklaration von Helsinki (1964) ließ Versuche an Kindern und Jugendlichen unter bestimmten Voraussetzungen – mit Einwilligung der Eltern oder gesetzlichen Vertreter und bei einem direkten Nutzen für die Probanden – zu (s. Abschn. 6.1).

---

813 Wagner 1967, S. 282.
814 Vgl. Hasskarl & Kleinsorge 1974, S. 6.
815 Ebd.
816 Nürnberger Kodex 1947, Punkt 1 in: Mitscherlich & Mielke 1960, S. 272 f.

Danach wären alle in der BRD vor 1964 durchgeführten Prüfungen an Kindern und Jugendlichen, unabhängig von einer Einwilligung, nach dem Nürnberger Kodex als ethisch nicht zulässig zu bewerten. Für die Prüfungen ab 1964 galten die Richtlinien der Deklaration von Helsinki. Die folgende Tabelle 5 gibt einen Überblick über die zeitliche Zuordnung der hier behandelten Prüfungen.

Tabelle 5: Zeitliche Zuordnung der dargestellten Prüfungen

Prüfung	Abschnitt	Nürnberger Kodex	Deklaration von Helsinki
Chlorpromazin (Megaphen®)	5.1.3	1956	
Perphenazin (Decentan®)	5.1.9	1957/58	
Chlorpromazin/Promethazin/Reserpin (Megaphen comp®)	5.1.4	1958	
Reserpin (Serpasil®) und Reserpin/-Methylphenidat (Serpatonil®)	5.1.5	1958	
Pyrithioxin (Encephabol®)	5.2.2	ab ca. 1961	
Thioridazin (Melleretten®)	5.1.7	1962	
Propericiazin	5.1.11	vermutlich 1962	
Periciazin (Aolept®)	5.1.10		1964
Periciazin (Aolept®) Schleswig	5.1.6		1966
Haloperidol	5.1.8		1966
Cyproteronacetat (Androcur®) Rotenburg	5.2.2		ab 1969
Penfluridol	5.1.12		1971
Pipamperon (Dipiperon®)	5.1.2		1972

Die Prüfungen von Medikamenten gegen Bettnässen und zur Gewichtreduzierung in den Rotenburger Anstalten erfolgten in den Jahren 1969 und 1970.

In den Publikationen zu den Neuroleptika-Prüfungen ist nicht angegeben, ob eine Information oder Einwilligung der Betroffenen bzw. deren gesetzlichen Vertreter erfolgte. Solch eine Angabe in einer Publikation war auch in der damaligen Zeit nicht üblich, sodass aufgrund des Fehlens einer solchen Angabe keine Aussage darüber gemacht werden kann, ob eine Einwilligung und Aufklärung erfolgte.

Auch in den Bewohnerakten der Rotenburger Anstalten waren für durchgeführte Arzneimittelprüfungen keine Einverständniserklärungen der Betroffenen oder deren gesetzlichen Vertreter dokumentiert. Für Ferienfreizeiten oder Operationen liegen in den Akten solche Einwilligungen jedoch vor. Das legt den Verdacht nahe, dass für die Prüfung der Arzneimittel keine Einwilligungen eingeholt wurden. Es liegen auch keine Hinweise darüber vor, dass Einwilligungen mündlich eingeholt worden wären. Diese Einschätzung wird ebenso durch ein Schreiben der Mutter eines 16-jährigen, geistig schwerstbehinderten Jugendlichen aus den Rotenburger Anstalten, bestärkt. In diesem Schreiben an Dresler aus dem Jahr 1977 berichtet die Mutter, dass man ihr auf der Station nicht mitgeteilt habe, „ob u. welches Medikament" ihr Sohn bekäme.[817] Erst auf ihre Beschwerde hin unterrichtete Dresler sie zwei Tage später schriftlich über die Medikation.[818]

Auch lassen Hinweise aus anderen Einrichtungen vermuten, dass Eltern über die Verabreichung von Prüfsubstanzen weder informiert waren noch eingewilligt hatten.

So lag in der Akte von Frau W. aus dem rheinischen LKH Düsseldorf eine Einwilligung ihrer Mutter zur Durchführung einer Lumbalpunktion vor, aber nicht zur Verabreichung eines Prüfpräparates (s. Abschn. 5.1.12).

Ebenso kann in diesem Zusammenhang ein Bericht der Firma Merck zur Prüfung des Decentans® auf der Kinderstation der Heil- und Pflegeanstalt Kaufbeuren gesehen werden, in dem vermerkt ist, dass das Auftreten von Parkinson in der Anstalt nicht als tragisch bewertet wurde bzw. „schon von Megaphen her bekannt und in manchen Fällen sogar erwünscht"[819] sei. Und weiter: „Auf-

---

817 ARW, B 7253, Frau W. (nicht identisch mit „Frau W." in Abschn. 5.1.12) an Dresler, 1.11.1977.

818 Vgl. ARW, B 7253, Dresler an Frau W., 3.11.1977. Dr. Dresler erklärt, dass es damals nicht üblich gewesen sei, die Eltern bzw. Vormünder darüber zu unterrichten, welche Medikamente bei minderjährigen Bewohnerinnen und Bewohnern zum Einsatz kamen. Wenn die Eltern sich erkundigt hätten, habe man über die Medikation gesprochen. Allgemein hätten sich die Eltern aber wenig gekümmert. Telefonische Auskunft von Dr. Johann-Christoph Dresler an Prof. Schmuhl, 18.1.2018.

819 MA L 10/161a; internes Schreiben; Betr.: Decentan® (T57) Heil- und Pflegeanstalt Kaufbeuren/Kinderstation; vom 10.1.1958.

regend ist dieses Symptom lediglich für die Eltern, wenn sie zufällig ein Kind unter der Behandlung zu sehen bekommen"[820] (vgl. Abschn. 5.1.9).

Bei der Untersuchung mit Perphenazin (Decentan®) im Franz Sales Haus in Essen (s. Abschn. 5.1.9) waren aufgrund der hohen Dosierung schwere Nebenwirkungen zu erwarten. Es ist fraglich, ob Eltern, die über solche zu erwartenden Nebenwirkungen aufgeklärt worden wären, ihr Einverständnis zu der Prüfung erteilt hätten.

Bei der Verabreichung von Cyproteronacetat (Androcur®) hätte im doppelten Sinne eine Zustimmung erfolgen müssen – einmal bezüglich der Beteiligung an einem klinischen Versuch und einmal, weil in diesem Fall das Grundrecht auf freie Entfaltung der Persönlichkeit eingeschränkt wurde (s. Abschn. 5.2.2 Androcur®). Auch bei Sexualstraftätern durfte das Präparat schon damals nur mit deren Zustimmung eingesetzt werden (hier gab es einige Ausnahmen). Bei Personen bis zur Vollendung des 21. Lebensjahres hätte zudem ein ärztliches Mitglied eines Gutachterausschusses eine Untersuchung durchführen müssen. In den Akten der Betroffenen aus den Rotenburger Anstalten lagen keine Dokumente zu Einwilligungen oder Untersuchungen vor.

Bereits 1949 schrieb der Rechtswissenschaftler Gebauer, dass die Einwilligungsfähigkeit bei Jugendlichen individuell zu ermitteln sei.[821] Die Untersuchung der Einwilligungsfähigkeit wurde aber in keinem Fall erwähnt. Zum Teil haben sich die Jugendlichen gegen die Verabreichung von Medikamenten gewehrt (s. Abschn. 5.1.3). Das lässt auf eine fehlende Einwilligung und gleichzeitig auf eine zumindest bedingte Einwilligungsfähigkeit schließen. Frau W., die 1971 im Alter von 14 Jahren ein Prüfpräparat erhielt, erklärt, dass sie nicht darüber unterrichtet war (s. Abschn. 5.1.12).

Wie schon geschildert, wären nach Angaben einiger Rechtswissenschaftler bereits in dem untersuchten Zeitraum „Versuche an Gefangenen und zwangsweise eingewiesenen Patienten" unzulässig gewesen, weil hier „keine absolute Freiwilligkeit gegeben" sei (s. Abschn. 6.1).[822] Ähnlich wurde in der Deklaration von Helsinki auf die Problematik einer eventuellen Abhängigkeit einer Versuchsperson zum Versuchsleiter hingewiesen. Für Kinder in Einrichtungen

---

820 Ebd.
821 Vgl. Gebauer 1949, S. 75.
822 Wagner 1967, S. 282 und Heinitz 1951, S. 334.

wurde bisher keine explizite Richtlinie zu dieser Thematik gefunden. Jedoch handelte es sich bei der FE um eine Zwangsmaßnahme (s. Abschn. 6.1). So wäre auch hier keine absolute Freiwilligkeit für eine Einwilligung gegeben.

Neben einem informierten Einverständnis wurde sowohl im Nürnberger Kodex als auch in der Deklaration von Helsinki festgelegt, dass es der Versuchsperson bzw. dem gesetzlichen Vertreter freigestellt bleiben müsse, den Versuch jederzeit abzubrechen (s. Abschn. 6.1). Die Einwilligung kann danach also de facto jederzeit widerrufen werden.

Es wurde jedoch in keinem Fall berichtet, dass ein Betroffener oder gesetzlicher Vertreter davon Gebrauch gemacht hätte. Bei einer Prüfung wurde davon berichtet, dass sich die Jugendlichen gegen die Verabreichung der Medikamente gewehrt hätten, indem sie die Präparate z. B. ausgespuckt oder laut geschimpft hätten (s. Abschn. 5.1.3).[823] Offenbar hatten sie keine Möglichkeit, die Prüfung durch einfache verbale Äußerung ihres Willens zu beenden.

Im Rahmen der Prüfung von Haloperidol schloss der durchführende Arzt (Jacobs) einige Kinder von der Untersuchung aus, als bei ihnen epileptische Anfälle auftraten (s. Abschn. 5.1.8). Im Franz Sales Haus in Essen reduzierte der Heimarzt lediglich die Dosis von T57, nachdem einige Kinder mit heftigen Nebenwirkungen reagiert hatten.[824] Es ist naheliegend, dass die Kinder, wenn sie gekonnt hätten, einer weiteren Medikation mit dem Präparat nicht zugestimmt hätten. Die gesetzlichen Vertreter waren offensichtlich nicht über die Versuche informiert.

Faktisch hatten allein die durchführenden Ärzte die Gewalt darüber, den Versuch zu beenden oder nicht.

6.3   Nutzen-Risiko-Analyse

Eine Nutzen-Risiko-Abwägung für Versuche am Menschen wurde sowohl in den Richtlinien von 1931 wie auch in der Deklaration von Helsinki (1964) festgeschrieben. Versuche an Menschen sollen danach nur vertretbar sein, wenn

---

823 Vgl. Kiesow & Jacobs 1956, S. 3.
824 Vgl. MA, L10/168, 3 Blätter mit der Überschrift: Behandlung mit T57, handschriftliches Datum 28.1.1958.

der erwartete Nutzen der Untersuchung die erwarteten Risiken rechtfertigt. Nach der Deklaration von Helsinki wird Forschung an Kindern zudem nur dann als zulässig angesehen, wenn ein direkter Nutzen für sie zu erwarten sei, somit für einen therapeutischen bzw. Heilversuch (s. Abschn. 6.1).

In Bezug auf Risiken schrieben die Richtlinien von 1931 vor, dass die Frage der Anwendung einer neuartigen Heilbehandlung bei Heranwachsenden mit ganz besonderer Sorgfalt zu prüfen sei. Wissenschaftliche Versuche an ihnen seien bei der geringsten Gefährdung unstatthaft.

6.3.1 Nutzen der Prüfungen für die Probanden

Für einen Heilversuch oder therapeutischen Versuch hängt der potenzielle Nutzen eng mit der Indikationsstellung und damit einer medizinischen Diagnose zusammen, denn ein therapeutischer Nutzen wird ja für eine bestimmte Krankheit definiert. Auch das Wort „Heilversuch" bezieht sich implizit auf eine Krankheit. Im klinischen Wörterbuch „Pschyrembel" von 1956 war der Begriff „Diagnose" definiert als „Erkennung der Krankheit"[825] und „Indikation" als „Heilanzeige; zwingender Grund zur Anwendung eines bestimmten Heilverfahrens in einem bestimmten Krankheitsfall (…)"[826]. Auch das Arzneimittelgesetz von 1961 bezog sich auf eine „Indikation", indem es zur Registrierung und damit zum Inverkehrbringen eines neuen Präparates u. a. die Angabe des „Anwendungsgebietes", verlangte.[827]

Der angegebene Nutzen der Prüfungen ist daher v. a. im Zusammenhang mit den angegebenen Diagnosen der Probanden und der sich daraus ergebenden Indikationen des Medikaments zu analysieren.

Nutzen der Neuroleptika-Prüfungen

Jacobs vermutete in seiner Publikation über die Prüfung der Melleretten®, dass der Leser möglicherweise verwundert darüber wäre, dass in dem pädopsychiatrischen Aufsatz kindliche Psychosen nicht erwähnt würden (s. Abschn. 5.1.7).[828]

---

825 Pschyrembel 1956, S. 177.
826 Ebd., S. 386.
827 Vgl. Arzneimittelgesetz 1961, § 21.
828 Vgl. Jacobs 1962.

Dies erklärte er damit, dass „endogene Psychosen im Kindesalter eine Rarität darstellen"[829]. Bei „Schwachsinnigen" kämen sie praktisch überhaupt nicht vor.[830] Diese Äußerungen verdeutlichen, dass schon damals Neuroleptika in Zusammenhang mit Psychosen gesehen wurden. Auch in den anderen betrachteten Publikationen zur Prüfung der Neuroleptika fehlt ein Bezug zu Psychosen.

Angegeben wird als Diagnose jedoch stets „Schwachsinn". Die folgende Tabelle 6 gibt eine Übersicht dazu:

Tabelle 6: In den Neuroleptika-Publikationen angegebene Diagnosen der Probanden

Prüfung (Publikation)	Abschnitt und Publikationsjahr	angegebene Diagnose
Pipamperon (Dipiperon®)	5.1.2 (1972)	Hirnorganische Schädigung, Schwachsinn (s. Abb. 3)
Chlorpromazin (Megaphen®)	5.1.3 (1956)	Schwachsinn, Erethismus
Chlorpromazin/ Promethazin/ Reserpin (Megaphen comp®)	5.1.4 (1958)	Schwachsinn (Oligophrenie)[831]
Reserpin (Serpasil®) und Reserpin/ Methylphenidat (Serpatonil®)	5.1.5 (1958)	Schwachsinn (Oligophrenie)
Periciazin (Aolept®) Schleswig	5.1.6 (1966)	Schwachsinn, Erethismus; epileptische Kinder und Jugendliche mit Erregungszuständen und emotionalen Störungen
Thioridazin (Melleretten®)	5.1.7 (1962)	„hauptsächlich verhaltensgestörte schwachsinnige Kinder und Jugendliche"
Haloperidol	5.1.8 (1966)	Schwachsinn

---

829 Ebd., S. 1429.

830 Vgl. ebd.

831 Der Autor Jacobs definiert Oligophrenie als ein „Zuwenig, ein Minus an Seele. Wir gebrauchen es eigentlich mehr für Menschen, die ein Zuwenig im Bereich ihrer Intelligenz aufzeigen" (Jacobs 1958, S. 7). Eine Abgrenzung zwischen den Begriffen Oligophrenie und Schwachsinn ist bei ihm nicht sichtbar.

Die folgende Abbildung 3 gibt Auskunft über die angegebenen „Diagnosen" der Probanden der Prüfung mit Dipiperon®:

Tabelle 2. *Zusammensetzung der klinischen Untersuchungsgruppen*

	G	T₁	T₂
Hirnorganische Schädigung	11	6	5
Fragliche hirnorganische Schädigung	6	3	3
Anfallsleiden, Krampfbereitschaft	4	3	1
Erworbener Schwachsinn (prä-, peri- und postnatale Schädigung) IQ unter 70	3	1	2
Familiärer Schwachsinn, IQ unter 70	4	1	3
Erhebliche Leistungsschwächen, Schulschwierigkeiten oder Schulversagen	29	14	15
Schreibleseschwäche	3	2	1
Sprachstörungen (Agrammatismus, Stammeln, Stottern)	4	1	3
Milieureaktive Störungen (sehr ungünstige Familienverhältnisse, Hospitalismus)	18	8	10
Erhebliche Anpassungs- und Einordnungsschwierigkeiten	14	7	7
Verwahrlosungserscheinungen (Lügen, Stehlen, Weglaufen)	10	6	4
Infantilismus	2	–	2
Ängstlichkeit, Objekt- und Situationsangst	2	1	1
Gleichgültigkeit, Passivität	2	–	2
Motorische Unruhe	15	8	7
Erhöhte affektive Erregbarkeit, Reizbarkeit, Neigung zu Erregungszuständen	9	4	5
Stimmungslabilität, Verstimmbarkeit, stark wechselndes und launisches Verhalten	14	7	7
Ungesteuertheit, Unbeherrschtheit, Hemmungslosigkeit	6	3	3
Erhöhtes Geltungsbedürfnis	7	3	4
Unverträglichkeit, Streitsucht, Trotz, Neigung zum Schlagen, zu Wut- und Zornausbrüchen	27	14	13
Kontaktlosigkeit oder -schwäche Neigung zum Absondern	9	3	6

Legende: G = Gesamtgruppe T₁ = Dipiperon®-Gruppe T₂ = Placebo-Gruppe

Abbildung 3: Dipiperon®, Zusammensetzung der klinischen Untersuchungsgruppen[832]

In einigen Publikationen ist neben der Diagnose „Schwachsinn" auch Erethismus oder hirnorganische Schädigung angegeben. Bereits im ICD-7, das 1955 herausgegeben wurde, war Schwachsinn als Diagnose aufgeführt (Erethismus

---

832 Auhagen & Breede 1972, S. 514.

war hingegen dort nicht aufgeführt).[833] Für Kinder gab es je nach Intelligenzquotient (IQ) eine Unterscheidung in Debilität (IQ 50–65), Imbezillität (IQ 20–49) und Idiotie (IQ unter 20). Außer in der Publikation zu Dipiperon® finden sich jedoch keine Angaben zum IQ der Probanden.

Jacobs, der Autor oder Mitautor aller hier als Prüfung eingestuften Neuroleptika-Publikationen außer der von Dipiperon® ist, weist 1958 darauf hin, dass es „eine wirklich befriedigende Definition für den Begriff ‚Schwachsinn‘ (…) bis dato eigentlich noch nicht"[834] gäbe. Er zitiert „K. Schneider" (s. Abschn. 5.1.4), dessen Auflistung „typische[r], immer wiederkehrende[r] Bilder" vor allem für erwachsene Schwachsinnige hier noch einmal gegeben wird: „Indolente Passive, faule Geniesser, sture Eigensinnige, kopflos Widerstrebende, ständig Erstaunte, verstockte Duckmäuser, heimtückische Schlaue, treuherzig Aufdringliche, selbstsichere Besserwisser, prahlerische Großsprecher, chronisch Beleidigte, aggressive Losschimpfer."[835] Ein Bezug zum IQ wird hier nicht gegeben.

Während Schneider Deskriptionen dieser Art phänomenologisch zur Diagnose abnormer Verstandesanlagen (Oligophrenien) in seinem triadischen System der Psychiatrie[836] verwendet,[837] summieren die Autoren der Neuroleptika-Publikationen überwiegend (störende) Verhaltensweisen relativ unspezifisch auf, die dann mit der eigentlichen Diagnose in Verbindung gebracht werden (s. folgende Tabelle 7):

---

833 Vgl. Internationales und deutsches Verzeichnis der Krankheiten. Handbuch der internationalen statistischen Klassifikation der Krankheiten, Verletzungen und Todesursachen 1958, S. 124. Herausgeber des ICD ist die WHO (Weltgesundheitsorganisation).
834 Jacobs 1958, S. 7.
835 Ebd., S. 8.
836 Das triadische System der Psychiatrie ist ein klassifizierendes System psychiatrischer Erkrankungen nach den Ursachen.
837 Vgl. Schneider 1950. Vgl. hierzu auch Huber 1994, S. 32.

Tabelle 7: In den Neuroleptika-Publikationen angegebene Verhaltensweisen etc., die mit der eigentlichen Diagnose in Verbindung gebracht werden (Auswahl)

Prüfung (Publikation)	Abschnitt und Publikationsjahr	weitere angegebene „diagnostische" Merkmale wie Verhaltensweisen etc.
Pipamperon (Dipiperon®)	5.1.2 (1972)	s. Abb. 3
Chlorpromazin (Megaphen®)	5.1.3 (1956)	Unruhe, kaum gehemmte Triebgebundenheit, wie fahrige Bewegungsunruhe, Schwatzhaftigkeit, Verspieltheit, Sprunghaftigkeit, Mangel an Anpassungsfähigkeit und Konzentration, rasche Erschöpfbarkeit, Ungeduld und Egozentrizität bis zu antisozialem Verhalten
Chlorpromazin/ Promethazin/ Reserpin (Megaphen comp®)	5.1.4 (1958)	keine
Reserpin (Serpasil®) und Reserpin/ Methylphenidat (Serpatonil®)	5.1.5 (1958)	keine
Periciazin (Aolept®) Schleswig	5.1.6 (1966)	akute bzw. bedenklich anhaltende, mit dem Gemeinschaftsleben praktisch nicht zu vereinbarende, soziale Anpassungsschwierigkeiten (einschl. Schulversagen); auflehnende Disziplinlosigkeit, Aggressivität und völlige Hemmungslosigkeit; gesteigerte Erregtheit, zielloser Tätigkeits- und Bewegungsdrang, unberechenbar-empfindliche Reizbarkeit
Thioridazin (Melleretten®)	5.1.7 (1962)	Eingewöhnungsschwierigkeiten; Bewegungsunruhe, Sprunghaftigkeit, Mangel an Anpassungsfähigkeit und Konzentration, Ungeduld, Egozentrizität bis zu geradezu gemeinschaftsfeindlichem Verhalten
Haloperidol	5.1.8 (1966)	psychomotorische Erregungen, exzessive Masturbation

Bei den angegebenen Verhaltensweisen handelt es sich zum Teil um wertende Einschätzungen (z. B. „auflehnende Disziplinlosigkeit", „erhöhtes Geltungsbedürfnis", „Schwatzhaftigkeit", „Egozentrizität"). In der 1972 erschienenen

Dipiperon®-Publikation sind u. a. „Verwahrlosungserscheinungen (Lügen, Stehlen, Weglaufen)" angegeben (s. Abb. 3).

In der Dipiperon®-Publikation ist eine exakte anteilsmäßige Aufteilung der „Diagnosen" aufgeführt, die in der folgenden Tabelle 8 wiedergegeben wird[838]:

Tabelle 8:   In der Dipiperon®-Publikation angegebene Anteile von Diagnosen oder Verhaltensbeschreibungen der Kinder

Diagnose/Verhaltensbeschreibung	Anteile in %
Schwachsinn	24
hirngeschädigte Kinder und Kinder, bei denen der Verdacht auf eine hirnorganische Schädigung besteht	55
milieugeschädigte Kinder, die aus sehr ungünstigen sozialen Verhältnissen kommen	62
erhebliche Leistungsschwächen, die zu Schulschwierigkeiten oder Schulversagen führten	100
erhebliche Anpassungs- und Einordnungsschwierigkeiten	48
Verwahrlosungserscheinungen	31
erhöhte Aggressivität oder Unverträglichkeit	93
motorische Unruhe	52
Stimmungslabilität	48
erhöhte affektive Erregbarkeit	31

Es fällt auf, dass nicht „Schwachsinn" oder „hirngeschädigte Kinder" den größten Anteil ausmachen, sondern „Leistungsschwäche" und „erhöhte Aggressivität oder Unverträglichkeit". Der Anteil der schwachsinnigen Kinder wird mit 24 % als „sehr hoch" angegeben.[839] Die Leistungsschwächen werden nicht näher definiert, jedoch ein negativer Einfluss auf die schulischen Leistungen angeführt.

Jacobs gibt in seinen Publikationen keine „Anteile" oder absolute Zahlen an, sondern äußert sich z. B. allgemein, dass es sich bei dem „Krankengut" in einer

---

838 Auhagen & Breede 1972, S. 513 f.
839 Vgl. ebd., S. 514.

pädopsychiatrischen Anstalt „überwiegend"[840] oder „in der Hauptsache"[841] um schwachsinnige Kinder handele. Daher ist in der Tabelle 6 als angegebene Diagnosen auch stets „Schwachsinn" angeführt. Die konkrete Auswahl der Kinder als Probanden erfolgte aus diesem „schwachsinnigen Krankengut" heraus jedoch meist auf der Basis von angeführten Symptomen und Verhaltensweisen wie Unruhe und Aggression. In der Dipiperon®-Publikation wird beispielsweise berichtet, dass für die Untersuchung Kinder ausgewählt worden seien, „die vor allem durch Leistungsschwächen, erhöhte Unruhe und Erregbarkeit, Labilität und Aggressivität gekennzeichnet waren"[842]. In der Publikation zu Megaphen® von Kiesow und Jacobs wird die Auswahl z. B. in der Fragestellung deutlich: „Ist das Phenothiazin-Präparat Megaphen geeignet, eine weitgehende Harmonisierung der Psyche reizbarer, unruhiger, affektgestörter, schwer lenkbarer Kinder herbeizuführen?"[843] Hier waren „verzweifelte Notrufe" der Lehrerschaft Anlass für das Experiment (s. Abschn. 5.1.3).

In den Publikationen wird eine Beeinflussung der beschriebenen Verhaltensauffälligkeiten durch die Prüfpräparate beschrieben. Auch die Titel der Publikationen weisen zum Teil darauf hin, dass diese Verhaltensauffälligkeiten das eigentliche Thema der Untersuchungen waren: z. B. „Dipiperon bei kindlichen Verhaltensstörungen"[844], „Über einen Megaphenversuch, gedacht als Beitrag zum Thema: Behandlung des nervösen Schulkindes in unseren Tagen"[845], und „Zur Pharmakotherapie von Erregungszuständen und Verhaltensstörungen überhaupt bei oligophrenen, anstaltsgebundenen Kindern und Jugendlichen"[846].

Nicht die Entität „Schwachsinn" war also die entscheidende Indikation für die Untersuchungen, sondern Leistungsschwächen und Verhaltensauffälligkeiten.

Zu dieser Fokussierung des medikamentösen Ansatzes auf Leistungsschwächen und Verhaltensauffälligkeiten scheint zunächst die Aussage von Stutte zu passen: Wie bereits dargestellt, rechtfertigte er im Jahr 1966 den Einsatz der

---

840 Jacobs 1966b, S. 911.
841 Jacobs 1958, S. 6 f.
842 Auhagen & Breede 1972, S. 530.
843 Kiesow & Jacobs 1956, S. 2.
844 Auhagen & Breede 1972.
845 Kiesow & Jacobs 1956.
846 Jacobs 1958.

Präparate bei „enzephalopathischen" Kindern damit, dass sie zu einer „Verbreiterung der pädagogischen Angriffsfläche" beitragen und die Voraussetzung „für eine gezielte Psychotherapie" schaffen würden (vgl. Abschn. 5.1.12). In den Publikationen zu den Neuroleptika-Prüfungen bei Heranwachsenden findet man immer wieder Aussagen im Sinne Stuttes (allerdings fehlt dort stets der Hinweis auf eine Enzephalopathie). So stellten Kiesow und Jacobs in ihrer Arbeit zu Megaphen® bereits 1956 fest, „dass die Kinder ‚pädagogisch wesentlich lenkbarer' waren"[847] (vgl. Abschn. 5.1.3). Strehl äußerte sich 1964 in einer Publikation zu dem Präparat Esucos®: „Die modernen Neuroleptika können die erzieherische Arbeit keineswegs ersetzen. Sie können aber wohl die Voraussetzungen für eine erfolgreiche erzieherische Arbeit schaffen"[848] (vgl. Abschn. 5.1.13, Dixyrazin). 1958 hatte Strehl noch erklärt, dass eine psychotherapeutische Behandlung sehr „zeitraubend" sei und deshalb eine medikamentöse Therapie von Unruhezuständen in den meisten Fällen nicht zu umgehen sei (s. Abschn. 5.1.13, Reserpin).[849] Bei der Prüfung von Aolept® habe Jacobs laut Publikation „eine bessere Ansprechbarkeit für heilpädagogisch-psychotherapeutische Behandlungsmethoden"[850] erzielen können (vgl. Abschn. 5.1.6). Zu diesen Aussagen werden in den Publikationen jedoch keine methodisch qualifizierten Untersuchungen oder Untersuchungsergebnisse präsentiert. Im Gegensatz dazu wird in einigen Publikationen hingegen von Müdigkeit der Probanden durch die Medikation berichtet[851], was der besseren Ansprechbarkeit auf pädagogische oder psychotherapeutische Maßnahmen eigentlich widerspricht.

In diesem Zusammenhang schildert Jacobs in der Publikation zu Haloperidol eine interessante Beobachtung. In der Zeit der Prüfung wurde neuer „Anstaltsraum" geboten.[852] So entstand eine heilpädagogische Station, in der für einen Teil des „Krankengutes" eine Psychotherapie angeboten werden konnte. Bei den betroffenen acht Mädchen im Alter von 10–14 Jahren habe „unter weitgehender Ausschaltung exogener Störkräfte und intensiver persönlicher

---

847 Kiesow & Jacobs 1956, S. 3.
848 Strehl 1964, S. 70.
849 Strehl 1958, S. 271.
850 Jacobs 1966b, S. 913.
851 Vgl. z. B. Jacobs 1962, S. 1428 und Kiesow & Jacobs 1956, S. 6.
852 Vgl. Jacobs 1966a, S. 70.

Ansprache"[853] die Haloperidol-Dosis um die Hälfte reduziert werden können. Es wird also keine bessere Ansprechbarkeit auf die Psychotherapie durch das Neuroleptikum beschrieben, sondern umgekehrt führten die Psychotherapie und persönliche Ansprache zu einer Reduzierung des Präparates.

Neben der „Verbreiterung der pädagogischen Angriffsfläche" wird in den betrachteten Publikationen immer wieder die sedierende Komponente im Wirkungsspektrum der Präparate hervorgehoben. So berichtet Jacobs: „In der pädopsychiatrisch-neurologischen Anstaltspraxis bietet die Verwendung von Aolept am ehesten bei jenen Kindern und Jugendlichen Erfolgsaussichten, bei denen Erregung, Labilität und Aggressivität das klinische Bild beherrschen und deshalb eine Sedierung erwünscht ist."[854]

Mit der Sedierung einhergehend werden die Vorteile für die Strukturen der Einrichtung erläutert. Einen Nutzen schildert Jacobs z. B. in einem Aufsatz, in dem er auch die Erprobung von Megaphen comp® erwähnt, indem die Einführung der Phenothiazin-Präparate nicht nur dem Anstaltsarzt, sondern auch dem pflegenden Personal die Arbeit wesentlich erleichtert habe (vgl. Abschn. 5.1.4). Eine Behandlung mit Serpasil® habe zu einer besseren Eingliederung der „Kleinen" in die Gruppengemeinschaften geführt (vgl. Abschn. 5.1.5) und Aolept® habe bei der reibungslosen Eingliederung „schwieriger" jüngerer Patienten in die Anstaltsgemeinschaft erfreulicherweise gute Dienste geleistet (vgl. Abschn. 5.1.6).[855]

Dazu muss gesagt werden, dass in den Publikationen nicht immer scharf getrennt wird zwischen einer Prüfung der Präparate und ihrem Einsatz. Zum Teil wird direkt in den Publikationen berichtet, dass die positiven Ergebnisse der Untersuchung zu einem Einsatz der Präparate in der Einrichtung führten. So berichtet Jacobs, von einem systematischen Einsatz von Melleretten® bei 120 Patienten aufgrund von Erfahrungen in einem „Arbeitsversuch"[856].

In keiner Publikation wird explizit ein erwarteter Nutzen in Bezug auf eine bestimmte Krankheit wie Schwachsinn oder Enzephalopathie beschrieben.

---

853 Ebd.
854 Jacobs 1966b, S. 914.
855 Vgl. ebd., S. 912.
856 Jacobs 1962, S. 1428.

Der Nutzen der Präparate, der in den Publikationen als Ergebnis angegeben wird, lässt jedoch Rückschlüsse auf einen erwarteten Nutzen zu. Deshalb werden in der folgenden Tabelle 9 diese Angaben dargestellt.

Tabelle 9:   In den Neuroleptika-Publikationen angegebener Nutzen der Präparate

Prüfung (Publikation)	Abschnitt und Publikationsjahr	angegebener Nutzen
Pipamperon (Dipiperon®)	5.1.2 (1972)	– deutlich sichtbare Besserung bzw. Normalisierung des Verhaltens in den Bereichen des Antriebs, der Stimmung und der Aggressivität – Verringerung der unmittelbaren Reaktionsbereitschaft, Gefühlserregbarkeit und Impulsivität – Kinder wurden ruhiger, verträglicher, zurückhaltender und besonnener
Chlorpromazin (Megaphen®)	5.1.3 (1956)	– Besserung des psychischen Gesamtzustandes – Normalisierung des Schlafes – Kinder waren pädagogisch wesentlich lenkbarer – eine auch den anderen Pfleglingen wohltuende Ruhe auf den Abteilungen – Beruhigung der Kinder – Schularbeit wird wesentlich erleichtert – wahrscheinliche Leistungssteigerung (getestet durch Malen von Zeichen)
Chlorpromazin/ Promethazin/ Reserpin (Megaphen comp®)	5.1.4 (1958)	„positive Wirkung"
Reserpin (Serpasil®) und Reserpin/ Methylphenidat (Serpatonil®)	5.1.5 (1958)	– Kinder passten sich besser in Gruppengemeinschaft ein – Kinder wurden aufmerksamer im Sonderschul- und Werkunterricht sowie im Kindergarten – Leistungsfähigkeit nahm zu

Prüfung (Publikation)	Abschnitt und Publikationsjahr	angegebener Nutzen
Periciazin (Aolept®) Schleswig	5.1.6 (1966)	– dranghafte Unruhe jugendlicher Epileptiker konnte erfreulich gesteuert werden – aggressive Übergriffe und Selbstbeschädigungstendenzen ließen sich abbauen – reibungslose Eingliederung „schwieriger" jüngerer Patienten in die Anstaltsgemeinschaft – Patienten blieben geordnet und ruhig – Erethismus konnte weitgehend abgebaut werden – Kinder, die wegen ihres untragbaren Verhaltens ausgeschult worden waren, konnten in den Unterricht zurückkehren – Beruhigung – bessere Ansprechbarkeit für heilpädagogisch-psychotherapeutische Behandlungsmethoden
Thioridazin (Melleretten®)	5.1.7 (1962)	– Kinder lebten sich recht schnell ein – aufnahmebereit für heilerzieherische Maßnahmen – Kinder lassen ab von zwanghaften Gewohnheiten wie Nägelkauen oder Bewegungsstereotypien – Kinder überwinden rasch übergangsbedingte Appetitlosigkeit – schulunfähige Kinder können in der Anstalts-Sonderschule etwas gefördert werden – Kinder zappeln nicht mehr; halten Ruhe und Ordnung
Haloperidol	5.1.8 (1966)	– „neuroleptischer Nutzeffekt" – verminderte Selbstbeschädigungstendenz – Verringerung der Masturbationstendenz

Bei den Angaben handelt es sich in der Hauptsache um eine Veränderung der zuvor angegebenen „Verhaltensstörungen" der Kinder. Eine Krankheit wird hier nicht erwähnt.

Zusammenfassend kann für die Neuroleptika-Prüfungen somit gesagt werden, dass in den Publikationen Diagnosen für die Probanden zwar im Allgemeinen angegeben wurden, ihre konkrete Auswahl für die Prüfungen aber eher nach Verhaltensweisen erfolgte. Auch wird als Ergebnis eher eine Verhaltensänderung statt einer Besserung einer im ICD klassifizierten Krankheit beschrieben.

Eine bessere Ansprechbarkeit auf psychotherapeutische oder heilpädagogische Maßnahmen wird zwar postuliert, doch werden keine methodisch qualifizierten Untersuchungen und Untersuchungsergebnisse dazu präsentiert. Ein erwarteter Nutzen konkret auf eine Krankheit bezogen wird in keinem Fall angegeben. Ein Nutzen wird dagegen beschrieben für die Gruppenstruktur, das ärztliche und das pflegende Personal.

Nutzen der Prüfungen in den Rotenburger Anstalten
Pyrithioxin (Encephabol®)
Das herstellende Unternehmen Merck hatte bereits im November 1961, somit entweder kurz vor oder nach Beginn der Untersuchungen mit Pyrithioxin in Rotenburg, intern berichtet, dass die Ergebnisse der klinischen Prüfung in Deutschland nach wie vor zu wünschen übrigließen.[857] Eine Eigenwirkung des Wirkstoffes gäbe es offenbar nicht[858] (s. Abschn. 5.2.2). Das legt nahe, dass sie keinen Nutzen der Prüfung für die Probanden erwarteten. Inwiefern die durchführenden Ärzte der Prüfung, Heinze und Stöckmann, über ein wahrscheinliches Fehlen einer Eigenwirkung der Substanz unterrichtet waren, ist nicht bekannt. In der Publikation lautete ihre zentrale Fragestellung, inwieweit „Pyrithioxin einen Einfluss auf das Verhalten von zerebralleistungsgeminderten bzw. geschädigten Kindern ausüben"[859] könne.

Perphenazin (Decentan®)
Bei der Prüfung des Decentans® durch den Arzt der Einrichtung erwähnt dieser keinen Nutzen für die Probanden, sondern hebt die Einsparung der bis dahin hohen Mengen von Megaphen® hervor.

---

857 Vgl. MA, K15/353, Vgl. Aktennotiz einer Aussprache über B6 II (Bonifen) am 10. November 1961.

858 Vgl. ebd. Bis heute konnte die Wirksamkeit von Encephabol wissenschaftlich nicht nachgewiesen werden (Schepker & Kölch 2018, S. 3).

859 Heinze & Stöckmann 1964, S. 1913.

Cyproteronacetat (Androcur®)

Im Falle der Androcur®-Prüfung liegt keine zusammenfassende Ergebnisbeschreibung vor. Das Mittel bot, wie das herstellende Unternehmen, die Schering AG, feststellte, „erstmals die Möglichkeit, auf medikamentösem Weg einen krankhaft gesteigerten Sexualtrieb beim Mann zu dämpfen"[860]. In den entsprechenden Rotenburger Bewohnerakten geben die Ärzte für den Einsatz des Präparates jedoch in keinem Fall einen „krankhaft" gesteigerten Sexualtrieb an. Das Präparat wurde bei sexuell übergriffigen Jugendlichen eingesetzt, oder auch, weil die Jugendlichen onanierten (siehe Abschn. 5.2.3). In einem Fall erfolgte der Einsatz auf Drängen anderer (s. Abschn. 5.2.3, Fallbeispiel Frank K.). Ein erwarteter oder eingetretener Nutzen des Präparates für die Jugendlichen wird nicht beschrieben.

6.3.2 Risiken der Prüfungen für die Probanden

Bei der Prüfung eines neuen Präparates sind Risiken nie auszuschließen.[861] Bei Kindern sind diese Risiken in der Regel schwerer zu kalkulieren als bei Erwachsenen. Dies liegt vor allem an ihrer von Erwachsenen erheblich abweichenden Physiologie und Pathophysiologie. Bereits 1950 erklärte der Pädiater Rominger die Schwierigkeit der Dosierung von Medikamenten in Abhängigkeit verschiedener Altersstufen von Heranwachsenden (s. Abschn. 6.1). In Bezug auf Aolept® stellte Jacobs 1969 fest, dass die extrapyramidal-motorischen und pseudotetanischen Syndrome weniger von der Dosierung „als von der konstitutionsgebundenen nervalen Empfindlichkeit der betroffenen Kinder und Jugendlichen abhängig zu sein scheinen (…)"[862].

---

860 SchA-S1-229, Produkthistorie Pharma; Androcur® 1982.

861 Der Contergan-Skandal machte deutlich, dass auch ein bereits auf dem Markt befindliches Präparat, das zudem als sicher und nebenwirkungsfrei galt, fatale Risiken bergen kann. Auch dieses Präparat ist an Kindern in Einrichtungen getestet worden. Z. B. 1957, vor Markteinführung, u. a. bei an Keuchhusten erkrankten Kindern der Kinderheilstätte Aprath im Rheinland (Landesarchiv: LAV NRW R, Gerichte Rep. 139, Nr. 8(b), Bl. 08210) sowie in der Kinderheilstätte Unna-Königsborn (LAV NRW R, Gerichte Rep. 139, Nr. 8(b), Bl. 08238). Vgl. auch Lenhard-Schramm 2017, S. 45.

862 Jacobs, 1969a, S. 150.

Risiken der Prüfungen mit Neuroleptika

Grundlegende Risiken der Neuroleptika waren bereits ab Mitte der 1950er Jahre bekannt.

In einem 1956 erschienenen Artikel wurden die Parkinson-ähnlichen motorischen Erscheinungen von Chlorpromazin und Reserpin ebenso beschrieben wie die psychischen Erscheinungen mit „Minderung der emotionalen Irritierbarkeit und des seelischen Antriebes"[863] sowie „einem weitgehenden Nachlassen des Interesses"[864]. Auch von EEG-Veränderungen wurde in dem Artikel berichtet.[865] Das Arzt-Ehepaar Ernst hatte die emotionalen Veränderungen bei einem Selbstversuch mit Megaphen® bereits 1954 beschrieben (s. Abschn. 5.1.1).[866] Jacobs ließ „Kindern, die über längere Zeit mit Phenothiazinen behandelt wurden, eine Leberschutztherapie angedeihen"[867]. Dies zeigt, dass damals die potenziell leberschädigende Wirkung des Präparates zumindest erahnt wurde.

Auch war der mögliche negative Einfluss von Neuroleptika auf die Hirnentwicklung Heranwachsender damals bereits bekannt. Kiesow und Jacobs wiesen 1956 in ihrem Artikel über Megaphen® darauf hin (s. Abschn. 5.1.3). Auch unabhängig von der Hirnentwicklung Heranwachsender wurden eventuelle Langzeitschäden durch Neuroleptika thematisiert. In einer Besprechung im LKH Schleswig im Jahr 1965 tauschten sich die Teilnehmer über eine geplante Untersuchung von langjährig mit Neuroleptika behandelten (erwachsenen) Patienten aus, um die Frage von Langzeitschäden zu klären (s. Abschn. 5.1.10).

Obwohl seit spätestens April 1958 bekannt war, dass Phenothiazinderivate bei Patienten mit „besonderer Disposition das Auftreten zerebraler Krampfanfälle begünstigen"[868] können, testete Jacobs ein solches Präparat auch an Kindern mit Epilepsie, um festzustellen, inwiefern es die Häufigkeit und Intensität der Anfälle beeinflusse (s. Abschn. 5.1.6).[869] In mehreren Fällen traten unter der Medikation tatsächlich solche Krampfanfälle auf, wiederholt sogar als Status epilepticus.[870]

---

863 Flügel & Bente 1956, S. 2071.
864 Ebd.
865 Vgl. ebd.
866 Vgl. Ernst 1954.
867 Jacobs 1962, S. 1429.
868 MA, W38/193(a), Broschüre: Decentan® 4 mg (Perphenazin) Neuroleptikum, April 1958.
869 Vgl. Jacobs 1966b, S. 912.
870 Vgl. Jacobs 1966b.

Auch andere bereits bekannte mögliche Nebenwirkungen wurden bei dieser und anderen Testungen beobachtet, waren also absehbar.

Zum Teil wurden die Dosierungen für die Prüfungen sehr hoch gewählt. Jacobs selber thematisierte in einer Publikation, dass die verabreichten Durchschnittsdosen „dem Leser erstaunlich hoch vorkommen"[871] würden (s. Abschn. 5.1.7). Im Essener Franz Sales Haus dosierte der Heimarzt das Präparat T57 (Decentan®) bis zu sechs Mal höher als vom Hersteller empfohlen (s. Abschn. 5.1.9). Bei solch hohen Dosen waren Nebenwirkungen mit größter Wahrscheinlichkeit zu erwarten. Ihr Ausmaß war jedoch kaum abzusehen, da aus verständlichem Grund Vergleichsdaten fehlten.

Bereits im Juli 1958 wurde der Einsatz von Decentan® aufgrund von schweren Nebenwirkungen („Tetanus-ähnliche Krampfzustände mit schweren Atemstörungen") in der Universitäts-Nervenklinik Gießen und in den Neurologischen Kliniken in Heidelberg und Marburg verboten (vgl. Abschn. 5.1.9). Auch die Gefahr von Agranulozytosen durch Phenothiazine war bekannt.[872] Todesfälle im Zusammenhang mit Decentan® wurden diskutiert, ein ursächlicher Zusammenhang konnte aber nicht zweifelsfrei hergestellt werden.[873] Einem Wiener Arzt bescheinigte Merck im Februar 1958, „dass das Indikationsgebiet bei Kindern beschränkt ist weil der kindliche Organismus ganz offensichtlich empfindlicher auf Decentan reagiert als der des Erwachsenen"[874].

Zum Teil waren die Risiken selbst Gegenstand der Untersuchung. Bei der Prüfung von Haloperidol in Schleswig wollte Jacobs explizit die Nebenwirkungen wie allergische Reaktionen und die toxischen Eigenschaften des Präparates testen (s. Abschn. 5.1.8).[875] Bei der Prüfung von Dipiperon® in Viersen-Süchteln sollten u. a. Nebenwirkungen wie der Einfluss des Präparates auf Blutdruck, Körpergewicht und Blutbild erfasst werden (s. Abschn. 5.1.2).[876]

---

871 Jacobs 1962, S. 1428.

872 Vgl. MA, L10/157, WA, „20. Sammelbericht Berlin # 33/58 v. 31.1.58".

873 Vgl. Ma, L10/157, MPA, Rundschreiben Nr. 69 vom 11.9.1961, Betr.: Decentan®; und MA, L10/159, „Besuch bei Dr. H., Psychiatrische und Nervenklinik Gießen, am 21. März 1958." (Name im Original ungekürzt).

874 MA, L10/163, 24.2.1958, Dr. N. – Wien, 109/58 Dr. Bo/Schm, 80/58 Dr. N/Ky; Hexobion-Sirup, Decentan® (T57)/Prim. Dr. R. (Namen im Original ungekürzt).

875 Vgl. Jacobs 1966a, S. 67.

876 Vgl. Auhagen & Breede 1972, S. 515.

Risiken der Prüfungen in den Rotenburger Anstalten

Pyrithioxin (Encephabol®)
Die zeitgenössische Literatur oder Dokumente aus dem Archiv des herstellenden Unternehmens Merck lieferten keine Hinweise auf ein Risiko des Präparates. In der Publikation von Heinze und Stöckmann wird jedoch von einem Jungen berichtet, der mit zunehmender Dauer der Encephabol®-Gabe im Antrieb verarmte (s. Abschn. 5.2.2).[877]

Cyproteronacetat (Androcur®)
Die Risiken einer Gynäkomastie und Gewichtszunahme durch Cyproteronacetat waren spätestens seit 1969 bekannt.[878] In dem Prüfbogen aus einer Bewohnerakte der Rotenburger Anstalten, das den Beginn der Prüfung mit 1969 datiert, ist unter den ankreuzbaren Nebenwirkungen auch Gynäkomastie angegeben. Das Körpergewicht war regelmäßig einzutragen.[879] Auch dies weist darauf hin, dass die Risiken dieser Nebenwirkungen zu dem Zeitpunkt bereits bekannt waren.

Da die Risiken, speziell die Reversibilität der Hemmung der Libido, sexuellen Potenz und Fertilität, sowie der Einfluss auf das Längenwachstum bei Jugendlichen damals nicht absehbar waren, mussten nach dem „Kastrationsgesetz" von 1969 Personen unter 21 Jahren vor Behandlungsbeginn von einem ärztlichen Mitglied einer Gutachterstelle untersucht werden.[880] 1973 schrieb Laschet, dass aufgrund der nicht bekannten Risiken ausdrücklich von einem Einsatz bei Jugendlichen abgeraten werde (s. Abschn. 5.2.2 Cyproteronacetat). In Rotenburg wurde das Präparat bei Personen unter 21 Jahren dennoch seit spätestens November 1969 eingesetzt bzw. geprüft.

---

877 Vgl. Heinze & Stöckmann 1964, S. 1914.
878 Vgl. Laschet 1969, nach Ritzel 1971, S. 167 u. 169.
879 Vgl. ARW, B 6514. Antiandrogen – Prüfpräparat SH 8.0714.
880 Vgl. Gesetz über die freiwillige Kastration und andere Behandlungsmethoden vom 15.08.1969, in: Bundesgesetzblatt I, 11–43. Vgl. auch Laschet 1973.

Weitere Präparate

Bei den erwähnten Versuchen mit Präparaten gegen Bettnässen und zur Gewichtsreduzierung (s. Abschn. 5.2.2) können aufgrund der mangelnden Information (Wirkstoff nicht bekannt etc.) keine nähere Angaben zu einem Nutzen oder den Risiken gemacht werden.

Insgesamt kann festgehalten werden, dass zu Beginn der Prüfungen wesentliche Nebenwirkungen der Präparate bekannt waren oder zumindest erahnt wurden und diese in Kauf genommen wurden. Darüber hinaus gibt es bei dem Einsatz neuartiger und auch scheinbar „sicherer" Arzneimittel stets ungeahnte Risiken, wie dies am Beispiel von Contergan® auf tragische Weise sichtbar wurde.

6.3.3 Nutzen-Risiko-Analyse der Prüfungen

Auf der einen Seite ist ein erwarteter Nutzen für die Probanden für keine der Prüfungen überzeugend dargestellt worden, auf der anderen Seite sind Risiken, die zum Teil absehbar waren, in Kauf genommen worden.

Eine prospektive Nutzen-Risiko-Analyse konnte weder seitens der durchführenden Ärzte noch von den pharmazeutischen Unternehmen gefunden werden und ist offensichtlich in keinem Fall der Prüfungen erfolgt.

7 Diskussion der Ergebnisse

Einschränkend zu den geschilderten Ergebnissen ist zunächst festzustellen, dass die zum Teil unklare zeitgenössische Rechtslage und fehlende bzw. nicht eindeutige Begriffsbestimmungen eine Einordnung der Ergebnisse nicht leicht machen.

In Bezug auf die Publikationen gestaltete sich, wie bereits dargestellt, eine systematische Suche schwierig (s. Abschn. 4.2). Zudem entspricht die Präsentation der Ergebnisse in den Publikationen nicht den heutigen wissenschaftlichen Standards, so dass z. T. aufgrund ungenauer Angaben eine exakte Beurteilung nicht möglich ist.

Ähnlich ist in Bezug auf die Dokumentation in den Akten der Bewohner und Bewohnerinnen der Rotenburger Anstalten zu sagen, dass diese zumeist stichpunktartig war, sodass umfassende Informationen nicht geliefert wurden. Darüber hinaus hat sich in dem untersuchten Zeitraum der Standard der Dokumentation verändert und dies erschwert die Vergleichbarkeit der Aussagemöglichkeiten aus den Dokumenten. In den 1960er Jahren erfolgte eine wesentlich umfangreichere Dokumentation als in den 1950er Jahren, was sich bereits optisch in dem äußeren Umfang der Akten zeigte.

So können die Ergebnisse zum Teil nur fragmentarisch zusammengefügt werden und liefern unter Umständen nur unvollständige Bilder.

7.1 Diskussion rechtlich-ethischer Aspekte

Es konnte gezeigt werden, dass in den Jahren von 1949–1975 in verschiedenen Einrichtungen Arzneimittel an Kindern und Jugendlichen geprüft wurden. Offenbar gab es in keinem der hier untersuchten Fälle ein informiertes Einverständnis oder eine vor Versuchsbeginn durchgeführte Nutzen-Risiko-Analyse. Dies widersprach den damaligen rechtlichen (Grundgesetz, StGB und ggfs. Richtlinien von 1931) und ethischen (Nürnberger Kodex bzw. Deklaration von Helsinki) Rahmenbedingungen.

Kaminsky beschrieb für die in Neu-Düsselthal im Jahr 1966 durchgeführte Prüfung mit Chlorprothixen (s. Abschn. 1), dass hier der zuständige Landesrat als gesetzlicher Vertreter die Zustimmung mit der Begründung erteilt habe,

„dass das Landesjugendamt als ‚Träger von Erziehungsrechten und -pflichten‘ an Stelle der Eltern die ‚bestmögliche Hilfe‘ zu gewähren habe"[881]. Die Einwilligung des Landesrates und auch sein anfängliches Zögern zeigen, dass ihm bekannt war, dass eine Einwilligung für eine Prüfung auch für bereits auf dem Markt befindliche Präparate – wie hier der Fall[882] – benötigt wurde. In diesem Sinne wäre es zwar möglich, dass die Behörden auch in anderen Fällen Prüfungen an Heimkindern bewilligten, doch konnten für die hier untersuchten Prüfungen bislang keine Hinweise dafür gefunden werden.

Nutzen der Prüfungen

In keinem Fall der Neuroleptika-Prüfungen wurde ein erwarteter Nutzen, konkret auf eine Krankheit bezogen, angegeben (s. Abschn. 6.3.1).

Aber auch als Ergebnis kann ein Nutzen der Prüfungen nicht überzeugend dargestellt werden. In den Publikationen wird bereits ab 1956, also unmittelbar nach Entwicklung des ersten Neuroleptikums, als Ergebnis zumeist eine „Verbreiterung der pädagogischen Angriffsfläche" und die „Schaffung der Voraussetzung für eine gezielte Psychotherapie" durch die Präparate postuliert (s. Abschn. 5.1.3). Neu aufgenommenen Kindern würden die Präparate zudem den Übergang und die Eingewöhnung in die Gruppenstruktur erleichtern.

In den Publikationen werden zu diesen Aussagen jedoch keine den damaligen Standards entsprechenden Untersuchungsmethoden (s. S. 194 f.) oder konkreten Ergebnisse präsentiert. In den meisten Fällen fehlt die Angabe einer Diagnose der Probanden, die zudem unterschiedlichen Altersgruppen angehörten. Die Auflistung aus der Dipiperon®-Publikation zeigt darüber hinaus die Heterogenität der „Diagnosen" und die Vermischung von nosologischen Zuschreibungen und Verhaltensweisen. Dabei hat Martini bereits seit 1932 entsprechende Versuchsstandards, vor allem auch in Hinblick auf die notwendige Homogenität und Anzahl der Versuchsteilnehmer formuliert.[883] Je größer die Inhomogenität ist, desto mehr Beobachtungen sind notwendig, um zu aussagekräftigen Ergeb-

---

881 Kaminsky 2011, S. 487.
882 In Deutschland war Chlorprothixen als Truxal® seit 1959 auf dem Markt (Vgl. Bachmann et al. 2014, S. 26).
883 Vgl. Martini 1932 und Martini 1953, S. 52–55.

nissen zu gelangen. Bei der Inhomogenität der „Diagnosen" und den unterschiedlichen Altersgruppen der Kinder und Jugendlichen, wie dies vor allem in der Dipiperon®-Publikation deutlich wird, konnten demnach bei der Anzahl der Probanden (bei Dipiperon® 30 bzw. im Laufe der Prüfung „nur" noch 26) nach damaligem Wissen keine aussagekräftigen Ergebnisse erwartet werden. Die Aussagen zum Nutzen der Neuroleptika müssen daher schon aufgrund der offensichtlich wissenschaftlichen Mängel mehr als fragwürdig erscheinen.

Auch für die Prüfung von Cyproteronacetat (Androcur®) konnte für die Probanden weder ein erwarteter noch ein eingetretener Nutzen festgestellt werden.

Im Fall von Pyrithioxin (Encephabol®) wollten die forschenden Ärzte Heinze und Stöckmann nach eigenen Angaben den Einfluss des Präparates auf das Verhalten von zerebralleistungsgeminderten bzw. geschädigten Kindern untersuchen. Doch erwartete das herstellende Unternehmen offenbar schon zu Beginn der Prüfung keinen direkten therapeutischen Effekt (vgl. Abschn. 5.2.2).

Risiken der Prüfungen

Neben einem nicht zu erwartenden Nutzen waren durch die Prüfungen jedoch Schäden absehbar, die in Kauf genommen wurden und zum Teil auch eintraten. Die Risiken für die Kinder durch die Prüfungen waren sowohl den Ärzten wie auch den pharmazeutischen Unternehmen bewusst. Rechtswissenschaftler erläutern, dass nach damaligem Recht zwar die Ärzte, die die Prüfung durchführten, die „konkrete rechtliche Verantwortung"[884] für die Versuche trugen, aber die Arzneimittelhersteller, in deren Auftrag die klinischen Prüfungen erfolgten, hatten die rechtliche Pflicht, „nur einen zuverlässigen und erfahrenen Arzt mit der Prüfung zu beauftragen"[885].

In einigen Fällen waren die direkten Schäden drastisch, doch soll das nicht die vermeintlich geringfügigen Beeinträchtigungen außer Acht lassen. In einigen Prüfungen werden als begleitende Untersuchung „lediglich" Blutabnahmen beschrieben. Heute ist bekannt, dass diese Untersuchung für Kinder äußerst belastend sein kann und somit ein Risiko für das Kind bedeuten kann.[886] Allge-

---

884 Wagner 1967, S. 282.
885 Hasskarl & Kleinsorge 1974, S. 6.
886 Vgl. Kölch & Fegert 2014, S. 392.

mein würden kleine Kinder „hoch aversiv auf unangenehme oder schmerzhafte Untersuchungen"[887] reagieren.

Zu den Langzeitfolgen ist heute bekannt, dass Neuroleptika, vereinfachend dargestellt, als Dopamin-Antagonisten eine Entgleisung des Dopamin-Stoffwechsels bei Patienten mit psychotischen Störungen kompensieren.[888] Bei Gesunden wird im Transmittersystem ein Ungleichgewicht erst künstlich hergestellt.[889] Über Monate führt dies zu dauerhaften Veränderungen in dopaminergen neuronalen Netzwerken, mit der Folge von Fehlanpassungen u. a. in neuroendokrinologischen Systemen.[890] So entsteht ein erhöhtes Risiko für Herzinfarkt, Diabetes mellitus, Schlaganfall, sexuelle Dysfunktion und depressives Syndrom.[891] Folglich kann die Lebenserwartung verkürzt sein. Außerdem verursachen Neuroleptika langfristig eine Hirnvolumenverminderung.[892] Die Dämpfung des sensorischen Inputs während der sensiblen Entwicklungsphasen von Kindern und Jugendlichen hat eine unzureichende Ausbildung spezifischer neuronaler Netzwerke für einfache Funktionen der Wahrnehmung bis hin zu höheren kognitiven und emotionalen Funktionen zur Folge.

Die zum Teil monate- oder jahrelange Verabreichung von Neuroleptika, aber auch von Cyproteronacetat, bei Kindern und Jugendlichen, die ohne medizinische Indikation und ohne Einwilligung erfolgten, verursachte zum Teil schwerwiegende akute und langfristige Nebenwirkungen, die damals größtenteils bereits bekannt waren oder erahnt wurden. In den Rotenburger Werken entwickelten einige Jungen als typische Nebenwirkung von Neuroleptika und Cyproteronacetat eine Gynäkomastie. Der Einsatz des Antiandrogens Cyproteronacetat beschnitt darüber hinaus das Recht auf eine freie Entfaltung der Persönlichkeit, zu der auch die Sexualität gehört. Da Neuroleptika die zerebrale Entwicklung von Kindern und Jugendlichen beeinträchtigen können, ist auch ihr Einsatz nicht nur als Verletzung des Rechts auf körperliche Unversehrtheit

---

887 Ebd., S. 395.
888 Vgl. Howes & Kapur 2009.
889 Vgl. Abi-Dargham et al. 2004 und Howes & Kapur 2009.
890 Vgl. Aderhold 2014.
891 Vgl. ebd.
892 Vgl. Ho et al. 2011.

zu bewerten, sondern ebenso als eine Verletzung des Rechts auf eine freie Entfaltung der Persönlichkeit.

Für eine vertiefte rechtliche und ethische Einschätzung der Prüfungen ist auch die Motivation der Beteiligten wichtig, die daher im Folgenden betrachtet werden soll.

7.2 Therapeutischer oder nicht-therapeutischer Versuch? Motivation der Beteiligten zu den Prüfungen

Die Deklaration von Helsinki teilte wissenschaftliche Versuche am Menschen in therapeutische und nicht therapeutische Versuche ein. Nicht-therapeutische Versuche sind in Abgrenzung zu therapeutischen Versuchen „Versuche am Menschen zu *ausschließlich* wissenschaftlichen Zwecken" (s. auch Abschn. 6.1).[893] Ähnlich definierte Wagner 1967 wissenschaftliche Versuche als „Experimente, die ausschließlich der Bereicherung der ärztlichen Wissenschaft dienen, und mit denen keine Heilabsicht verfolgt"[894] werde.

Schließlich war nach der Deklaration Forschung an Kindern nur bei direktem Nutzen für die Versuchsperson, somit nur im Sinne therapeutischer Versuche, gestattet. Aufgrund dieser unterschiedlichen Bestimmungen zu therapeutischen und nicht-therapeutischen Versuchen ist es im Rahmen ethischer und rechtlicher Betrachtungen der Arzneimittelprüfungen notwendig, auch die Motivation der Handelnden zu den Prüfungen zu betrachten und dabei festzustellen, ob eine Heilabsicht bestand oder nicht.

Zu den Neuroleptika-Prüfungen wurde bereits gesagt, dass in den Publikationen ein direkter zu erwartender Nutzen für die Teilnehmer nicht angegeben wurde. Ebenso fehlten Angaben über exakte Diagnosen der Probanden. Darüber hinaus entsprachen die Methoden der Prüfungen in der Regel nicht den zeitgenössischen wissenschaftlichen Standards.[895]

Schließlich zeigen sich weitere Unstimmigkeiten.

---

893 Deklaration von Helsinki 1964, S. 2534) (Hervorhebung durch die Autorin dieser Dissertation).
894 Wagner 1967, S. 281.
895 Vgl. Schmitz 1962, S. 107.

Als Ergebnis der Prüfungen wird zumeist eine „Verbreiterung der pädagogischen Angriffsfläche und Schaffung der Voraussetzung für eine gezielte Psychotherapie" durch die Präparate im Sinne Stuttes postuliert. Solche laut den Publikationen durch die Neuroleptika ermöglichten Maßnahmen konnten in den Dokumenten, vor allem in den Bewohnerakten der Rotenburger Anstalten, jedoch nicht gefunden werden (mit zwei Ausnahmen, s. Abschn. 5.2.3, Fallbeispiel Manfred D. und Abschn. 5.1.8, Haloperidol Jacobs). Hingegen war ein umfangreicher Einsatz von Neuroleptika dokumentiert. Aus verschiedenen Einrichtungen ist zudem bekannt, dass die Präparate nicht nur, wie in einigen Publikationen propagiert, in der Eingewöhnungsphase gegeben wurden (s. Abschn. 2.2). Die Bewohnerakten der Rotenburger Anstalten belegen einen oft langjährigen Einsatz.

Die Verabreichung von Neuroleptika überwiegend über eine längere Zeitspanne zeigt, dass die „Verbreiterung der pädagogischen Angriffsfläche und Schaffung der Voraussetzung für eine gezielte Psychotherapie" insofern nicht erreicht wurde, als eine erfolgreiche Bahnung dieser Prozesse die neuroleptische Medikation in der Folge entbehrlich gemacht haben würde. Dagegen spricht auch, dass über die neuroleptische Medikation in Kauf genommen wurde, dass die Kinder zum Teil mit Müdigkeit reagierten und Schwierigkeiten hatten, dem Unterricht zu folgen.

Sicherlich handelte es sich bei den Prüfungen nicht um rein wissenschaftliche bzw. nicht-therapeutische Versuche. Aber auch eine Einordnung als therapeutische Versuche ist aufgrund der genannten Gründe nicht zweifelsfrei möglich. Den Autoren der Prüfungen gelingt es nicht, eine Heilabsicht deutlich darzulegen. So bleibt die Motivation der Ärzte zu den Prüfungen zunächst unklar und es stellt sich die Frage nach dem tatsächlich erwarteten Nutzen der Prüfungen, nach der Motivation für diese.

Hier ist zunächst die Publikation von Strehl aus dem Jahr 1958 über seine Erfahrungen mit Reserpin hilfreich (s. Abschn. 5.1.13, Reserpin). Er erklärt darin, dass eine psychotherapeutische Behandlung sehr „zeitraubend" sei und sprach sich deshalb für eine medikamentöse Therapie von Unruhezuständen aus (s. Abschn. 5.1.13, Reserpin).[896] In dieser und in anderen Publikationen wird deutlich, dass die Probanden nach ihrem Verhalten, in der Regel Unruhe, ausgesucht wurden. Der sedierende Effekt der Präparate wird hervorgehoben.

---

896 Vgl. Strehl 1958, S. 271.

In den Rotenburger Anstalten konnte gezeigt werden, dass vornehmlich unruhige Kinder und Jugendliche medikamentös sediert wurden (s. Abschn. 2.2). Auch aus anderen Einrichtungen ist das bekannt (zur Einführung wirksamer Arzneimittel in psychiatrischen Versorgungsinstitutionen s. auch die persönliche Stellungnahme von Prof. Helmchen im Anhang, Abschn. 8).

Es wird erkennbar, dass die durchweg positiven Publikationsergebnisse zu einem umfangreichen Einsatz der Präparate in den Einrichtungen führten.

Jacobs berichtete beispielsweise, dass u. a. „aufgrund der gemachten Erfahrungen" mit der Prüfung von Melleretten® das Präparat bei 120 Kindern und Jugendlichen „systematisch" angewandt worden sei (s. Abschn. 5.1.7).[897] Im Franz Sales Haus forderten die Schwestern nach dem Einsatz von T57 das Medikament laufend nach, „da sie somit endlich Ruhe auf den Stationen" gehabt hätten (s. Abschn. 5.1.9). Strehl kommt in seinem Artikel über Reserpin zu dem Schluss, dass sich die Behandlung mit dem Präparat bei Kindern und Jugendlichen gut bewährt habe und sie es in der Anstalt nicht mehr missen möchten.[898]

Der Einsatz der Präparate wird in den Publikationen verknüpft mit einer „Verbreiterung der pädagogischen Angriffsfläche und Schaffung der Voraussetzung für eine gezielte Psychotherapie". Damit erhält der Einsatz durch die Prüfungen eine wissenschaftliche Grundlage. Ihr Einsatz bekommt eine medizinische Rechtfertigung und genau dies war das Ziel.

Kaminsky hatte das bereits für die Prüfung von Chlorprothixen im Heim Neu-Düsselthal herausgearbeitet. Nach der Untersuchung gab es einen umfangreichen Einsatz des Präparates in der Einrichtung. Kaminsky schrieb dazu: „Die Forschung über die Wirkung von Medikamenten auf ‚schwererziehbare' Kinder hatte offenbar eine Türöffnerfunktion für die vermehrte Ausgabe von Medikamenten im Heim Neu-Düsselthal."[899] Die Medikamente wurden dort als willkommenes Mittel zur Erleichterung der Erziehungsarbeit betrachtet.[900] Durch die Sedierung konnte das Ausmaß der physischen Gewaltanwendung bei der Disziplinierung partiell zurückgenommen werden.[901]

---

897 Jacobs 1962, S. 1428.
898 Vgl. Strehl 1958, S. 273.
899 Kaminsky 2011, S. 492 f.
900 Vgl. ebd.
901 Vgl. Frings & Kaminsky 2012, S. 269 f.

Diese Methode der Forschung im Sinne einer Türöffnerfunktion war offenbar die Grundlage der Prüfungen auch in anderen Einrichtungen. Der eigentliche Sinn des Einsatzes der Präparate war die Sedierung unruhiger und verhaltensauffälliger Kinder, die Prüfungen lieferten die Rechtfertigung des Einsatzes.

So wird die eigentliche Motivation zu den Prüfungen retrospektiv aus den angegebenen Ergebnissen sowie den Auswirkungen erkennbar.

Ähnlich wie Balz zeigen konnte, dass der antipsychotische Wirksamkeitsbegriff der Neuroleptika in den 1950er Jahren aus den nachgewiesenen Wirkungen gegen die Symptome Wahn und Halluzinationen auf ein Krankheitsbild generalisierend hervorgegangen ist (s. Abschn. 2.2), so wird auch hier eine nachgewiesene sedierende Wirkung der Präparate in Bezug auf eine medizinisch-pädagogische Gesamtwirkung, die „Verbreiterung der pädagogischen Angriffsfläche und Schaffung der Voraussetzung für eine gezielte Psychotherapie", generalisiert.

Motivation der verschiedenen Beteiligten zu den Prüfungen

Im Folgenden werden die Motivation und das Interesse zu den Prüfungen noch einmal aus dem Blickwinkel der verschiedenen Beteiligten betrachtet.

Bei den beteiligten pharmazeutischen Unternehmen dominierten sicherlich wirtschaftliche Interessen. Eine wissenschaftliche Publikation „positiver Ergebnisse" in einer Fachzeitschrift steigerte die Vermarktungschancen eines Produktes.[902] Ein Wirksamkeits- und Unschädlichkeitsnachweis war für die pharmazeutische Industrie von großem Wert, da es die Voraussetzung für eine kassenärztliche Erstattungsfähigkeit des Präparates war, was wiederum die wirtschaftlichen Chancen verbesserte.[903] Die Indikationen wurden gezielt „weit" festgelegt, was die Absatzmöglichkeiten der Präparate steigerte.[904] Laut Schepker und Kölch habe der große rechtliche Freiraum in den 1950er Jahren den pharmazeutischen Unternehmen erlaubt, „ihre Produkte nicht systematisch getestet auf den Markt zu bringen"[905]. Das ersparte den Unternehmen Kos-

---

902 Vgl. Balz 2010, S. 127.
903 Vgl. ebd., S. 92.
904 Vgl. ebd.
905 Schepker & Kölch 2017, S. 423.

ten und Zeit. Dies führte jedoch dazu, dass auch noch nach Markteinführung ungeklärte Fragen zur Wirksamkeit, zu Nebenwirkungen, zur Dosierung oder zu Anwendungsbeschränkungen der Präparate in Prüfungen untersucht wurden (z. B. Haloperidol, s. Abschn. 5.1.8). Wie vor allem der Contergan®-Skandal zeigt, trugen die Patienten die Risiken dieser Testdefizite.

Die pharmazeutischen Unternehmen bewarben die Neuroleptika gerade auch für unruhige Kinder und griffen dabei zum Teil die Argumentationsweise Stuttes auf.

In einer Werbung von Bayer Leverkusen, dem Hersteller von Megaphen® in Deutschland, hieß es beispielsweise 1956:

„Ein idealer, stummer Assistent in der Kinderpraxis kann Ihnen unser Megaphen sein. Gerade nervöse, reizbare und streitsüchtige Kinder können schon durch orale Gaben von nur 0,5 mg/kg Körpergewicht so weitgehend beruhigt werden, dass die ärztliche Betreuung für beide Teile kein Problem mehr ist."[906]

In einer Werbebroschüre von Bayer zu Aolept® aus dem Jahre 1969 mit dem Foto eines Kindes in einer Schulklasse wird erwähnt: „Aolept® erleichtert das Zusammenleben. Durch spezifische Wirkung auf Antrieb, Affekte, Emotionen, fördert Aolept® Kontaktbereitschaft und Anpassungsfähigkeit. Für psychotherapeutische und heilpädagogische Maßnahmen ist Aolept die sinnvolle Ergänzung"[907]. Eine medizinische Indikation, bezogen auf eine Diagnose, wird nicht angegeben (s. Abb. 4).

---

906 BAYER-Brief „Megaphen" an praktische Ärzte, Internisten und Pädiater vom 14.09.1956, zitiert nach Balz 2010, S. 211.
907 Bay Arch 465/001, „Aolept erleichtert das Zusammenleben", Stempel vom 27.1.69.

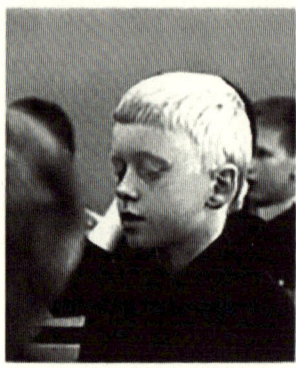

Aolept® erleichtert das Zusammenleben

Durch spezifische Wirkung auf Antrieb, Affekte, Emotionen, fördert Aolept Kontaktbereitschaft und Anpassungsfähigkeit

Für psychotherapeutische und heilpädagogische Maßnahmen ist

Aolept die sinnvolle Ergänzung

Bayer

Abbildung 4: Werbung Aolept® [908]

---

908 Ebd.

Eine „wissenschaftlich begründete Indikation" für den Einsatz von Neuroleptika konnte, wie bereits dargelegt, als Türöffner für den vermehrten Einsatz der Präparate in den Einrichtungen fungieren. Kinder und Jugendliche wurden als weitere Zielgruppe für die Vermarktung der Präparate betrachtet.

Die Prüfung eines Präparates in einer Einrichtung war häufig gleichbedeutend mit der Einführung des Präparates in dem Haus. Die regelmäßig erfolgte, kostenlose Überlassung von Versuchsmengen zielte sicherlich auf diesen Effekt ab.

Darüber hinaus trafen die Unternehmen in den Einrichtungen auf „optimale Bedingungen" für die Prüfung der Präparate. Die Bewohner verblieben lange in den Einrichtungen; die die Versuche durchführenden Ärzte waren direkt vor Ort. Die Eltern der „Zöglinge" kamen in der Regel nur selten zu Besuch. Das repressive, entmündigende Anstaltsmilieu ließ keine Gegenwehr der Bewohner zu.

Auch auf Seiten der Ärzte und Einrichtungen können wirtschaftliche Anreize eine Rolle gespielt haben. Für die Publikation zu Encephabol® erhielten die beiden Autoren eine Vergütung (s. Abschn. 5.2.2, Pyrithioxin). Wie aus den Unterlagen im Archiv der Firma Merck hervorgeht, scheint eine Vergütung der Ärzte für Prüfungen damals üblich gewesen zu sein. Darüber hinaus mag auch eine Steigerung der wissenschaftlichen Reputation oder Forschungsinteresse ein Anreiz für die Ärzte gewesen sein.

Für die Einrichtungen lieferte die Prüfung der Neuroleptika eine wissenschaftliche Grundlage und damit eine Legitimation für den vermehrten Einsatz der Präparate. Die Motivation für den Einsatz war, ihre eigenen Strukturen aufrechtzuerhalten. Die Sedierung der „Zöglinge" erleichterte die Arbeit der Betreuenden. In der Prüfung mit Decentan® erwähnte der Mediziner, dass er für einen vergleichbaren bzw. besseren Effekt von Decentan® weniger Tabletten benötigte als von Megaphen®. Hier spielte eventuell ein wirtschaftlicher Vorteil für die Einrichtung eine Rolle.

Im Fall des Cyproteronacetats scheint für die Einrichtung der bereits vor Markteinführung mögliche Einsatz des Präparates entscheidend gewesen zu sein. Es konnte keine Publikation explizit zum Einsatz bei Jugendlichen gefunden werden, was gewiss auch schon aufgrund der damaligen rechtlichen Lage kaum möglich gewesen wäre. Hier dürfte für die Einrichtung entsprechend dem Einsatz der Neuroleptika eine „sexuelle Sedierung" erwünscht gewesen sein, was einerseits auch wiederum der Aufrechterhaltung der institutionellen Ordnung, andererseits aber auch einer rigiden moralischen Vorstellung geschuldet gewesen sein dürfte.

Ein Einsatz sedierender Arzneimittel war sicherlich auch für die Träger der Einrichtungen von Interesse, da auf diese Weise u. a. Personalkosten eingespart werden konnten.

Bei dem Einsatz und der Prüfung der Präparate gingen die Interessen der Beteiligten (Unternehmen, Ärzte, Betreuer, Träger und Einrichtungen) konform. Nur so waren die rechtlichen und ethischen Verstöße an den Kindern und Jugendlichen möglich.

7.3 Soziologische und diskursanalytische Aspekte

Bei dem Versuch einer Analyse des Geschehens in den Heimen im untersuchten Zeitraum stößt man unweigerlich auf die Begriffe „Verwahrlosung" und „Gewalt". Diese Begriffe werden im Folgenden explizit im Zusammenhang mit den geschilderten Arzneimittelprüfungen an Heimkindern diskutiert. Auch der bereits in Abschnitt 2.2 eingeführte Begriff der „sozialen Medikation" soll noch einmal vertiefend betrachtet werden. Wie ein Geflecht durchdringen sich diese Begriffe und bilden das Substrat, aufgrund dessen das Arzneimittel, bzw. die Arzneimittelprüfungen wie ein zentraler Akteur oder eine zentrale Aktion fokussiert werden können.[909]

Der in dem System der Heimerziehung grundlegende Begriff der Verwahrlosung wurde auch in den Publikationen der Arzneimittelprüfungen explizit oder implizit genutzt. In der Veröffentlichung zur Prüfung von Dipiperon® in der Rheinischen Landesklinik für Jugendpsychiatrie Viersen-Süchteln wurde erwähnt, dass ein großer Teil der Kinder Verwahrlosungserscheinungen zeige

---

909 Vgl. hierzu die Akteur-Netzwerk-Theorie von Latour (Latour 2007). Danach sind Akteure handelnde Menschen und Institutionen, aber auch Sachen und Dinge, die das Handeln anderer Akteure induzieren bzw. und formen. In den Heimen waren dingliche Akteure die Zwangsmittel wie Schlaggegenstände, verschlossene Türen, Mauern, Karzer usw., die das Vorenthalten entwicklungsnotwendiger Stimuli und die Applikation psychisch und körperlich schädigender Reize zur Folge haben mussten. Die zur Ruhigstellung eingesetzten Medikamente waren ein weiterer wesentlicher dinglicher Akteur.

(s. Abschn. 5.1.2). In der Publikation von Heinze und Stöckmann über Pyrithio-xin (Encephabol®) wurde bei der Fallbeschreibung eines 7-jährigen Mädchens aus der Rotenburger Einrichtung als Erstes ihre uneheliche Geburt angeführt (s. Abschn. 5.2.2, Pyrithioxin). Strehl im Franz Sales Haus in Essen bemerkte nach der Verabreichung von Esucos® zwar eine deutlich sichtbare Sedierung, die „charakterlichen Abartigkeiten, wie die Neigung zum Lügen, Stehlen und Herumquerulieren"[910] hätten sich aber nicht gebessert (vgl. Abschn. 5.1.13, Dixyrazin). Zum Teil wurden die Kinder und Jugendlichen als „Krankengut" bezeichnet.[911] In Publikationen zur Prüfung von Impfstoffen in Säuglingshei-men wurde für die Kinder, Goffmans Terminologie direkt entsprechend, der Begriff „Insasse" verwendet.[912]

„Verwahrloste" wurden teilweise mit der Diagnose des „moralischen Schwachsinns" belegt.[913] Diese Diagnose beinhaltet eine enzephalopathische Konnotation. Die Ausweitung der Enzephalopathie-Diagnose auf der einen und eine weit gefasste Indikationsstellung der psychotropen Präparate durch die pharmazeutischen Unternehmen auf der anderen Seite konnten einen umfang-reichen Einsatz der Medikamente in den Einrichtungen begründen.

Nicht der einzelne Mensch war Adressat der Arzneimittelwirkung, sondern das soziale System der Einrichtung.[914] Die Heranwachsenden waren lediglich die Träger der Medikamentenwirkung, was als „soziale Medikation" bezeich-net werden kann. Unter diesen Umständen wiesen die Medikamente keine heilende, indikationsbezogene Wirksamkeit auf, sondern stattdessen mussten und müssen die Betroffenen die geschilderten medikamentösen Nebenwirkun-gen und Folgeschäden ertragen. Die Kinder und Jugendlichen waren unruhig, evtl. aggressiv, sie „störten", einige entwichen oder versuchten zu entweichen. Sie waren eine Bedrohung für die institutionelle Ordnung der Einrichtungen. Die Fallbeispiele aus den Rotenburger Anstalten belegen, dass besonders diese unangepassten Heranwachsenden (im Sinne Goffmans die rebellischen Insas-sen; s. Abschn. 2.2) von einer medikamentösen Sedierung betroffen waren. In

---

910 Strehl 1964, S. 69.
911 Z. B. in: Jacobs 1966b, S. 913.
912 Z. B. in: Haas et al. 1963, S. 558.
913 Vgl. z. B. Frings 2012, S. IX und 55.
914 Vgl. Wagner 2018b, S. 106.

einigen Einrichtungen begann die medikamentöse Sedierung der „Zöglinge" direkt mit dem Eintritt in die Institution.[915] Dies kann im Sinne Goffmans als eine „Programmierung" bezeichnet werden (s. Abschn. 2.2).

Die Arzneimittelprüfungen trugen als wissenschaftliche Grundlage zur Legitimation des Einsatzes der Präparate und damit zur Aufrechterhaltung der institutionellen Strukturen bei und waren gleichzeitig in der durchgeführten Art und Weise nur in einer „Totalen Institution" möglich.

Fragt man danach, wie die schwerwiegenden Normabweichungen ärztlichen Handelns innerhalb des sozialen Subsystems Heimerziehung in den 1950er bis 1970er Jahren möglich waren, wird vor dem Hintergrund der spezifischen gesellschaftlichen Situation ein Muster von personellen, institutionellen und kulturellen Zusammenhängen und Interessen erkennbar, deren Operationen auf einem diskursiven Netzwerk basierten.[916]

Auf medizinischer Seite besteht ein Interesse an der Wirkungs-, Nebenwirkungs- und Dosisfindung für spezifische Anwendungen. Das Interesse der Institutionen (Einrichtungen und Träger) ist der Erhalt der Funktionsfähigkeit der Einrichtungen mit möglichst geringem personellem und finanziellem Aufwand, und das Interesse des Herstellers ist die lukrative Vermarktung des Medikaments. Die Beispiele der Heimärzte Strehl und Jacobs verdeutlichen, wie sich bei ihrem gleichzeitigen ärztlichen, forschenden und institutionellen Handeln drei Interessen vermischen und miteinander interagieren. Das Resultat war die Indikationsausweitung von einer medizinisch gebotenen Sedierung (z. B. bei oligophrenen Kindern mit erethischem Zustandsbild) zu einer institutionell gefälligen Sedierung zerebral gesunder Kinder. Die Ärzte waren, wie die anderen Berufsgruppen, ein fester Bestandteil des Systems. Das System bildete den Referenzrahmen ihres Handelns. Aus dieser Perspektive erhielt das weit von üblichen ärztlichen, pädagogischen, rechtlichen und ethischen Standards entfernte Handeln einen konstruktiven Sinn.

Grundlegend führten pharmazeutische und medizinische Innovationen im Wissenschaftsbetrieb in der Vergangenheit häufig zu einem „Ausprobieren" für verschiedene Indikationen. Beispiele sind die zeitweise ausgeweiteten Indikationen für psychochirurgische Verfahren (z. B. Lobotomie, Stereotaxie;

---

915 S. z. B. Jacobs 1962.
916 Vgl. dazu die Akteur-Netzwerk-Theorie von Bruno Latour (Latour 2007).

s. Abschn. 5.2.3), die verbreitete diagnostische Anwendung der Pneumenzepha-lographie[917] oder die therapeutische Anwendung von hochdosierten Röntgen-strahlen[918]. Stutte versuchte, mit hohen Strahlendosen u. a. psychopathologische Syndrome über Struktur- und Funktionsänderungen des ZNS zu beeinflussen.[919] Es kann nur spekuliert werden, ob Strehl durch die hochdosierte Verabreichung von T57 versuchte, den Dopamin-Stoffwechsel der „erethisch Schwachsinni-gen" so zu beeinflussen, dass das typische Erregungssyndrom gemildert wurde (s. Abschn. 5.1.9). Dies gelang ihm aber nur bei solchen Dosen, die auch das Par-kinsonoid mit seinen schweren Nebenwirkungen auslösten. Interessant ist, dass der Heimarzt angesichts dieser nicht zufriedenstellenden Ergebnislage den Ver-tretern der Firma Merk Vorschläge zur Entwicklung von Kombinations-Präpa-raten machte. Es ist naheliegend, dass er dabei die Reduzierung der Parkinson-Symptomatik im Blick hatte, so wie Jacobs in Schleswig dies in Zusammenarbeit mit der Bayer AG für die Substanz Chlorpromazin im selben Jahr (1958) unter-suchte (s. Abschn. 5.1.4). Damit präsentieren sich Strehl und Jacobs als typische Forscher, die zum Erreichen des aus ihrer Perspektive sinnvollen Ziels hohe Risiken für ihre Patienten eingehen und damit Menschenrechte verletzen. Die Versuchung, bei dem ihnen in der Totalen Institution zur Verfügung stehenden „Krankengut" dies zu tun, war offensichtlich übergroß.

Die Heimkinder lebten ausgegrenzt von der Gesellschaft, die sich nicht für ihr Schicksal interessierte. Die gesellschaftliche Außenseiterposition der Heim-kinder ermöglichte vieles, was bei „normalen" Heranwachsenden nicht mög-lich gewesen wäre, z. B. die Prüfung von Arzneimitteln ohne eine Einwilligung der Eltern. Zu der Außenseiterposition hinzu kam die Struktur der Einrichtun-gen, die es ermöglichte, dass die Heimkinder für die Prüfungen nicht als Ein-zelpersonen, sondern als Probanden-Kollektiv zur Verfügung standen.[920] Dies begünstigte die Durchführung der Prüfungen und Publikationen. Die mensch-liche Würde, die Unantastbarkeit der menschlichen Würde und das Recht auf körperliche Unversehrtheit spielten in der Totalen Institution der Heimerzie-hung damals keine Rolle. Häufig bestimmten soziokulturelle Faktoren, wie

917 Vgl. Klinda 2010, vgl. auch Fehlemann & Sparing 2017, S. 152 und Roelcke 2019.
918 Z. B. Jacobs 1958, S. 14.
919 Vgl. Stutte & Vogt 1949.
920 Vgl. Wagner 2018b, S. 107.

die soziale Herkunft darüber, ob und in welchem Ausmaß einem Individuum „menschliche Würde" zugestanden wurde. In der Heimerziehungslogik definierte bereits die Tatsache, in ein Heim eingewiesen zu sein, die subalterne Werteposition eines Kindes oder Jugendlichen.[921] Das soziale Stigma in Verbindung mit eventuellen geistigen und körperlichen Handicaps machte die Bewohner der Einrichtungen zu idealen „Objekten" pharmazeutischer Forschung.

Die Durchführung und die Publikationen der Prüfungen, ohne Einverständnis und Information sowie ohne Nutzen-Risiko-Analyse, verdeutlichen das mangelnde Unrechtsbewusstsein der Verantwortlichen. Hier sind die durchführenden Ärzte, die pharmazeutischen Unternehmen, die Einrichtungen und eventuell deren Träger sowie Behörden zu sehen. Aber auch die Redaktionen der medizinischen Fachzeitschriften, die eine Plattform für die Publikationen boten, sowie die unkritische Leserschaft machten sich durch ihr Handeln bzw. Nichthandeln zu Mitverantwortlichen. Deutlich wird „ein gesellschaftliches Defizit der damaligen Zeit, das durch die lange Nichtbeachtung des Themas bis in die heutige Zeit getragen wurde"[922].

Kontinuitäten im Zusammenhang mit Arzneimittelprüfungen aus der Zeit des Nationalsozialismus

Im Fall von Impfstoffprüfungen an Heimkindern sind institutionelle und personelle Kontinuitäten aus der Zeit des Nationalsozialismus in die junge Bundesrepublik hinein bekannt (s. Abschn. 2.3). Ebenso sind einzelne personelle Kontinuitäten im Zusammenhang mit Prüfungen anderer Präparate dokumentiert (s. Abschn. 2.3).

Für die in dieser Arbeit betrachteten Arzneimittelprüfungen können bislang keine direkten personellen[923], jedoch eine institutionelle Kontinuität belegt wer-

---

921 Vgl. Eilert 2012, S. 152 f.

922 Wagner 2017, S. 179.

923 Heinze sen. hat in der Kinderfachabteilung Brandenburg-Görden Versuche mit einem Scharlachimpfstoff durchgeführt (s. Abschn. 2.3). 1958 hat er während seiner Tätigkeit in der Kinder- und Jugendpsychiatrie Wunstorf „Muster" von Perphenazin erhalten (Vgl. MA, L10/160; internes Schreiben; Betr.: Decentan/Dr. med. habil. U. G. (Nachname im Original ungekürzt), Badearzt und Kinderarzt Chefarzt der Kurklinik für Kinder und Jugendliche Bad Oeynhausen vom 5.3.1958) (s. auch Abschn. 5.1.9). Während dies in der vorliegenden Arbeit

den. In der Heil- und Pflegeanstalt Kaufbeuren-Irsee sind während der NS-Zeit an Kindern Tuberkulose-Impfstoffe getestet worden (s. Abschn. 2.3). In derselben Einrichtung prüfte 1957 der Leiter der Kinderabteilung das Neuroleptikum Perphenazin vor der Markteinführung an Heranwachsenden (s. Abschn. 5.1.9).

Zur Herausarbeitung eventueller weiterer institutioneller oder auch personeller Kontinuitäten im Rahmen von Arzneimittelprüfungen bedarf es weitergehender Forschung.

Abgesehen von derartigen direkten Kontinuitäten muss hier aber darüber hinaus das Fortbestehen des Menschenbildes der „psychopathischen Minderwertigkeit" und des in der Bevölkerung verbreiteten Dispositivs der „Verwahrlosung" gesehen werden (s. Abschn. 2.1). Ohne diese Tradierung wären die Prüfungen, wie insgesamt der menschenverachtende Umgang mit den Heimkindern in dem hier untersuchten Zeitraum, zweifelsfrei nicht möglich gewesen.

Während der NS-Zeit diente dieses Menschenbild den Medizinern zur Rechtfertigung ihrer Forschung an dem minderwertigen „Menschenmaterial". Bei Strehl und Jacobs wird eine ebensolche Haltung ihren „Patienten" gegenüber aus ihren Äußerungen und ihrem Handeln erkennbar (s. Abschn. 5.1.3–5.1.9).

Zudem gibt es noch einen weiteren Aspekt der Kontinuität dieses Menschenbildes. Wie geschildert, beeinflussten vor allem eugenisch orientierte Psychiater wie Villinger und Stutte die Heimerziehung in den 1950er und 1960er Jahren maßgeblich (s. Abschn. 2.1).

Roelcke legt dar, dass bei Stutte die „Überzeugung von der wesentlich erblichen Fundierung von jugendlicher ‚Psychopathie' und ‚Unerziehbarkeit' noch in den späten 1950er-Jahren vorherrschend"[924] gewesen sei und dass diese Überzeugung für ihn „erst im Laufe der 1960er- Jahre an Bedeutung"[925] verloren habe. Die Auffassung von der Unerziehbarkeit beinhalte, dass das dissoziale Verhalten kaum durch sozialpädagogische oder psychotherapeutische Interventionen maßgeblich beeinflusst werden könne.[926] Noch im Jahr 1958 forderte

---

jedoch aufgrund unzureichender Information nicht explizit als „Arzneimittelprüfung" aufgeführt wird, wird es in der Arbeit von Hähner-Rombach & Hartig als Arzneimittelstudie eingeordnet (vgl. Hähner-Rombach & Hartig 2019, S. 124).

924 Roelcke 2017a, S. 462.
925 Ebd.
926 Vgl. ebd.

Stutte für die aufgrund ihrer erbbedingten Anlagen „praktisch Unerziehbaren" eine separate Unterbringung in Verwahranstalten.[927] Die Fürsorgeerziehung sei ihnen vorzuenthalten.[928] Hier spielten ökonomische Argumente eine entscheidende Rolle.[929] Eine Differenzierung von „Erziehbaren" und „Nicht-Erziehbaren" sollte die Kosten für die öffentlichen Haushalte durch eine reine „Verwahrung" der Letzteren reduzieren.[930] Dies entspricht dem rassenidiologischen Verständnis der nationalsozialistischen Gesundheits- sowie Sozialpolitik, was in der NS-Zeit zur Vernichtung von „Ballastexistenzen" führte. Das Wohl des Einzelnen war dem der Gemeinschaft untergeordnet.

In diesem Sinne kann auch der Einsatz der Neuroleptika in dem hier untersuchten Zeitraum betrachtet werden. In Rotenburg schien für Dr. G. beim Einsatz von Decentan® die Einsparung der sonst benötigten Tablettenmenge an Megaphen® das entscheidende Argument gewesen zu sein (s. Abschn. 5.2.2). Strehl rechtfertigt in seinem Aufsatz über Reserpin den Einsatz des Präparates damit, dass eine psychotherapeutische Behandlung von unruhigen und überaktiven Kindern und Jugendlichen sehr zeitraubend sei (s. Abschn. 5.1.13, Reserpin). In der Tat sind Neuroleptika zwar im Sinne Stuttes mit dem Hinweis auf eine „Verbreiterung der pädagogischen Angriffsfläche und Schaffung der Voraussetzung für eine gezielte Psychotherapie" in großem Umfang in den Einrichtungen eingesetzt worden. Dies widerspricht jedoch der ursprünglichen Auffassung Stuttes, dass dissoziales Verhalten kaum durch derartige Therapien beeinflusst werden könne (s. S. 209), und tatsächlich hat es auch in dem untersuchten Zeitraum so gut wie keine derartigen therapeutischen Maßnahmen gegeben. Für die unmittelbare Nachkriegszeit könnte hierfür noch das Argument der wirtschaftlichen Not geltend gemacht werden. Ab Mitte der 1950er Jahre jedoch trafen die Entwicklung und der Einsatz der Neuroleptika in die Zeit des wirtschaftlichen Aufschwungs. Allein mit einer wirtschaftlichen Not kann deren Einsatz somit nicht gerechtfertigt werden. Eher ist davon auszugehen, dass hier im Sinne der vermeintlich „Nicht-Erziehbaren" eine mögliche pädagogische oder psychologische Therapie, die im Vergleich mit einer medikamentösen Sedierung um ein

---

927 Vgl. Stutte 1958. Vgl. hierzu auch Roelcke 2017a, S. 460 f.
928 Vgl. Roelcke 2017a, S. 457.
929 Vgl. ebd., S. 462.
930 Vgl. ebd., S. 456 f.

vielfaches höhere Kosten verursacht hätte, vorenthalten wurde. Die Kinder und Jugendlichen sollten mit möglichst geringen Mitteln verwahrt werden. So kann die Kausalität der medikamentösen Sedierung aufgrund eines Personalmangels auch anders herum betrachtet werden, nämlich dass durch die Sedierung u. a. Personalkosten gering gehalten werden konnten.

Während die „Nicht-Erziehbaren" in der Zeit des Nationalsozialismus durch die Verabreichung von Barbituraten ermordet wurden,[931] kann für den in dieser Arbeit untersuchten Zeitraum von einer „kollektiven Vergiftung" der Betroffenen durch Neuroleptika gesprochen werden, wie es auch schon der Historiker Frank Sparing formulierte.[932]

Auf der anderen Seite wurden Heranwachsende, vor allem in Fürsorgeerziehungseinrichtungen, ohne einen Lohn oder einen angemessenen Lohn zur Arbeit gezwungen,[933] was wiederum die außerordentliche Bedeutung des wirtschaftlichen Faktors in den Einrichtungen bestätigt.

7.4 Schlussbetrachtungen

Die vorliegende Arbeit belegt, dass es außer der bis dahin bekannten Prüfung im Heim Neu-Düsselthal weitere Arzneimittelprüfungen an Heimkindern in der Zeit von 1949–1975 in der BRD gegeben hat. Elf weitere Prüfungen mit Neuroleptika und zwei Prüfungen mit Medikamenten anderer Gruppen (Pyrithioxin, Cyproteronacetat) wurden näher beschrieben. Eine systematische Suche nach Neuroleptika-Publikationen gestaltete sich schwierig, da diese in der biomedizinischen Datenbank medline nicht komplett einheitlich verschlagwortet sind. Darüber hinaus wurden nicht sämtliche im Untersuchungszeitraum durchgeführten Prüfungen publiziert. Somit ist davon auszugehen, dass es neben den hier aufgeführten noch weitere Arzneimittelprüfungen mit Neuroleptika gab.

Die Rechercheergebnisse zeichnen ein bedrückendes Bild, das sich aus einer medizinisch nicht indizierten Ruhigstellung von Kindern und Jugendlichen zum Teil über Jahre und mit deutlich erhöhten Psychopharmaka-Dosen,

---

931 Vgl. Aly 2013, S. 144–152.
932 Vgl. Kowalewski 2018.
933 Vgl. RTH: Abschlussbericht 2010, S. 29–34.

der Anwendung triebdämpfender Mittel und der Nutzung von Heimkindern für Arzneimittelprüfungen zusammensetzt. Eine medikamentöse Sedierung bedeutete für das betreuende Personal sicherlich eine Erleichterung. Deren Verhalten kann als Ausdruck der Überforderung, der Hilflosigkeit und auch eines gewissen Erfolgsdrucks verstanden werden. Insgesamt führten ökonomische Faktoren auf der Grundlage eines virulenten eugenischen Verständnisses zu einem umfangreichen Einsatz von Neuroleptika, der wiederum durch die Arzneimittelprüfungen eine wissenschaftliche Legitimation erhielt. Letztlich wurde den Kindern dadurch eine effektive Therapie vorenthalten, wodurch sich der bereits vorgezeichnete problematische Lebensweg weiter verfestigte.

Die ärztlichen Maßnahmen stellen neben den im deutschen Heimsystem bekannten körperlichen, psychischen und sexuellen Gewaltformen eine weitere Form von Gewalt, eine medikamentöse Gewalt, dar. Dabei wurden Menschen zu Objekten medizinischer Forschung unter Missachtung rechtlicher und ethischer Bestimmungen. Ebenso trifft auf das Heimsystem der Begriff der „strukturellen Gewalt" des norwegischen Soziologen Johan Galtung zu, die dann vorliegt, wenn „Menschen so beeinflusst werden, dass ihre aktuelle somatische und geistige Verwirklichung geringer ist als ihre potentielle Verwirklichung"[934]. Genau das bewirkte die medikamentöse Ruhigstellung in den Heimen.

Möglich wurde dies durch den gesellschaftlichen Diskurs zur Verwahrlosung. Heimkinder waren „die Anderen", die „Gemeinschaftsfremden", denen nicht die gleiche Empathie entgegengebracht wurde wie vertrauten Menschen. Das Klima der „Totalen Institution" in den damaligen Heimen war ein Nährboden für Gewaltexzesse gleich welcher Art. Dies betraf sowohl konfessionelle wie auch staatliche Einrichtungen.

Es ist keine wissenschaftliche Arbeit bekannt, die sich explizit mit Arzneimittelprüfungen an Heimkindern vor dem hier untersuchten Zeitraum auseinandersetzt. Dieses Defizit war sicherlich eine der Ursachen, die die Versuche an den Heimkindern in den 1950er bis 1970er ermöglichte. So ist die Bedeutung dieser Arbeit auch im Hinblick auf die aktuelle Situation zu sehen.

Im Hinblick auf eine weiterführende Forschung über Arzneimittelprüfungen an Heimkindern in der BRD in der Zeit von 1949–1975 könnte eine auf einzelne Einrichtungen fokussierte Recherche sicher noch weitere Untersu-

---

934 Galtung 1972, S. 9.

chungen aufdecken, wie dies die Beispiele von Rotenburg und Schleswig zeigen. Ehemalige Mitarbeiter verfügen eventuell noch über Kenntnisse zu derartigen Vorgängen und könnten befragt werden. Auch eine Öffnung der Archive weiterer Einrichtungen, Träger von Einrichtungen, Pharmaunternehmen und Behörden könnte den Erkenntnisgewinn vorantreiben. Die Rotenburger Werke als Einrichtung und das pharmazeutische Unternehmen Merck KGaA sind hier sicherlich wegweisend. Schließlich könnten auch ehemalige Heimkinder selbst befragt werden. Wiederholt äußerten manche von ihnen die Vermutung, dass an ihnen Versuche durchgeführt worden seien. Doch wurde ihnen bislang kein Glauben geschenkt oder die Vermutungen konnten nicht belegt werden. Ehemalige Heimkinder berichten auch von Lumbalpunktionen, die im Rahmen solcher Versuche durchgeführt worden seien. Für die Psychopharmaka-Prüfungen konnten dafür bisher keine Belege gefunden werden, doch zeigen die Ergebnisse der vorliegenden Arbeit, dass die Erinnerungen der ehemaligen Heimkinder ernst genommen werden sollten. Lumbalpunktionen bei Psychopharmaka-Untersuchungen machen Sinn, da mit der Methode der Übergang der Substanzen durch die Blut-Hirn-Schranke in den Liquor und somit u. a. das Erreichen des Wirkortes bestimmt werden kann. Die ehemaligen Heimkinder berichten, dass sie nicht krank waren, als die Lumbalpunktionen erfolgten. Sie schließen deshalb einen therapeutischen oder diagnostischen Hintergrund aus. Auch in ihren Akten aus den Einrichtungen könnten noch Hinweise auf Arzneimittelprüfungen zu finden sein, wie dies am Beispiel von Frau W. (s. Abschn. 5.1.12) zu sehen ist.

In dem Abschlussbericht des RTH wird formuliert: „Wenn es im Rahmen der Heimerziehung zu generellen und kollektiven Behandlungen bzw. Sedierungen gekommen ist, die weniger den Kindern und Jugendlichen als der Disziplin im Heimalltag oder gar der Erforschung von Medikamenten zuträglich waren, ist dies als Missbrauch zu beurteilen und erfüllt ggf. den Tatbestand der (schweren) Körperverletzung – auch nach damaligen Maßstäben."[935] Hier nun Verantwortung zu übernehmen, ist die Pflicht aller Beteiligten.

Eine Degradierung von Menschen zu Objekten der Forschung, wie dies durch die Prüfungen geschehen ist, ist mit der Würde des Menschen, die nach Art. 1 Abs. 1 des Grundgesetzes unantastbar ist, nicht vereinbar. Bei der Prü-

---

935 RTH: Abschlussbericht 2010, S. 20.

fung der Medikamente handelt es sich demnach um Menschenrechtsverletzungen. Es ist zu wünschen, dass diese Arbeit einen Beitrag zu einer menschenwürdigeren Praxis medizinischer Forschung und zu einer zurückhaltenden Verabreichung von Psychopharmaka an Kindern und Jugendlichen leistet.

Den ehemaligen Heimkindern ist zu wünschen, dass sie Anerkennung erfahren und in ihrem Leben mit den Folgen des erlittenen Unrechts unterstützt werden. Eine Aufarbeitung kann das Geschehene nicht ungeschehen machen, aber eine vertiefte Kenntnis dieser besonderen Umstände ihrer Kindheit und Jugend hilft den Betroffenen sicherlich im Umgang mit ihrer persönlichen Geschichte. Eine weitere Aufarbeitung ist unerlässlich, dies verlangt die Würde der Betroffenen.

8 Anhang

Persönliche Stellungnahme von Prof. Hanfried Helmchen zur damaligen Situation[936]

— In den 1950er Jahren war ich als junger Arzt empört, als ich hörte, dass Juristen ärztliche Interventionen als Körperverletzung bewerten, denn ich war überzeugt, immer im besten Interesse des Patienten zu handeln. Obwohl natürlich auch dabei mit dem Patienten über die Maßnahmen gesprochen wurde, begann sich nach meiner Erinnerung erst in den 1990er Jahren allmählich eine Sensibilität dafür zu entwickeln, Wünsche und Interessen des Patienten systematisch wahrzunehmen und zu berücksichtigen. Ein Beispiel: während ich in den 1950er Jahren Patienten sagte, dass Nebenwirkungen oft mit der Wirksamkeit von Arzneimitteln unvermeidbar verbunden seien und ertragen werden müssten, habe ich später gezielt nach unerwünschten Wirkungen gefragt, um sie durch Änderungen der Medikation möglichst zu reduzieren, da verschwiegene Nebenwirkungen oft ein Grund für die mangelnde Compliance von Patienten waren.

— Die Einführung wirksamer Arzneimittel in den1950er Jahren hat zu einer tiefgreifenden Veränderung der Atmosphäre psychiatrischer Versorgungsinstitutionen geführt, die heute für junge Psychiater, die etwa eine damalige Station mit unruhigen, deutlich verhaltensgestörten und lauten Patienten, nie erlebt haben, kaum nachvollziehbar ist. Gleichwohl hat die Aufbruchsstimmung, die uns damals erfasste, uns nicht gehindert, die Wirkungen der Psychopharmaka auch kritisch zu prüfen. Es ist nur natürlich, dass Beobachtungen unerwünschter, vor allem auch seltener Nebenwirkungen im Laufe der Jahre zunehmen, so dass sich das Nutzen-Risiko-Verhältnis verschlechtert. Dahinter verschwinden heute gelegentlich die positiven Folgen der Psychopharmakotherapie.

---

936 Prof. Helmchen (*1933) kam 1965 als Oberarzt an die Psychiatrische Klinik der Freien Universität Berlin und war von 1971 bis 1999 als Professor für Psychiatrie an dieser Universität tätig. In seinen Arbeiten befasst er sich unter anderem mit der Psychiatriegeschichte sowie der Ethik der Forschung mit Menschen. Die Stellungnahme erteilte er freundlicherweise am 27.04.2018 per E-Mail an die Autorin dieser Dissertation.

— Anfang der 1960er Jahre habe ich Mitscherlich & Mielkes Bericht über den Nürnberger Ärzteprozess gelesen und war über die ärztlichen Misshandlungen von Patienten entsetzt, sah aber keinerlei Bezug dieser abstrusen Verbrechen zu meiner ärztlichen Tätigkeit. Dies änderte sich erst, dann aber auch tiefgreifend, als ich für einen Vortrag, den ich im Europarat in Straßburg zu halten hatte, mich ab Mitte der 1990er Jahre in die Literatur zur Psychiatrie im Nationalsozialismus einarbeitete.

— Die Sensibilisierung des Nachwuchses für die Reflexion des Zeitgeistes, dessen Einfluss wir alle unterliegen, den wir aber durch unser Denken und Verhalten vielleicht auch beeinflussen sowie für die ethischen Implikationen unseres ärztlichen Handelns, ist mir immer wichtiger geworden. Ich habe auch gelernt, wie schwierig oder unmöglich die Beurteilung der Motive von Menschen vergangener Zeiten ist.

9 Verzeichnisse

9.1 Abbildungsverzeichnis

9.2 Tabellenverzeichnis

9.3 Personenregister

9.4 Register der Wirkstoffe und Präparate

9.5 Quellenverzeichnis

Archive

ALVR: Archiv des Landschaftsverbandes Rheinland, Brauweiler
Akte Nr.: 41271

ARW: Archiv Rotenburger Werke, Rotenburg (Wümme)
Bewohnerakten Nr.: 6259; 6514; 6908; 6933; 6950; 6972; 7058; 7184; 7253:
7376; 7470; 7628; 7746 / Verwaltungsakte Nr.: 367

Bay Arch: Bayer Archiv, Leverkusen
Signaturen Nr.: 367/616; 367/617; 367/622; 465/001
Werbebroschüre „Neuroleptikum Megaphen comp®." von Bayer, ohne Datum.

LAV NRW: Landesarchiv Nordrhein-Westfalen Abteilung Rheinland, Duisburg
Signatur: Gerichte Rep. 139, Nr. 8(b)

MA: Merck Archiv, Darmstadt
Signaturen Nr.: K15/353; K15/355; L10/65; L10/80b; L10/81; L10/156;
L10/157; L10/158; L10/159; L10/160; L10/161a; L10/163; L10/168;
W38/193(a); W38/202(g)

SchA: Schering Archiv/Bayer AG, Berlin
Signatur Nr.: SchA-S1-229, Produkthistorie Pharma, Androcur® 1982

Ungedruckte Quellen

Dresler, Johann-Christoph: Telefonische Auskunft von Dr. Johann-Christoph Dresler an Prof. Hans-Walter Schmuhl, 18.1.2018.

Helmchen, Hanfried: Stellungnahme von Prof. Hanfried Helmchen an die Autorin dieser Dissertation, E-Mail vom 27.04.2018.

Kiss, Maria: Interview mit Frau Maria Kiss am 26.08.2015 in Rotenburg (Interviewerin: Sylvia Wagner).

Novartis: Auskunft der Firma Novartis per E-Mail an die Autorin dieser Dissertation vom 2.8.2017.

W.: Akte W. aus der Rheinischen Landesklinik Düsseldorf.

9.6 Literaturverzeichnis

Abi-Dargham, Anissa; Kegeles, Lawrence S.; Zea-Ponce, Yolanda; Mawlawi, Osama; Martinez, Diana; Mitropoulou, Vivian; O'Flynn, Karen; Koenigsberg, Harold W; van Heertum, Ronald; Cooper, Thomas; Laruelle, Marc & Siever, Larry J. (2004) Striatal amphetamine-induced dopamine release in patients with schizotypal personality disorder studied with single photon emission computed tomography and [123I] iodobenzamide. *Biological Psychiatry*, 55(10), 1001–1006.

Aderhold, Volkmar (2014) Neuroleptika minimal – warum und wie. https://www.dgsf.org/service/wissensportal/fachaufsaetze-als-pdf-datei/neuroleptika-minimal-warum-und-wie-2014 (Zugriff am 19.11.2018).

Adler, Meinhard & Saupe, Rolf (1979) *Psychochirurgie. Zur Frage einer biologischen Therapie psychischer Störungen*. Stuttgart: Ferdinand Enke Verlag.

Aly, Götz (2013) *Die Belasteten. „Euthanasie" 1939–1945. Eine Gesellschaftsgeschichte*. Frankfurt a. M.: Fischer.

Andorno, Roberto & Christensen, Birgit (2014) Menschenwürde. In: Lenk, Christian; Duttge, Gunnar & Fangerau, Heiner (Hrsg.) *Handbuch. Ethik und Recht der Forschung am Menschen* (S. 197–200). Berlin: Springer.

Annen, Martin (o. D.) Gründung des Franz Sales Hauses. http://www.franz-sales-haus.de/franz-sales-haus/wir-ueber-uns/historie.html (Zugriff am 21.12.2015).

Anweisung an die Vorsteher der Kliniken, Polikliniken und sonstigen Krankenanstalten (1901) *Zentralblatt der gesamten Unterrichtsverwaltung in Preu-
ßen*, 2, 188–189. Herausgegeben in dem Ministerium der geistlichen, Unter-
richts- und Medizinal-Angelegenheiten. Berlin: Cotta.

Arzneimittelgesetz (1961) In: *Bundesgesetzblatt,* 33, §21 Abs. 1.

Auhagen, Ute & Breede G. (1972) Dipiperon bei kindlichen Verhaltensstörungen. *Acta Psychiatrica Scandinavica,* 48(6), 510–532.

Bachmann, Christian J.; Lempp, Thomas; Glaeske, Gerd & Hoffmann, Falk
(2014) Antipsychotika-Verordnungen bei Kindern und Jugendlichen. Auswertung von Daten einer gesetzlichen Krankenkasse für den Zeitraum
2005–2012. *Deutsches Ärzteblatt,* 111(3), 25–34.

Balz, Viola (2009) *Megaphen wird zur Wirkung gebracht. Die klinische Konstitu-
tion eines erfolgreichen Behandlungsfalls an der Psychiatrischen Universitätsklinik Heidelberg.* Bielefeld: transcript Verlag.

Balz, Viola (2010) *Zwischen Wirkung und Erfahrung – eine Geschichte der Psychopharmaka. Neuroleptika in der Bundesrepublik Deutschland, 1950–1980.*
Bielefeld: transcript Verlag.

Beddies, Thomas (2016) Zur Einführung des Tuberkulosestatikums Conteben
im Nachkriegsdeutschland. *Pädiatrische Praxis,* 87(1), 153–160.

Beddies, Thomas & Schmiedebach Heinz-Peter (2004) „Euthansie"-Opfer und
Versuchsobjekte. Kranke und behinderte Kinder in Berlin während des
Zweiten Weltkriegs. *Medizinhistorisches Journal,* 39(2/3), 165–196.

Benkert, Otto & Hippius, Hanns (1986) *Psychiatrische Pharmakotherapie.* Berlin: Springer.

Bensch, Karin & Rundberg, Bengt (1965) Klinische Untersuchung eines neuen
Neuroplegikums, Dixyrazin, im Doppelblindversuch mit nachfolgender Rei-
henanalyse. *Praxis der Kinderpsychologie und Kinderpsychiatrie,* 235–239.

Berger, Ernst (2013) Die Epiphysan-„Therapie" bei Nowak-Vogl. https://www.
imed.ac.at/pr/presse/2013/Bericht-Medizin-Historische-ExpertInnenkom
mission_2013.pdf. S. 61–64 (Zugriff am 21.09.2017).

Beyer, Christof (2018) Personelle Kontinuitäten in der Psychiatrie Niedersach-
sens nach 1945 – Abschlussbericht. http://www.ms.niedersachsen.de/down
load/131576/Abschlussbericht_zur_Studie.pdf (Zugriff am 12.03.2019).

Bockelmann, Paul (1968) *Strafrecht des Arztes.* Stuttgart: Georg Thieme.

Bormann, F. v.; Schall, I. & Kirchhöfer, Erna (1941) Passiver Schutz gegen Diphtherie durch arteigenes Serum. *Klinische Wochenschrift*, 20(49), 1212–1215.

Bothwell, Laura E.; Greene, Jeremy A.; Podolsky, Scott H. & Jones, David S. (2016) Assessing the Gold Standard – Lessons from the history of RCTs. *The New England Journal of Medicine*, 374; 22, 2175–2181.

Brandenberger, Katharina (2012) *Psychiatrie und Psychopharmaka. Therapien und klinische Forschung mit Psychopharmaka in zwei psychiatrischen Kliniken der Schweiz, 1950–1980*. Dissertation, Universität Zürich.

Burger, Reiner (2016) Die Tabletten-Kinder. *Frankfurter Allgemeine Zeitung*, 271/46D2 vom 19. November 2016.

Burschel, Carlo (2010) Säuglingsheime: Die „vergessenen" Kinderheime der „Wirtschaftswundergesellschaft". In: Damberg, Wilhelm; Frings, Bernhard; Jähnichen, Traugott & Kaminsky, Uwe (Hrsg.) *Mutter Kirche – Vater Staat? Geschichte, Praxis und Debatten der konfessionellen Heimerziehung seit 1945* (S. 305–336). Münster: Aschendorff.

Canguilhem, Georges (1974) *Das Normale und das Pathologische* (Essai sur quelques problèmes concernant le normale et le pathologique (Clermont-Ferrand 1943). Aus dem Französischen von Noll, Monika & Schubert, Rolf. München: Hanser.

Castell, Rolf; Nedoschill, Jan; Rupps, Madeleine & Bussiek, Dagmar (2003) *Geschichte der Kinder- und Jugendpsychiatrie in Deutschland in den Jahren 1937 bis 1961*. Göttingen: Vandenhoeck & Ruprecht.

Dahl, Matthias (2002) „… deren Lebenserhaltung für die Nation keinen Vorteil bedeutet." Behinderte Kinder als Versuchsobjekte und die Entwicklung der Tuberkulose-Schutzimpfung. *Medizinhistorisches Journal*, 37(1), 57–90.

Deklaration von Helsinki (1964) *Deutsches Ärzteblatt*, 61(48), 2533–2534.

Deutsch, Erwin (1978a) Ethische und rechtliche Probleme des medizinischen Experiments am Menschen. Eine vergleichende Betrachtung der amerikanischen „human experimentation" und des deutschen Heilversuchs. In: Helmchen, Hanfried & Müller-Oerlinghausen, Bruno. *Psychiatrische Therapie-Forschung. Ethische und juristische Probleme* (S. 53–60). Berlin u. a.: Springer.

Deutsch, Erwin (1978b) *Medizin und Forschung vor Gericht. Kunstfehler, Aufklärung und Experiment im deutschen und amerikanischen Recht*. Heidelberg & Karlsruhe: C. F. Müller Juristischer Verlag.

Dürig, Günter (1958) Kommentar zu Art. 1 Grundgesetz. In: Maunz T & Dürig G (Hrsg). *Grundgesetz. Loseblatt-Kommentar*. München: C. H. Beck.

Eckart, Wolfgang Uwe, & Jütte, Robert (2014) *Medizingeschichte. Eine Einführung*. Köln u. a.: Böhlau Verlag.

Ehni, Hans-Jörg & Wiesing, Urban (2014) Ethische Probleme der Forschung in Entwicklungsländern. In: Lenk, Christian; Duttge, Gunnar & Fangerau, Heiner (Hrsg.) *Handbuch. Ethik und Recht der Forschung am Menschen* (S. 129–134). Berlin: Springer.

Eilert, Jürgen (2012) *Psychologie der Menschenrechte. Menschenrechtsverletzungen im deutschen Heimsystem (1945–1973)*. Göttingen: V & R.

Elektroschockurteile (1954/1958) *BGH*, Urteil v. 10.07.1954, Aktenzeichen: VI-ZR-45-54. In: NJW 1956, 1106–1108 und *BGH*, Urteil v. 09.12.1958, Aktenzeichen: VI-ZR-203-57. In: NJW 1959, 811–814.

Elkeles, Barbara (1996) *Der moralische Diskurs über das medizinische Menschenexperiment im 19. Jahrhundert*. Stuttgart u. a.: Gustav Fischer Verlag.

Ernst, Klaus (1954) Psychopathologische Wirkungen des Phenothiazinderivates „Largactil" (= „Megaphen") im Selbstversuch und bei Kranken. *Archiv für Psychiatrie und Zeitschrift Neurologie*, 192(6), 573–590.

Esser, Klaus (2011) *Zwischen Albtraum und Dankbarkeit. Ehemalige Heimkinder kommen zu Wort*. Freiburg: Lambertus-Verlag.

Fachinfo-Service der Roten Liste (o. D.) http://www.fachinfo.de/ (Zugriff am 18.3.2016).

Fangerau, Heiner (2004) Finding European bioethical literature: an evaluation of the leading abstracting and indexing services. *Journal of medical ethics*, 30(3), 299–303.

Fangerau, Heiner (2014) Geschichte der Forschung am Menschen. In: Lenk, Christian; Duttge, Gunnar & Fangerau, Heiner (Hrsg.) *Handbuch. Ethik und Recht der Forschung am Menschen* (S. 169–176). Berlin: Springer.

Fangerau, Heiner; Topp, Sascha & Schepker, Klaus (Hrsg.) (2017) *Kinder- und Jugendpsychiatrie im Nationalsozialismus und in der Nachkriegszeit*. Berlin: Springer.

Fehlemann, Silke & Sparing Frank (2017) *Gestörte Kindheiten. Lebensverhältnisse von Kindern und Jugendlichen in psychiatrischen Einrichtungen des Landschaftsverbandes Rheinland (1945–1975)*. Berlin: Metropol Verlag.

Fengler, Christa & Fengler, Thomas (1984) *Alltag in der Anstalt. Wenn Sozialpsychiatrie praktisch wird.* Rehburg-Loccum: Psychiatrie-Verlag.

Finzen, Asmus (1969) *Arzt, Patient und Gesellschaft. Die Orientierung der ärztlichen Berufsrolle an der sozialen Wirklichkeit.* Stuttgart: Gustav Fischer Verlag.

Flügel, F. & Bente, D. (1956) Das akinetisch-abulische Syndrom und seine Bedeutung für die pharmakologisch-psychiatrische Forschung. *Deutsche Medizinische Wochenschrift*, 81(51), 2071–2074.

Foucault, Michel (1988) *Archäologie des Wissens.* Frankfurt a. M.: Suhrkamp.

Foucault, Michel (1993) Andere Räume. In: Barck, Karlheinz (Hrsg.) *Aisthesis: Wahrnehmung heute oder Perspektiven einer anderen Ästhetik* (S. 34–46). Leipzig[5]: Reclam.

Friedmann, Friedrich Franz (1912) Heil- und Schutzimpfung der menschlichen Tuberkulose. *Berliner Klinische Wochenschrift*, (49), S. 2214–2217, 2241–2246, 2329–2335.

Frings, Bernhard (2012) *Heimerziehung im Essener Franz Sales Haus 1945–1979.* Münster: Aschendorff Verlag.

Frings, Bernhard & Kaminsky, Uwe (2012) *Gehorsam – Ordnung – Religion. Konfessionelle Heimerziehung 1945–1975.* Münster: Aschendorff Verlag.

Frölich, Matthias (Hrsg.) (2011) *Quellen zur Geschichte der Heimerziehung in Westfalen 1945–1980.* Paderborn, München, Wien & Zürich: Ferdinand Schöningh.

Fuchs, Petra & Rose, Wolfgang (2017) Kollektives Vergessen: Die Diagnose Psychopathie und der Umgang mit dem schwierigen Kind im Verständnis von Franz Kramer und Ruth von der Leyen. In: Fangerau, Heiner; Topp, Sascha & Schepker, Klaus (Hrsg.) *Kinder- und Jugendpsychiatrie im Nationalsozialismus und in der Nachkriegszeit* (S. 187–208). Berlin: Springer.

Galtung, Johan (1972) *Modelle zum Frieden – Methoden und Ziel der Friedensforschung.* Wuppertal: Jugenddienst-Verlag.

Gebauer, Heinrich (1949) *Zur Frage der Zulässigkeit ärztlicher Experimente unter besonderer Berücksichtigung der für die Heilbehandlung entwickelten Grundsätze.* Wien: Springer-Verlag.

Gerst, Thomas (1999) Catel und die Kinder. Versuche an Menschen – ein Fallbeispiel 1947/48. Zeitschrift *für Sozialgeschichte des 20. und 21 Jahrhunderts*, 15(2), 100–109.

Gesetz über die freiwillige Kastration und andere Behandlungsmethoden (1969) In: *Bundesgesetzblatt* I, 1143.

Gierschik, Peter (2014) Die Phaseneinteilung klinischer Studien. In: Lenk, Christian; Duttge, Gunnar & Fangerau, Heiner (Hrsg.) *Handbuch. Ethik und Recht der Forschung am Menschen* (S. 71–82). Berlin: Springer.

Goffman, Erving (2016) *Asyle. Über die soziale Situation psychiatrischer Patienten und anderer Insassen.* Frankfurt am Main[20]: Suhrkamp Verlag.

Graf, Ulrich (1970) *Chromosomenveränderungen nach Poliomyelitis-Schluckimpfung.* Dissertation, Universität München.

Greene, Jeremy (2007) *Prescribing by numbers. Drugs and the Definition of Disease.* Baltimore: The Johns Hopkins University Press.

Groß, Dominik (2010) Ethische Grenzen humanmedizinischer Forschung. In: Schumpelick, Volker & Vogel, Bernhard (Hrsg.) *Innovationen in Medizin- und Gesundheitswesen: Beiträge des Symposiums vom 24. bis 26. September 2009 in Cadenabbia* (S. 414–439). Freiburg: Herder.

Groß, Dominik (2014) Nürnberger Kodex. In: Lenk, Christian; Duttge, Gunnar & Fangerau, Heiner (Hrsg.) *Handbuch. Ethik und Recht der Forschung am Menschen* (S. 559–563). Berlin: Springer.

Grünewald, G.; Grünewald-Zuberbier, E. & Rode, I. (1968) Beeinflussung der Handlungskontrolle durch Chlorprothixen bei unruhigen verhaltensschwierigen Kindern. *Archiv für Psychiatrie und Zeitschrift für die gesamte Neurologie*, 211, S. 23–37.

Grundgesetz für die Bundesrepublik Deutschland (1949) In: *Bundesgesetzblatt* vom 23. Mai 1949.

Gütt, Arthur; Rüdin, Ernst & Ruttke, Falk (1934) Gesetz zur Verhütung erbkranken Nachwuchses vom 14. Juli 1933 mit Auszug aus dem Gesetz gegen gefährliche Gewohnheitsverbrecher und über Maßregeln der Sicherung und Besserung vom 24. November 1933. *Reichsgesetzblatt* I, 86, 529–531.

Haas, R.; Thomssen, R.; Maass, G.; Badran, M.; Vivell, O. & Sütterle, H. (1963) Virologische Untersuchungen und klinische Beobachtungen nach oraler Poliomyelitis-Schutzimpfung (Sabin Typ 1). *Deutsche Medizinische Wochenschrift*, 88(12), 557–564.

Hähner-Rombach, Sylvelyn & Hartig, Christine (2019) Medikamentenversuche an Kindern und Jugendlichen im Rahmen der Heimerziehung in Niedersachsen zwischen 1945 und 1978. Forschungsprojekt im Auftrag des Niedersächsischen Ministeriums für Soziales, Gesundheit und Gleichstellung. Verfügbar unter: https://www.ms.niedersachsen.de/themen/gesundheit/psychiatrie_und_psychologische_hilfen/versorgung-psychisch-kranker-menschen-in-niedersachsen-14025.html (Zugriff am 16.03.2019).

Haller, v. W. (1957) Kurze vorläufige Mitteilung über die Phenothiazinbehandlung postencephalitisch gestörter Kinder. *Der Nervenarzt*, 28(3), 130–131.

Harms, Ingo (2010) Die Gutachter der Meldebogen. Kurzbiografien. In: Rotzoll, Maike; Hohendorf, Gerrit; Fuchs, Petra; Richter, Paul; Mundt, Christoph & Eckart, Wolfgang U. (Hrsg.), *Die nationalsozialistische „Euthanasie"-Aktion „T4" und ihre Opfer; Geschichte und ethische Konsequenzen für die Gegenwart.* (S. 405–420). Paderborn u. a.: Ferdinand Schöningh.

Hasskarl, Horst & Kleinsorge, Hellmuth (1974) *Arzneimittelprüfung – Arzneimittelrecht: nationale und internationale Bestimmungen und Empfehlungen.* Stuttgart: Gustav Fischer Verlag.

Heinitz, Ernst (1951) Ärztliche Experimente am lebenden Menschen. *Juristische Rundschau*, 11, 333–334.

Heinze, Hans (1967) Klinisch-jugendpsychiatrische Erfahrungen mit Ciatyl®. *Medizinische Klinik*, 62(11), 426–428.

Heinze, Hans (1969) Erfahrungen mit der Magnesium-Bromverbindung Psicosoma. *Münchener Medizinische Wochenschrift*, 111(17), 1006–1009.

Heinze, Hans (1978) Langzeitbehandlung verhaltensauffälliger Kinder und Jugendlicher mit Psychoverlan. *Fortschritte der Medizin*, 96(32), 1623–1625.

Heinze, Hans & Stöckmann, Fritz (1964) Jugendpsychiatrische Erfahrungen über die Wirkung von Pyrithioxin. *Medizinische Klinik*, 59(48), 1913–1916.

Hermes, Wolfgang Hugo (1961) *Zur Frage der Immunität nach Poliomyelitis-Schutzimpfungen mit Kombinationsimpfstoffen (Diphtherie-Tetanus-Polio) nach dem SALK-Prinzip und abgeschwächten Polioviren nach COX.* Dissertation, Universität Düsseldorf.

Hess, Volker; Hottenrott, Laura & Steinkamp, Peter (2016) *Testen im Osten. DDR-Arzneimittelstudien im Auftrag westlicher Pharmaindustrie 1964–1990.* Berlin: be.bra wissenschaft verlag.

Ho, Beng-Choon; Andreasen, Nancy C.; Ziebell, Steven; Pierson, Ronald & Magnotta, Vincent (2011) Long-term Antipsychotic Treatment and Brain Volumes. A Longitudinal Study of First-Episode Schizophrenia. *Archives of general psychiatry*, 68(2), 128–137.

Hollmann, Annette (2011) Hilfen für geistig behinderte Menschen: Standards und Paradigmen im Wandel der Zeit. In: Reiter, Raimond; Stahl, Burkhard & Wendland-Park, Jutta (Hrsg.) *Geschichte und Geschichten. Der Weg der Rotenburger Werke der Inneren Mission von 1945 ins 21. Jahrhundert* (S. 11–39). Berlin: ABW Wissenschaftsverlag.

Holtkamp, Martin (2002) *Werner Villinger (1887–1961). Die Kontinuität des Minderwertigkeitsgedankens in der Jugend- und Sozialpsychiatrie.* Husum: Matthiesen.

Holzbach, Rüdiger (2010) Benzodiazepin – Langzeitgebrauch und -abhängigkeit. *Fortschritte Neurologie und Psychiatrie*, 78(7), 425–434.

Hottenrott, Laura (2013) *Roter Stern wir folgen deiner Spur: Umerziehung im Kombinat der Sonderheime für Psychodiagnostik und pädagogisch- psychologische Therapie (1964–1987) (Schriftenreihe »Auf Biegen und Brechen«).* Torgau: Gedenkstätte Geschlossener Jugendwerkhof Torgau.

Howes, Oliver D. & Kapur, Shitji (2009) The Dopamine Hypotheses of Schizophrenia: Version III – The Final Common Pathway. *Schizophrenia Bulletin*, 35(3), 549–562.

Huber, Gerd (1994) *Psychiatrie*. Stuttgart: Schattauer.

Jacobs, Rolf (1958) Zur Pharmakotherapie von Erregungszuständen und Verhaltensstörungen überhaupt bei oligophrenen anstaltsgebundenen Kindern und Jugendlichen. *Schriftenreihe aus dem Landeskrankenhaus Schleswig,* Heft VIII.

Jacobs, Rolf (1962) Zur Therapie mit Melleretten in einem Pädopsychiatrischen Krankenhaus. *Medizinische Welt*, 31(25), 1427–1429.

Jacobs, Rolf (1966a) Erfahrungen mit Haloperidol in der pädopsychiatrischen Anstaltspraxis. *Praxis der Kinderpsychologie und Kinderpsychiatrie*, 15(2), 67–70.

Jacobs, Rolf (1966b) Erfahrungen mit Aolept in der Kinderpsychiatrie unter Anstaltsbedingungen. *Hippokrates*, 37(22), 911–915.

Jacobs, Rolf (1969a) Über die Neuroleptica Atosil und Aolept in der pädopsychiatrischen Landeskrankenhauspraxis. *Praxis der Kinderpsychologie und Kinderpsychiatrie*, 18(4), 149–152.

Jacobs, Rolf (1969b) Zur Psychopharmakotherapie bei sogenannten geistig behinderten Kindern unter besonderer Berücksichtigung der Encephabol Medikation. *Kinderärztliche Praxis*, 37(3), 111–115.

Janson, Carl (1891) Versuche zur Erlangung künstlicher Immunität bei Variola vaccinia. *Zentralblatt für Bakteriologie Parasitenkunde Infektionskrankheiten und Hygiene*, 10(1891), 40–45.

Janssen, Paul A. J.; Niemegeers, J. E.; Schellekens, Karel H. L.; Lenaerts, Fred M.; Verbruggen, Frans J.; Van Nueten, Jan M. & Schaper, Wolfgang K.A. (1970) The pharmacology of penfluridol (R 16341) a new potent orally long-acting neuroleptic drug. *European Journal of Pharmacology*, 11(2), 139–154.

Kaminsky, Uwe (2011) Die Verbreiterung der „pädagogischen Angriffsfläche". In: LVR (Hrsg.) *Verspätete Modernisierung; Öffentliche Erziehung im Rheinland – Geschichte der Heimerziehung in Verantwortung des Landesjugendamtes (1945–1972)* (S. 485–494). Essen: Klartext Verlag.

Kappeler, Manfred (2008) Heimerziehung in der Bundesrepublik Deutschland (1950–1980) und der Deutschen Demokratischen Republik. *Forum Erziehungshilfen*, 2, 68–74.

Kappeler, Manfred (2014) *Anvertraut und ausgeliefert*. Vortrag gehalten im Rahmen der Ethik-Vorlesung an der Hochschule Esslingen (Fakultät Soziale Arbeit) am 27.05.2014.

Kappeler, Manfred (2016) *Eine verhängnisvolle Verstrickung – Die Zusammenarbeit von Jugendhilfe und Psychiatrie in der Geschichte der Heimerziehung.* Vortrag an der Bergischen Universität Wuppertal am 19. Juli 2016.

Kappeler, Manfred & Hering, Sabine (2017) *Eine Einführung zur Geschichte der Kindheit und Jugend im Heim.* http://www.stiftungwaisenhaus.de/wp-content/uploads/pdf/gdkih/GdKiH_Broschuere2017.pdf (Zugriff am 26.03.2018).

Kaulen, Leonhard (1963) *Randolectil und seine therapeutische Wirkung in Abhängigkeit von Veränderungen der extrapyramidalen Feinmotorik.* Dissertation, Heinrich-Heine-Universität Düsseldorf.

Kersting, Franz-Werner & Schmuhl, Hans-Walter (2018) *Psychiatrie- und Gewalterfahrungen von Kindern und Jugendlichen im St. Johannes-Stift in Marsberg (1945–1980). Anstaltsalltag, individuelle Erinnerung, biographische Verarbeitung.* Münster: Ardey-Verlag.

Kiesow, Herbert & Jacobs, Rolf (1956) Über einen Megaphenversuch, gedacht als Beitrag zu dem Thema: Behandlung des nervösen Schulkindes in unseren Tagen. *Schriftenreihe aus dem Landeskrankenhaus Schleswig*, Heft VII.

Kiss, Maria (2011) Personalentwicklung: Die Mitarbeiterschaft verändert sich. In: Reiter, Raimond; Stahl, Burkhard & Wendland-Park, Jutta (Hrsg.) *Geschichte und Geschichten. Der Weg der Rotenburger Werke der Inneren Mission von 1945 ins 21. Jahrhundert* (S. 73–101). Berlin: ABW Wissenschaftsverlag.

Klee, Ernst (2007) *Das Personenlexikon zum Dritten Reich. Wer war was vor und nach 1945?* Frankfurt am Main[2]: Fischer Taschenbuch Verlag.

Klinda, Gergely (2010) *Zur Geschichte der Pneumenzephalographie.* Dissertation, Charité Berlin.

Kölch, Michael & Fegert, Jörg M. (2014) Studien mit Kindern und Jugendlichen – aus medizinischer Sicht. In: Lenk, Christian; Duttge, Gunnar & Fangerau, Heiner (Hrsg.) *Handbuch. Ethik und Recht der Forschung am Menschen* (S. 391–396). Berlin: Springer.

Koelzer, W. (1928) Über Diphtherieschutzimpfungen mit Behrings TA I und II. *Zeitschrift für Kinderheilkunde,* 46(3), 449–452.

Kowalewski, Stephanie (2018) *Medikamentenversuche an Heimkindern. „Das war die Hölle".* https://www.deutschlandfunkkultur.de/medikamentenver suche-an-heimkindern-das-war-die-hoelle.976.de.html?dram:article_id=4 35708 (Zugriff am 2.03.2019).

Krebs, Heinz (1967) Psychopharmako-therapeutische Hilfen bei der Behandlung schwererziehbarer und verhaltensgestörter Jugendlicher. In: Stutte, Hermann (Hrsg.) *Wissenschaftliche Informationsschriften des Allgemeinen Fürsorgeerziehungstages e. V.,* Heft 1: Jugendpsychiatrische Probleme und Aufgaben in der öffentlichen Erziehungshilfe.

Krüger, Martina (1989) *Kinderfachabteilung Wiesengrund. Die Tötung behinderter Kinder in Wittenau.* Arbeitsgruppe zur Erforschung der Geschichte der Karl-Bonhoeffer-Nervenklinik, 151–176.

Kuhlmann, Carola (2008) *„So erzieht man keinen Menschen!" Lebens- und Berufserinnerungen aus der Heimerziehung der 50er und 60er Jahre.* Wiesbaden: VS Verlag für Sozialwissenschaften.

Kulenkampff, Caspar & Tarnow, Gerd (1956) Ein eigentümliches Syndrom im oralen Bereich bei Megaphenapplikation. *Nervenarzt,* 27, 178–180.

Laschet, Ursula (1969) Ergebnisse neuer medikamentöser Behandlungsmethoden bei Sexualdelinquenten. 15. Tagung d. Ges. f. d. Ges. Kriminologie, Saarbrücken.

Laschet, Ursula (1973) Eine Möglichkeit zur medikamentösen Behandlung von sexuellen Deviationen und Perversionen beim Mann. *Medizinische Mitteilungen Schering; Androcur – das orale Antiandrogen,* 2, 11–18.

Laschet, Ursula (1986) Die Behandlung männlicher Sexualdeviationen. *Vorlesungsreihe Schering*, Heft 20.

Laschet, Ursula & Laschet, Leonhard (1967) Antiandrogentherapie der pathologisch gesteigerten und abartigen Sexualität des Mannes. *Klinische Wochenschrift*, 45(6), 324–325.

Latour, Bruno (2007) *Die neue Soziologie für eine neue Gesellschaft. Einführung in die Akteur-Netzwerk-Theorie*. Frankfurt a. M.: Suhrkamp.

Laudien, Karsten & Sachse, Christian (2012) *Expertise zur „Aufarbeitung der Heimerziehung in der DDR".* Berlin: Arbeitsgemeinschaft für Kinder- und Jugendhilfe.

Lebenshilfe (1962) Die eugenische Sterilisation, *Lebenshilfe*, 1(4), 18–21.

Lebenshilfe (o. D.) Auseinandersetzung mit der Vergangenheit. http://50-jahre.lebenshilfe.de/50_jahre_lebenshilfe/1990er/90_9.php?listLink=1 (Zugriff am 19.02.2019).

Lenhard-Schramm, Niklas (2016) *Die Haltung des Landes Nordrhein-Westfalen zu Contergan und deren Folgen*. Dissertation, Universität Münster.

Lenhard-Schramm, Niklas (2017) Vorstudie zur Erforschung des Medikamenteneinsatzes in Kinderheimen, Einrichtungen der öffentlichen Erziehung und heilpädagogischen und psychiatrischen Anstalten. https://www.land tag.nrw.de/Dokumentenservice/portal/WWW/dokumentenarchiv/Dokument/MMI17-20.pdf;jsessionid=FB4107F74706724F1F410A95D3617F40.ifxworker (Zugriff am 14.3.2018)

Linde, Otfried K. (1992) Ausbietungsdaten synthetischer Psychopharmaka auf dem deutschen Markt. In: Riederer P, Laux G & Pöldinger W (Hrsg.) *Neuro-Psychopharmaka: Ein Therapie-Handbuch Band 1: Allgemeine Grundlagen der Pharmakopsychiatrie* (S. 63). Wien & New York: Springer.

Luhmann, Niklas (1984) *Soziale Systeme. Grundriß einer allgemeinen Theorie*. Frankfurt a.M.: Suhrkamp.

Luhmann, Niklas (1995) *Soziologische Aufklärung 6. Die Soziologie und der Mensch*. Opladen: Westdeutscher Verlag.

LVR-Klinikum Düsseldorf (o. D.) http://www.klinikum-duesseldorf.lvr.de/de/nav_main/ueber_uns/geschichte/1955_bis_1967/Inhaltsseite_KV.html (Zugriff am 14.3.2018).

Mäurer, Dietrich Karl (2017) Medikamententests an Obdachlosen. http://www.
deutschlandfunk.de/vorwuerfe-gegen-pharmakonzern-novartis-medikamen
tentests-an.1773.de.html?dram:article_id=388170 (Zugriff am 22.08.2017).

Magnus, Dorothea (2006) *Medizinische Forschung an Kindern: rechtliche, ethi-sche und rechtsvergleichende Aspekte der Arzneimittelforschung an Kindern.*
Tübingen: Mohr Siebeck.

Magnus, Dorothea (2014) Studien mit Kindern und Jugendlichen – aus rechtli-cher Sicht. In: Lenk, Christian; Duttge, Gunnar & Fangerau, Heiner (Hrsg.)
Handbuch. Ethik und Recht der Forschung am Menschen (S. 385–389). Ber-lin: Springer.

Maio, Giovanni (2001) Medizinhistorische Überlegungen zur Medizinethik
1900–1950: Das Humanexperiment in Deutschland und Frankreich. In:
Frewer, Andreas & Neumann, Josef N. (Hrsg.) *Medizingeschichte und Medi-zinethik. Kontroversen und Begründungsansätze 1900–1950.* Frankfurt:
Campus.

Martini, Paul (1932) *Methodenlehre der therapeutischen Untersuchung.* Berlin &
Heidelberg: Springer.

Martini, Paul (1953) *Methodenlehre der therapeutisch-klinischen Forschung.* Ber-lin, Göttingen & Heidelberg: Springer.

Michael, Pamela (2013) Prolonged Narcosis Therapy during the Inter-War
Years. In: Schmuhl, Hans-Walter & Roelcke, Volker (Hrsg) „Heroische The-rapien" Die deutsche Psychiatrie im internationalen Vergleich 1918–1945
(S. 114–130). Göttingen: Wallstein.

Misgajski, Susanna (1997) Geschichte der Kinder- und Jugendpsychiatrie in
Schleswig bis 1945. In: Danker, Uwe; Godau-Schüttke, Klaus D.; Grewe,
Annette; Kiefer, Franz; Misgajski, Susanna & Stolle, Dörte. *Der Hesterberg.
125 Jahre Kinder- und Jugendpsychiatrie und Heilpädagogik in Schleswig.*
Eine Ausstellung im Landesarchiv Schleswig-Holstein (S. 7–56). Veröffent-lichungen des Schleswig-Holsteinischen Landesarchivs, Band 56.

Mitscherlich, Alexander & Mielke, Fred (1960) *Medizin ohne Menschlichkeit.
Dokumente des Nürnberger Ärzteprozesses.* Frankfurt a. M.: Fischer.

Mothes, Chr.; Lehnert, J.; Samimi, F. & Ufer, J. (1973) Klinische Prüfung von
Cyproteronacetat (Androcur®) bei Sexualdeviationen – Gesamtauswertung.
Medizinische Mitteilungen Schering; Androcur – das orale Antiandrogen, 2,
26–39.

Mueller, Berthold (1953) *Gerichtliche Medizin*. Berlin & Heidelberg: Springer.

Müller, Christian (Hrsg.) (1973) *Lexikon der Psychiatrie: Gesammelte Abhandlungen der gebräuchlichsten psychopathologischen Begriffe*. Berlin & Heidelberg: Springer.

Müller, Egon (1998) Von der Körperverletzung zur eigenmächtigen Heilbehandlung. Ein Beitrag zur strafrechtlichen Arzthaftung. *Deutsche Richter Zeitung*, 4, 155–160. http://archiv.jura.uni-saarland.de/projekte/Bibliothek/text.php?id=279 (Zugriff am 3.10.2018).

Mullan, Peter (2002) The Magdalene Sisters (Film), Irland, in Deutschland unter dem Titel „Die unbarmherzigen Schwestern" (2003).

Muthesius, Hans (1950) *Reichsjugendwohlfahrtsgesetz*. Stuttgart: Kohlhammer.

Mutschler, Ernst (1991) *Arzneimittelwirkungen; Lehrbuch der Pharmakologie und Toxikologie*. Stuttgart⁶: Wissenschaftliche Verlagsgesellschaft mbH.

N. N. (2004) *Guinea Pig Kids. Vulnerable children in some of New York's poorest districts are being forced to take part in HIV drug trials*. http://news.bbc.co.uk/2/hi/programmes/this_world/4035345.stm (Zugriff am 10.03.2019).

Passon, Michael (2016) Skandal um Menschenversuche, *Westdeutsche Zeitung* vom 20.10.2016.

Petersen, Nils (2003) *Geistig behinderte Menschen im Gefüge von Gesellschaft, Diakonie und Kirche*. Münster: LIT.

Petryna, Adriana (2009) *When experiments travel: Clinical Trials and the Global Search for Human Subjects*. Princeton: University Press Group Ltd.

Pfordten, Dietmar v.d. (2010) Expertise zu Rechtsfragen der Heimerziehung der 50er und 60er Jahre. Gutachten im Auftrag des „Runden Tisch Heimerziehung. Göttingen. http://www.rundertisch-heimerziehung.de/documents/RTH_Expertise_Rechtsfragen.pdf (Zugriff am 14.3.2018).

Pschyrembel, Willibald (1956) *Klinisches Wörterbuch*. Berlin: Walter De Gruyter & Co.

Rau, Simone (2015) Münsterlinger Medikamententests werden untersucht. Forscher durchleuchten ein dunkles Kapitel in der Geschichte der Psychiatrischen Klinik Münsterlingen. https://www.tagesanzeiger.ch/schweiz/standard/Muensterlinger-Medikamententests-werden-untersucht/story/10621191 (Zugriff am 21.9.2017).

Reicherdt, Babette (2010). „Gördener Forschungskinder". NS-„Euthanasie" und Hirnforschung. In: Rotzoll, Maike; Hohendorf, Gerrit; Fuchs, Petra; Richter,

Paul; Mundt, Christoph & Eckart, Wolfgang U. (Hrsg.), *Die nationalsozia-listische „Euthanasie"-Aktion „T4" und ihre Opfer; Geschichte und ethische Konsequenzen für die Gegenwart.* (S. 147–151). Paderborn u. a.: Ferdinand Schöningh.

Reiter, Raimond (2011) Historischer Überblick zur Geschichte der Roten-burger Werke. In: Reiter, Raimond; Stahl, Burkhard & Wendland-Park, Jutta (Hrsg.) *Geschichte und Geschichten; Der Weg der Rotenburger Werke der Inneren Mission von 1945 ins 21. Jahrhundert* (S. 237–242). Berlin: ABW Wissenschaftsverlag.

Reuland, Andreas (2004) *Menschenversuche in der Weimarer Republik.* Norder-stedt: Books on Demand GmbH.

Rexroth, Christian; Bussiek, Dagmar & Castell, Rolf (2003) *Hermann Stutte. Die Bibliographie.* Göttingen: V&R unipress GmbH.

Richtlinien für neuartige Heilbehandlung und für die Vornahme wissenschaftli-cher Versuche am Menschen [Rundschreiben des Reichsministers des Inne-ren, 28. Februar 1931], *Reichsgesundheitsblatt,* 55(6), 174–175.

Ritzel, Günther (1971) Zur Antiandrogentherapie mit Cyproteronacetat in der Kinder- und Jugendpsychiatrie. Eine Übersicht über bisherige Erfahrungen. *Praxis der Kinderpsychologie und Kinderpsychiatrie,* 20(5), 165–169.

Roelcke, Volker (2017a) Erbbiologie und Kriegserfahrung in der Kinder- und Jugendpsychiatrie der frühen Nachkriegszeit: Kontinuitäten und Kontexte bei Hermann Stutte. In: Fangerau, Heiner; Topp, Sascha & Schepker, Klaus (Hrsg.) *Kinder- und Jugendpsychiatrie im Nationalsozialismus und in der Nachkriegszeit* (S. 447–464). Berlin: Springer.

Roelcke, Volker (2017b) The use and abuse of medical research ethics. The Ger-man *Richtlinien*/guidelines for human subject research as an instrument for the protection research subjects – and of medical science, ca. 1931–61/64. In: Weindling, Paul Julian (Hrsg.) *From Clinic to Concentration Camp. Reas-sessing Nazi Medical and Racial Research, 1933–1945* (S. 33–56). London & New York: Routledge.

Roelcke, Volker (2019) Abschlussbericht über die Recherche zum Thema „Durchführung von Pneumencephalographien für Forschungszwecke am Hessischen Brüderhaus Anstalt Hephata in der Dienstzeit von Prof. Dr. Willi Enke (1950–1963) und in den Folgejahren (bis 1975)". https://www.hephata. de/wir-ueber-uns/Weitere-Aufarbeitung.php (Zugriff am 28.2.2019).

Rominger, Erich G. (1950) Arzneimitteltherapie im Kindesalter. In: Rominger, Erich G. (Hrsg.) *Lehrbuch der Kinderheilkunde* (S. 904–938). Berlin & Heidelberg: Springer.

Rote Liste (verschiedene Jahrgänge). Bundesverband der Pharmazeutischen Industrie (Hrsg). Aulendorf: Editio Cantor Verlag.

Rotzoll, Maike; Hohendorf, Gerrit; Fuchs, Petra; Richter, Paul; Mundt, Christoph & Eckart, Wolfgang U. (Hrsg) (2010) *Die nationalsozialistische „Euthanasie"-Aktion „T4" und ihre Opfer; Geschichte und ethische Konsequenzen für die Gegenwart.* Paderborn, München, Wien & Zürich: Ferdinand Schöningh.

RTH (2010) Abschlussbericht des Runden Tisches „Heimerziehung in den 50er und 60er Jahren". http://www.rundertisch-heimerziehung.de/documents/Abschlussbericht_rth-1.pdf (Zugriff am 20.3.2018).

RTH (2010) Zwischenbericht des Runden Tisches „Heimerziehung in den 50er und 60er Jahren". https://www.fonds-heimerziehung.de/fileadmin/de.fonds-heimerziehung/content.de/dokumente/RTH_Zwischenbericht.pdf (Zugriff am 19.02.2019).

Sauerteig, Lutz (2000) Ethische Richtlinien, Patientenrechte und ärztliches Verhalten bei der Arzneimittelerprobung (1892–1931). *Medizinhistorisches Journal*, 35, 303–334.

Schepker, Klaus & Kölch, Michael (2017) Psychopharmaka in den 1950ern – zur Verwissenschaftlichung einer Debatte. *Zeitschrift für Kinder- und Psychiatrie und Psychotherapie*, 45(5), 417–424.

Schepker, Klaus & Kölch, Michael (2018) Medizinhistorische Stellungnahme zur NDR-Berichterstattung. Mehr Schaden als Nutzen für die Betroffenen? *Zeitschrift für Kinder- und Psychiatrie und Psychotherapie*, 46(1), 1–5.

Schmitz, Hermann (1962) Die Psychopharmaka im Anwendungsbereich der Kinder- und Jugendpsychiatrie. In: Abteilung Gesundheitspflege des Landschaftsverbandes Rheinland (Hrsg.) *4. Ärztliche Fortbildungstagung des Landschaftsverbandes Rheinland am 18. und 19. Oktober 1962 im Rheinischen Landeskrankenhaus Bedburg-Hau, Kreis Kleve* (S. 106–111).

Schmuhl, Hans-Walter (2000) Hirnforschung und Krankenmord. Das Kaiser-Wilhelm-Institut für Hirnforschung 1937–1945. Ergebnisse. Vorabdrucke aus dem Forschungsprogramm „Geschichte der Kaiser-Wilhelm-Gesellschaft im Nationalsozialismus". https://www.mpiwg-berlin.mpg.de/KWG/Ergebnisse/Ergebnisse1.pdf (Zugriff am 20.3.2019).

Schmuhl, Hans-Walter (2013) Heimerziehung in der Bundesrepublik Deutschland in den 1950er- und 1960er Jahren. Eine Spurensuche zur Rolle der Medizin. *Internistische Praxis*, 53, 127–136.

Schmuhl, Hans-Walter (2016) *Die Gesellschaft deutscher Neurologen und Psychiater im Nationalsozialismus*. Berlin & Heidelberg: Springer.

Schmuhl, Hans-Walter (2018) Sachzwänge und Gewaltverhältnisse. Das Leben „auf Station" in den 1950er/60er Jahren. In: Wilke, Karsten; Schmuhl, Hans-Walter; Wagner, Sylvia & Winkler, Ulrike. *Hinter dem grünen Tor. Die Rotenburger Anstalten der Inneren Mission, 1945–1975* (S. 241–303). Bielefeld: Verlag für Regionalgeschichte.

Schmuhl, Hans-Walter & Winkler, Ulrike (2011) *„Als wären wir zur Strafe hier". Gewalt gegen Menschen mit geistiger Behinderung – der Wittekindshof in den 1950er und 1960er Jahren*. Bielefeld: Verlag für Regionalgeschichte.

Schmuhl, Hans-Walter & Winkler, Ulrike (2018) *Aufbrüche und Umbrüche. Lebensbedingungen und Lebenslagen behinderter Menschen in den v. Bodelschwinghschen Anstalten Bethel von den 1960er bis zu den 1980er Jahren*. Bielefeld: Verlag für Regionalgeschichte.

Schneider, Kurt (1950) *Klinische Psychopathologie*. Stuttgart: Thieme.

Seyberth, Hannsjörg W. (2000) Arzneimittelprüfungen: Arzneimittelsicherheit in der Pädiatrie verbessern. *Deutsches Ärzteblatt*, 97(27), A-1877.

Sigusch, Volkmar (1977) *Jahrbuch für kritische Medizin. Medizinische Experimente am Menschen. Das Beispiel Psychochirurgie*. Berlin: Argument-Verlag.

Smith, Bridie (2009) Melbourne Uni says sorry for trials on orphans. *The Sidney Morning Herald*, 18.11.2009.

Spitczok von Brisinski, Ingo (2008) Prof. Dr. Gerhard Bosch zum 90. Geburtstag. *Forum für Kinder- und Jugendpsychiatrie, Psychosomatik und Psychotherapie*, 2, 4–11.

Steger, Florian (2004) Medizinische Forschung an Kindern zur Zeit des Nationalsozialismus. Die „Kinderfachabteilung" der Heil- und Pflegeanstalt Kaufbeuren-Irsee. In: Jütte, Robert (Hrsg.) *Medizin, Gesellschaft und Geschichte, Jahrbuch des Instituts für Geschichte der Medizin der Robert Bosch Stiftung* (2003) (S. 61–88). Stuttgart: Franz Steiner Verlag.

Steinacker, Sven (2007) *Der Staat als Erzieher: Jugendpolitik und Jugendfürsorge im Rheinland vom Kaiserreich bis zum Ende des Nazismus*. Stuttgart: Ibidem-Verlag.

Steinig, Angela (1966) *Klinisch-experimentelle Prüfung schwach potenter Neuroleptika: Truxal (Chlorprothixen) Neurocil (Levomepromazin)*. Dissertation, Heinrich-Heine-Universität Düsseldorf.

Stöckmann, Fritz (2005) Sexualität und geistige Behinderung aus ärztlicher Sicht. In: Walter, Joachim (Hrsg.) *Sexualität und geistige Behinderung* (S. 59–66). Heidelberg[6]: Edition Schindele.

Strehl, Waldemar (1958) Erfahrungen mit Reserpin bei der Behandlung von unruhigen und überaktiven Kindern und Jugendlichen. *Der Nervenarzt*, 29(6), 271–273.

Strehl, Waldemar (1964) Erfahrungen aus der Praxis. Behandlung unruhiger und konzentrationsgestörter Kinder. *Ärztliche Praxis*, Nr. XVI/2, 68–70.

Strehl, Waldemar & Brosswitz, Alfons (1972) Klinische Beobachtungen über die Wirkung von UCB 6215 auf einige Hirnfunktionen bei Schulkindern im doppelten Blindversuch. *Therapiewoche*, 22(36), 2976–2979.

Sturm, A.; Bodechtel, G.; Heilmeyer, L. & Schlegel, B. (1965) Mitteilung des Vorstandes der Deutschen Gesellschaft für innere Medizin zur Aufstellung von Richtlinien für die klinische Prüfung von Arzneimitteln. *Klinische Wochenschrift*, 43(12), 698–700.

Stutte, Hermann (1958) Über praktisch unerziehbare jugendliche Dissoziale und ihre Sonderbehandlung. In: Ehrhardt, Helmut E.; Ploog, Detlev & Stutte, Hermann (Hrsg.) *Psychiatrie und Gesellschaft. Festschrift zum 70. Geburtstag von W. Villinger* (S. 236–241). Bern: Huber.

Stutte, Hermann (1966) Das zerebral geschädigte Kind. *Therapiewoche*, 16(44), 1499–1505.

Stutte, Hermann (1968) Kinderpsychiatrie und Heilpädagogik. In: von Bracken, Helmut (Hrsg.) *Erziehung und Unterricht behinderter Kinder* (S. 495–509). Frankfurt: Akademische Verlagsgesellschaft.

Stutte, Hermann & Vogt, A. (1949) Röntgentherapie chronischer Nervenleiden. *Strahlentherapie*, 78, 161–200.

Swiderek, Thomas (2011) Freizeitgestaltung, Freundschaften und der Umgang mit Sexualität in der Heimerziehung. In: LVR (Hrsg.) *Verspätete Modernisierung; Öffentliche Erziehung im Rheinland – Geschichte der Heimerziehung in Verantwortung des Landesjugendamtes (1945–1972)* (S. 381–406). Essen: Klartext Verlag.

Tacke, B.; Freistein, H.; Kempf, H. & Windheuser, A. (1975) Klinische Prüfung von 2-Pyrrolidon-Acetamid (Generic Name: Piracetam) – Eine Pilot Study. *Pharmakopsychiatrie, Neuropsychopharmakologie: Fortschritte in Theorie, Klinik und Praxis*, 8(2), 82–89.

Tölle, Rainer & Schott, Heinz (2010) Historischer Abriss: Geschichte der Psychopharmaka. In: Riederer, P. & Laux, G. (Hrsg.) *Grundlagen der Neuro-Psychopharmakologie: ein Therapiehandbuch* (S. 11–29). Wien & New York: Springer.

Topp, Sascha (2017) Kinder- und Jugendpsychiatrie in der Nachkriegszeit. In: Fangerau, Heiner; Topp, Sascha & Schepker, Klaus (Hrsg.) *Kinder- und Jugendpsychiatrie im Nationalsozialismus und in der Nachkriegszeit* (S. 293–445). Berlin: Springer Verlag.

Uffen-Klose, Anita & Klose, Michael (2011) Das tägliche Allerlei. In: Reiter, Raimond; Stahl, Burkhard & Wendland-Park, Jutta (Hrsg.) *Geschichte und Geschichten, Der Weg der Rotenburger Werke der Inneren Mission von 1945 ins 21. Jahrhundert* (S. 113–125). Berlin: ABW Wissenschaftsverlag GmbH.

Universität Giessen (2017) *Belege für Medikamentenversuche in der Nachkriegszeit an Gießener Nervenklinik.* https://www.uni-giessen.de/ueber-uns/pressestelle/pm/pm29-17 (Zugriff am 13.03.2019).

U.S. Food and Drug Administration (1963) New drugs: procedural and interpretative regulations; investigational use. Fed Reg 28:179–182.

Villinger, Werner & Stutte, Hermann (1948) Zeitgemäße Aufgaben und Probleme der Jugendfürsorge. *Der Nervenarzt*, 19(6), 249–254.

Vollmer, Hermann (1927) Beitrag zur Ergosterinbehandlung der Rachitis. *Deutsche Medizinische Wochenschrift*, 53(39), 1634–1635.

Wagner, Hans-Joachim (1967) Zur Problematik wissenschaftlicher Versuche am Menschen aus gerichtsärztlicher Sicht. *Saarländisches Ärzteblatt*, 20(6), 281–283.

Wagner, Hans-Joachim (1975) Heilversuche und Experimente aus rechtsmedizinischer Sicht. *Beiträge zur gerichtlichen Medizin*, 33, 24–32.

Wagner, Sylvia (2016) Ein unterdrücktes und verdrängtes Kapitel der Heimgeschichte: Arzneimittelstudien an Heimkindern. *Sozial.Geschichte online*, 19, 61–113.

Wagner, Sylvia (2017) Medikamentöse Gewalt gegen Heimkinder. Arzneimittelstudien und Sedierung durch Psychopharmaka in Heimen der BRD bis in die 1970er Jahre. *Forum Erziehungshilfen*, 23(3), 174–179.

Wagner, Sylvia (2018a) Arzneimittel und Psychochirurgie. Der Einsatz von Medikamenten zur Sedierung, Arzneimittelstudien und Stereotaxie in den Rotenburger Anstalten 1950–1980. In: Wilke, Karsten; Schmuhl, Hans-Walter; Wagner, Sylvia & Winkler, Ulrike. *Hinter dem grünen Tor. Die Rotenburger Anstalten der Inneren Mission, 1945–1975* (S. 305–368). Bielefeld: Verlag für Regionalgeschichte.

Wagner, Sylvia (2018b) Arzneimittelstudien an Heimkindern in der BRD – Deskription und Erklärungsansätze. *Virus. Beiträge zur Sozialgeschichte der Medizin*, 17, 89–109.

Walter, Joachim (2005) *Sexualität und geistige Behinderung.* Heidelberg: Edition Schindele.

Weindling, Paul Julian (2004) *Nazi Medicine and the Nuremberg Trials: From Medical Warcrimes to Informed Consent.* Hampshire: Palgrave Macmillan.

Weltgesundheitsorganisation (WHO) (Hrsg.) 1958 *Internationales und deutsches Verzeichnis der Krankheiten. Handbuch der internationalen statistischen Klassifikation der Krankheiten, Verletzungen und Todesursachen. Auf der Grundlage der Empfehlung der 7. Revisionskonferenz 1955 und gemäß der von der WHO-Vollversammlung angenommenen Regulationen* [ICD-7]. Wiesbaden: W. Kohlhammer GmbH.

Wensierski, Peter (2007) *Schläge im Namen des Herrn.* München[7]: Goldmann Verlag.

Wensierski, Peter (2016) Hat laut geschrien. *Spiegel*, 48, 80–81.

Werbung Encephabol® (1970) *Praxis der Kinderpsychologie und Kinderpsychiatrie*, 19 (6).

Wilke, Karsten (2018) Die Rotenburger Anstalten 1950 bis 1975. In: Wilke, Karsten; Schmuhl, Hans-Walter; Wagner, Sylvia & Winkler, Ulrike. *Hinter dem grünen Tor. Die Rotenburger Anstalten der Inneren Mission, 1945–1975* (S. 79–150). Bielefeld: Verlag für Regionalgeschichte.

Wilke, Karsten; Schmuhl, Hans-Walter; Wagner, Sylvia & Winkler, Ulrike (2018) *Hinter dem grünen Tor. Die Rotenburger Anstalten der Inneren Mission, 1945–1975.* Bielefeld: Verlag für Regionalgeschichte.

Winkler, Ulrike (2011) „Was sagt uns die Geschichte?" – Erfahrungen in der Aufarbeitung aus historischer Perspektive. Vortrag anlässlich der BeB Fachtagung „Gegen unsere Ohnmacht im Umgang mit Gewalt." vom 30. Januar bis 1. Februar 2011 in Hofgeismar.

Winkler, Ulrike (2018) Drinnen und Draußen. Die Rotenburger Anstalten und die Stadt Rotenburg als Sozialräume. In: Wilke, Karsten; Schmuhl Hans-Walter, Wagner, Sylvia & Winkler, Ulrike. *Hinter dem grünen Tor. Die Rotenburger Anstalten der Inneren Mission, 1945–1975* (S. 151–208). Bielefeld: Verlag für Regionalgeschichte.

Winkler, Ulrike & Schmuhl, Hans-Walter (2014) *Die Behindertenhilfe der Diakonie Neuendettelsau 1945–2014. Alltag, Arbeit, kulturelle Aneignung.* Stuttgart: Kohlhammer.

Wirth, Wolfgang (1954) „Neuroplegie", „potenzierte Narkose" und „kontrollierte Hypothermie" (zur Pharmakologie). In: Kauffmann, F. (Hrsg.) *Sechzigster Kongress. Verhandlungen der Deutschen Gesellschaft für Innere Medizin* (S. 100–111). Berlin & Heidelberg: Springer.

Wolff, Dieter (2011) Vom Kranken zum Bewohner – Aber ganz ohne Medizin geht es nicht. In: Reiter, Raimond; Stahl, Burkhard & Wendland-Park, Jutta (Hrsg.) *Geschichte und Geschichten, Der Weg der Rotenburger Werke der Inneren Mission von 1945 ins 21. Jahrhundert* (S. 148–176). Berlin: ABW Wissenschaftsverlag GmbH.

Ziegelroth, Lothar (1931) Die unspezifische Fieberbehandlung der Metalues mit Pyrifer in der Landesheilanstalt Nietleben. *Monatsschrift für Psychiatrie und Neurologie*, 80:120–138.

Zweites Gesetz zur Änderung des Arzneimittelgesetzes (1964) In: *Bundesgesetzblatt*, 30, 365–370.

Wissenschaft bei Mabuse

Demenz, Kranken- & Altenpflege, Gesundheit &Politik,
Schwangerschaft & Geburt, Public Health, Medizingeschichte ...

Sie planen die Veröffentlichung ...

- Ihrer wissenschaftlichen Abschlussarbeit?
- eines Beitrags- oder Tagungsbandes?
- eines Sach- oder Fachbuchs?

Unser Angebot für Sie:

Gut vernetzt und sichtbar: Unser Verlag hat ein klares inhaltliches Profil und ein in Fachkreisen gut eingeführtes Programm.

Stark im Vertrieb: Wir garantieren Ihnen eine aktive Vertriebs- und Pressearbeit. Unser Programm verkaufen wir nicht nur über den klassischen Buchhandel und als E-Book, sondern richten auch Büchertische auf Fachkongressen aus.

Fair und transparent: Sie erhalten einen Kostenvoranschlag, der alle Posten detailliert aufführt – und können entscheiden, ob Sie z. B. Korrektorat und Layout lieber selbst organisieren möchten.

Sie möchten Ihr Projekt bei uns einreichen?

Um prüfen zu können, ob Ihr Projekt in unser Profil passt, benötigen wir
- Ihr **Manuskript** (soweit es vorliegt, auf jeden Fall eine Textprobe),
- ein **Exposé**,
- den geplanten **Umfang** Ihrer Publikation (Zeichenzahl inkl. Leerzeichen)

Mabuse-Verlag

Postfach 900647 · 60446 Frankfurt am Main
Tel.: 069 – 70 79 96-13 · Fax: 069 – 70 41 52
lektorat@mabuse-verlag.de · www.mabuse-verlag.de

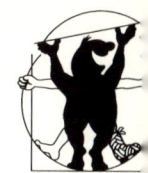

Sylvelyn Hähner-Rombach

„Das ist jetzt das erste Mal,
dass ich darüber rede …"

Zur Heimgeschichte der Gustav Werner Stiftung zum
Bruderhaus und der Haus am Berg gGmbH 1945–1970

2013, 423 Seiten, 24,90 Euro, ISBN 978-3-86321-154-7

Mit diesem Buch stellt sich die BruderhausDiakonie der Verantwortung
für die Umstände in ihren Heimen in den Jahren 1945–1970. Die
ausgewerteten schriftlichen Quellen und 45 Interviews mit ehemaligen
Heimbewohnerinnen und -bewohnern sowie Angestellten spiegeln ein
breites Spektrum unterschiedlicher Erfahrungen. Sie zeigen aber auch,
dass Kinder und Jugendliche in diesen Heimen teilweise sehr leidvolle
Erfahrungen machen mussten. Die Autorin zeigt, welche Strukturen
den Missständen Vorschub leisteten.

Mabuse-Verlag

Postfach 900647 · 60446 Frankfurt am Main
Tel.: 069 – 70 79 96-16 · bestellen@mabuse-buchversand.de
www.mabuse-buchversand.de

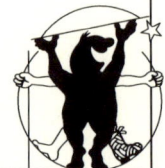

MABUSE-BUCHVERSAND

Buchhandlung für alle Gesundheitsthemen

- Wir senden jedes lieferbare Buch portofrei zu!

- Bestellen Sie bequem über unseren Online-Shop oder nutzen Sie unsere kompetente Beratung am Telefon.

- Mit Ihrer Direktbestellung unterstützen Sie den unabhängigen Buchhandel und fördern die gesundheitspolitische Arbeit unserer Zeitschrift *Dr. med. Mabuse* und des Mabuse-Verlages.

- Für Schulen, Ausbildungsinstitute und Bibliotheken bieten wir Ihnen einen zuverlässigen Service. Lassen Sie sich ein Angebot machen.

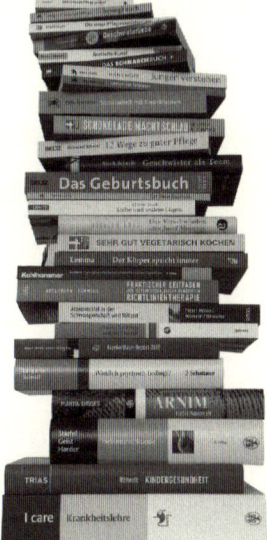

Mabuse-Buchversand

Postfach 90 06 47
60446 Frankfurt am Main
Tel.: 069 – 70 79 96-19
Fax: 069 – 70 41 52
buchversand@mabuse-verlag.de
www.mabuse-buchversand.de

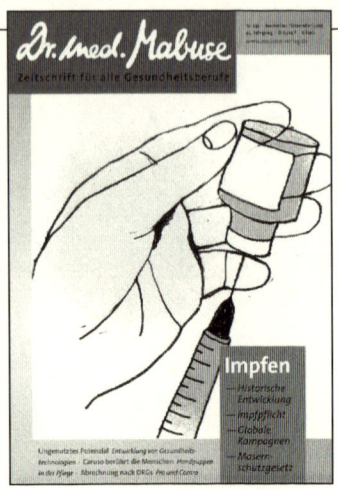

Dr. med. Mabuse

Zeitschrift für
alle Gesundheitsberufe

- **kritisch**
- **unabhängig**
- **für ein soziales
  Gesundheitswesen**

Schwerpunktthemen der letzten Hefte:

Impfen (242) • Gleichgewicht (241) • Demenz (240) • Sprache (239)
Global Health (238) • Sexualität (237) • Advance Care Planning (236)
Zeit (235) • Technik (234) • Schwangerschaft & Geburt (233) • Gewalt
(232) • G-DRG (231) • Vorsorge (230) • Hospizarbeit (229) • Aus- und
Weiterbildung (228) • Würde (227) • Arbeit und Gesundheit (226)
Interkulturalität (225) • Gesundheit & Medien (224) • Berührung (223)
Psychosomatik (222) • Familie (221) • Resilienz (220) • Flucht (219)
Kunst und Gesundheit (218) • Anthroposophie (217) • Psychiatrie (216)
Infektionen & Epidemien (215) • Schlafen & Wachen (214) • Trauma (213)
Mobilität (212) • Pflege heute (211) • Hilfe beim Sterben (210)

Eine vollständige Übersicht aller erhältlichen Ausgaben finden
Sie auf unserer Homepage.

Kostenloses Probeheft anfordern:

Mabuse-Verlag

Postfach 900647 • 60446 Frankfurt am Main
Tel.: 069 – 70 79 96-16 • Fax: 069 – 70 41 52
info@mabuse-verlag.de • www.mabuse-verlag.de

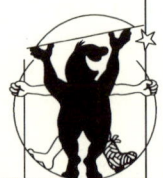